中国医学临床百家·病例精解

张庆泉教授团队

耳鼻咽喉头颈外科

病例精解

主　编　张庆泉　王春雨　孙　岩

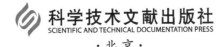

科学技术文献出版社
SCIENTIFIC AND TECHNICAL DOCUMENTATION PRESS

·北京·

图书在版编目（CIP）数据

张庆泉教授团队耳鼻咽喉头颈外科病例精解/张庆泉，王春雨，孙岩主编．—北京：科学技术文献出版社，2019.7

ISBN 978-7-5189-5253-3

Ⅰ. ①张⋯　Ⅱ. ①张⋯　②王⋯　③孙⋯　Ⅲ. ①耳鼻咽喉病—病案—分析　Ⅳ. ①R76

中国版本图书馆 CIP 数据核字（2019）第 030414 号

张庆泉教授团队耳鼻咽喉头颈外科病例精解

策划编辑：胡　丹　　责任编辑：胡　丹　　责任校对：文　浩　　责任出版：张志平

出　版　者	科学技术文献出版社
地　　　址	北京市复兴路 15 号　邮编 100038
编　务　部	（010）58882938，58882087（传真）
发　行　部	（010）58882868，58882870（传真）
邮　购　部	（010）58882873
官方网址	www.stdp.com.cn
发　行　者	科学技术文献出版社发行　全国各地新华书店经销
印　刷　者	北京虎彩文化传播有限公司
版　　　次	2019 年 7 月第 1 版　2019 年 7 月第 1 次印刷
开　　　本	787×1092　1/16
字　　　数	300 千
印　　　张	20.25
书　　　号	ISBN 978-7-5189-5253-3
定　　　价	168.00 元

谨以此书献给我的老师和前辈

王天铎教授、樊忠教授、梁美庚教授、栾信庸教授、王永祥教授、姜玉芳教授、陈瑛教授、田文教授、王保珍教授、曲福崇教授、臧洪涛教授、范进汀教授、郭泉教授、张洪昌教授等，感谢他们对我的教育和培养。

《张庆泉教授团队耳鼻咽喉头颈外科病例精解》

编 委 会

主　　编　　张庆泉　王春雨　孙　岩

执行主编　　张　华　文　真　陈秀梅　姜绍红　王　强

副 主 编　　陈　良　王　丽　王　艳　董　蕾　张　芬　王永福

　　　　　　马国伟　王文一　赵利敏

编 委 会　（以姓氏拼音首字母为序）

陈　良	陈　英	陈佩华	陈秀梅	董　蕾	方秀云
高巾程	宫本娜	宫向荣	贺淑静	侯爱辉	季中锟
姜　蕾	姜品妮	姜绍红	康爱民	郎志强	李嘉庆
李曙华	李新民	李宇玥	李志芸	林　青	刘　静
刘菲菲	刘丽萍	刘先娟	刘雪艳	柳美华	柳忠禄
芦永胜	吕巧英	栾建刚	马国伟	史金萍	宋瑞英
宋西成	孙　岩	孙　怡	孙爱丽	孙翠璐	孙一鸣
孙玉晓	王　丽	王　强	王　森	王　艳	王贝贝
王春雨	王俊霞	王克亮	王文一	王锡温	王小雨
王艳华	王永福	文　真	邢莹昊	徐永向	姚小龙
姚玉建	于　君	于　伟	张　芬	张　华	张　伟
张　彦	张静怡	张俊红	张蜜蜜	张庆泉	张述华
张晓梅	赵利敏	赵元阳	仲　开	周　伟	朱爱梅
朱建兵	朱宇宏				

执行编委　　王　森　于　伟　李宇玥　王贝贝　王小雨

专家委员会

主 编 简 介

张庆泉 山东栖霞人，1975 年毕业于莱阳医专，后毕业于潍坊医学院。原烟台毓璜顶医院耳鼻咽喉科主任、教研室主任，学科带头人、主任医师、二级教授、硕士研究生导师。现兼任烟台毓璜顶医院芝罘分院院长助理，首席专家，主任医师，二级教授。

中华医学会耳鼻咽喉头颈外科学分会咽喉学组委员；中国艺术医学协会常务理事；中国中西医结合学会耳鼻咽喉科专业委员会嗓音组常务委员；中国医师协会睡眠医学专业委员会委员；山东省医学会耳鼻咽喉头颈外科学分会副主任委员；山东中西医结合学会耳鼻咽喉科专业委员会副主任委员；山东中西医结合学会睡眠医学专业委员会副主任委员；《中华医学杂志》《中华医学杂志（英文版）》专业审稿人；《中华耳鼻咽喉头颈外科杂志》《中华耳科学杂志》《中国耳鼻咽喉头颈外科》《中国中西医结合耳鼻咽喉科杂志》编委；《中国医学文摘耳鼻咽喉科学》常务编委；《山东大学耳鼻喉眼学报》原副主编。

先后开展了舌根、舌体、舌骨手术治疗重度阻塞性睡眠呼吸低通气综合征，各种喉癌切除喉功能重建系列技术，鼻中隔发育及其疾病的系列研究，各种气管疾病的序列研究技术，耳、鼻、头颈等肿瘤切除整复技术等 50 余项新技术，《舌骨悬吊手术录象》被列为全国 OSAHS 多中心研究项目之一。《多平面手术治疗 OSAHS 的研究》等 8 项获得山东省科技进步奖二等奖、三等奖，获得山东省医学和烟台市科技进步奖一等奖、二等奖、三等奖

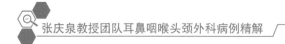

16 项。共发表学术论文 300 余篇，12 篇被 SCI 收录。主编《睡眠呼吸暂停低通气综合征外科技术》《鼻中隔疾病》等专业著作 6 部，参编学术著作 16 部。所在科室最早成为山东省医疗卫生特色专科之一，连续 16 次主办和承办国家级、省级学术会议和国家、省级继续教育项目。

曾荣获省市有突出贡献的中青年专家、省市十佳医师、省劳动模范、第八届中国医师奖、国务院特殊津贴、全国五一劳动奖章等 20 余项荣誉称号。

王春雨　烟台毓璜顶医院芝罘分院业务副院长，副主任医师。山东省中西医结合学会耳鼻咽喉科分会委员，烟台市医学会耳鼻咽喉科分会常委。1994 年毕业于哈尔滨医科大学耳鼻咽喉科专业，一直从事耳鼻咽喉科临床及教学、科研工作，对本专业各类疾病的诊断治疗积累了丰富经验。擅长鼻内镜下鼻腔鼻窦手术，儿童鼻窦炎的临床诊断和处理，变应性鼻炎的合理综合治疗，悬雍垂腭咽成形术结合鼻腔骨性畸形矫正治疗阻塞性睡眠呼吸暂停低通气综合征，显微喉内镜下喉部肿块切除术，鼓室成形术等。曾获得山东省保健协会科技创新奖三等奖，获得国家专利 1 项，在《中华医学杂志（英文版）》等期刊发表学术论文 10 余篇，其中 1 篇被 SCI 收录。

孙　岩　烟台毓璜顶医院耳鼻咽喉头颈外科副主任，耳科主任，副主任医师，硕士研究生导师。美国得克萨斯大学 MD Anderson 癌症中心、House 耳科研究所、匹兹堡大学鼻颅底医学中心访问教授。中国医师协会耳鼻咽喉科医师分会青年委员、中

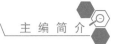

国中西医结合学会耳鼻咽喉科专业委员会委员、中国医疗保健国际交流促进会耳鼻咽喉科分会青委会常务委员、烟台市中西医结合学会耳鼻咽喉分会常务委员、烟台市医学会耳鼻咽喉科学分会委员及秘书。

从事耳鼻咽喉科临床医疗工作近 20 年，擅长慢性中耳炎的听力重建、耳部肿瘤及桥小脑角病变的侧颅底手术、眩晕的诊治、儿童扁桃体腺样体肥大及分泌性中耳炎的处理、鼻腔鼻窦及鼻颅底疾病的相关手术等。

独立承担山东省医药卫生科技发展计划 1 项，烟台市科技计划 3 项，参与国家级及省级科研项目多项，获得山东省医学科技奖三等奖（第 1 位）、烟台市科学技术进步奖二等奖（第 1 位）及参与其他省级市级奖项多项。担任 *Molecular Cancer*，*Journal of Hematology & Oncology*，*Molecular Carcinogenesis* 等 SCI 杂志审稿人；主编著作 2 部，参编著作多部；获国家专利 3 项。曾获烟台市优秀团干部称号。

序 1

随着科学技术的发展，各个学科互相促进融合，医学科学的发展也由此得益，如光学、航天科技、信息科学等无不在临床医学上有所应用，临床医学领域仿若迎来滔天浪潮，只有紧随大潮前行，才能不落后于时代的洪流。而医学论文、著作、科研结论就是在长期的临床医学实践中，不断地总结经验，推陈出新，创造医学诊断治疗的新技术、新方法，继而应用到临床工作中去，更好地为人民群众解决疾苦，服务于大众。

临床医学是一门实践医学，最后都体现在如何更好地给患者提供良好的诊断治疗技术。作为一名临床医师应该拥有良好严谨的学风、坚持博览群书的毅力、扎扎实实的专业基础知识、精湛丰富的诊断治疗技术、敢于承担和实践的勇气，在临床实践中不断地丰富锤炼自己，总结提高，丰富内涵，用心、脑思考沉淀，用心、脑、手联合来实现最终目的。

病例总结是一项简单而复杂的临床医学，奇特、典型的罕少见病例、疑难复杂的患病过程、迁延不愈的病情变化，无一不挑战着医务工作者的心弦，这就需要不断地总结，不断地充实、学习，才能有丰富的诊疗经验和灵敏的临床思路，能够及时准确地解决疑难问题。

本书是张庆泉教授团队集体智慧的结晶，书中不乏已经在国内外期刊发表的文章，这次将其汇集成书，系统全面地展现了我国耳鼻咽喉头颈外科诊疗历程。病例立足于临床实践，联系当前科技的发展，顾及临床诊疗的实际需求，较为详尽地介绍了耳鼻咽喉头颈外科的典型病例和疑难复杂病例。书稿图文并茂，翔实易读，在形式和内容统一的基础上，又不拘一格，各自为章，不失为一本可为临床医师提供良好诊疗思路的参考书。

中华医学会耳鼻咽喉头颈外科学分会常委、咽喉组组长
北京大学第一医院耳鼻咽喉科主任

《中华耳鼻咽喉头颈外科杂志》副主编
山东省医学会耳鼻咽喉科分会主任委员
山东大学齐鲁医院青岛医院副院长

中华医学会耳鼻咽喉头颈外科学分会常委、嗓音组组长
海军军医大学第一附属医院耳鼻咽喉科主任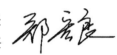

医学科学技术和其他专业一样,在现代科技蓬勃发展的今天日新月异。但是临床诊疗工作是一门实践科学,若要很好地将现代医学科学技术应用于临床诊断治疗工作,就要求医师能很好地将理论与实际结合。有一些典型罕见病例,医师可能终其行医生涯也只能碰到 1 次,只有拥有丰厚、准确的理论知识并掌握了疾病的临床特点,才不至于误诊、漏诊。而将这些疑难、罕见病例流传于世,也是医师们的工作之一。

由烟台毓璜顶医院芝罘分院耳鼻咽喉科、烟台毓璜顶医院耳鼻咽喉科联合编著的《张庆泉教授团队耳鼻咽喉头颈外科病例精解》一书,在医院领导的大力支持下,经过两院及其他专家的共同努力,已经编撰完成,这是我们两个医院第 1 次合作完成的专业著作,值得祝贺。

在烟台毓璜顶医院总院领导的支持和指导下,烟台毓璜顶医院芝罘分院的各个专业取得了很大的进步,学术水平得以大幅提高,在此烟台毓璜顶医院芝罘分院表示感谢。

张庆泉教授受烟台毓璜顶医院总院领导的委派,部分时间来到烟台毓璜顶医院芝罘分院耳鼻咽喉科指导工作,科室的工作取得了进步和提高,临床工作、学术水平、科学研究水平均取得了提高,成绩不俗。

张庆泉教授及其团队将多年来在临床上遇到的典型病例、罕少见病例和疑难病例编撰汇集成书,在科学技术文献出版社的大

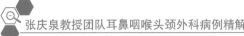
力支持下，奉献给全国耳鼻咽喉科、口腔科、头颈外科、影像、护理、麻醉等专业的临床医师，希望能够在临床工作中，能起到借鉴提醒的作用，期望能够有所裨益。

本书得到了全国著名耳鼻咽喉头颈外科专家的支持和帮助，我们的工作也有赖于全国各位专家学者的鼎力支持，在此对支持我们工作的各位专家表示深切的谢意。

希望我们医院能够以此为契机，不仅抓紧临床工作的开展，还要做好临床经验的总结工作；不仅要做好临床医师，还要做一个优秀的科技工作者。

烟台毓璜顶医院院长

烟台毓璜顶医院芝罘分院院长

前　言

　　理论联系实际是中国共产党一贯倡导的对于实践工作的指导方针，医学工作也是如此，从古代的以师带徒，到现在的医学院校，学生们无一不是先在理论学习上勤奋苦读，经过奋力拼搏得以学业有成。在临床工作中，将学到的理论知识和临床实际结合起来，是医务工作者的职责所在，只有很好地将两者结合，才能更好地为人民群众解决疾苦，才算做好自己的本职工作。

　　疑难病例临床分析讨论是医务工作者工作的总结和经验的积累，是由医学理论到临床实践的一个过程。随着科技的发展，设备的更新换代，迫切要求医务工作者要跟上时代前进的步伐，更好地把医学理论和实践工作做好。

　　临床诊断治疗工作是实践性很强的直接针对患者的第一线工作，这项工作的质量直接影响到医务人员在广大人民群众中的地位和印象，也可以影响到党和国家政策的实施，所以我们一定要把临床工作做好，不辜负党和国家的培养。

　　先进的诊断治疗技术、设备、仪器，为临床诊断治疗工作提供了重要依据。例如，内镜的发展，使疾病得以直接观察，将理论知识升华到感性实践，学习更加方便快捷。某些典型病例，医务工作者可能一生只见到一次，而理论上的描述显得无比苍白，只有直观的图片及影像资料才能得以感受。但是任何先进的仪器、设备也代替不了正确的科学分析、综合判断和恰当的思维模式，医务人员才是做出正确诊断治疗决策的关键所在。

　　我们收集了团队亲自诊断治疗的 75 类 97 例典型、罕见少见和疑难病例奉献给大家，希望能给读者提供清晰的思维方法和诊断思路。病例收集跨度较大，从1975年一直到现在，跨越43年。有些病例限于当时的技术和设备条件，没有留下宝贵的图片和影像资料，只能用文字描述，有所欠缺；近年的病例则体现了时代的进步，直观清晰。病例中还综合了近年的医学新理论、新观点、新进展，也在于引导刻苦勤奋学习的年轻医务工作者，少走或避免走弯路，在艰难的医学探索之路上，逐步进入神圣的医学殿堂，走出一条成功之路。

这本书得到了烟台毓璜顶医院芝罘分院、烟台毓璜顶医院领导的大力支持和帮助，多所医院的专家学者参与了本书的编写工作，所以这本书是集体智慧的结晶，内容丰富翔实，临床实用，是一本在耳鼻咽喉科有一定价值的临床参考书，如果能够对您的工作有所裨益，那是编者们最大的慰藉。

本书由肖水芳、潘新良、郑宏良、杨军和杜文韬教授作序，他们给与了本书很大的支持。本书参编的专家学者付出了辛苦的劳动，在此表示感谢。同时也向支持本书出版的烟台毓璜顶医院芝罘分院致谢。

本书分为耳科学、鼻科学、咽喉科学、头颈颅底科学、气管食管、其他等6个章节，内容简明易懂，但愿能够成为简单易查的案边常备书。目前科技的进步日新月异，愿此书在一定的时间内对您有所帮助，我们也要不断地更新编写，再次充实和补充。限于主编的水平，本书的缺点和疏漏之处，恳请各位专家、同道、读者批评指正。

2018 年 10 月 7 日

目 录

第三章　咽喉科学

第六章　其他

第一章
耳科学

001　耳廓良性幼年性黑色素瘤1例

病历摘要

　　患儿，男，7岁。右耳廓良性幼年性黑色素瘤切除术后6个月，复发2周。患儿右耳廓前出现黄豆粒大小红色丘疹，并逐渐增大，无任何自觉症状，于2006年2月28日首次入院。2006年3月2日在全身麻醉下行右耳廓肿瘤切除术，术后病理报告为良性幼年性黑色素瘤，术后局部愈合后出院。约术后半年，原手术部位再次出现红色丘疹，而且逐渐增大，遂于2007年6月12日再次住院。患儿平素身体健康，无不适主诉，无家族史。初步诊断：耳廓良性幼年性黑色素瘤术后复发。

　　[治疗经过]　入院查体一般情况良好，心、肺、腹部无异常发现，各浅表淋巴结未扪及肿大。右耳廓前面舟状窝及三角窝部位见

一 2.5cm×2.5cm×0.3cm 的淡红色结节状隆起，中等硬度，表面似草莓状，无毛，无破溃（图1）。于 2007 年 6 月 15 日在气管插管全身麻醉下行右耳廓肿瘤切除术，手术切开皮肤及皮下组织，发现肿瘤浸润至皮下组织，但是在软骨膜外；切开部分软骨膜探查软骨面，未发现肿瘤侵及，将肿瘤及软骨膜一并切除，应用异种（牛）脱细胞真皮基质修复膜局部修复，缝合、加压包扎。术后 7 天修复膜成活（图2），痊愈出院。术后病理示（右耳廓）真皮层内见单个及小巢状肿瘤细胞，呈多角形、梭形或上皮样，胞质丰富，核染色质浅，未见明显核分裂（图3）。免疫组化染色肿瘤细胞呈 S-100 强阳性表达（图4）。结合临床表现诊断为良性幼年性黑色素瘤。二次手术后随访 44 个月，未见复发。

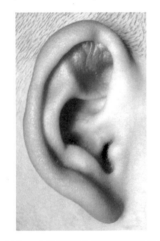

图1　右侧耳廓上部有红色改变

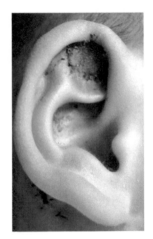

图2　手术后改变

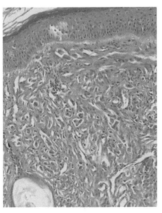

图3　术后病理示未见明显核分裂（HE×100）

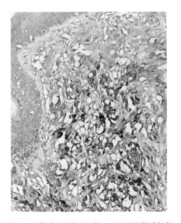

图4　肿瘤细胞呈 S-100 强阳性表达（免疫组化染色×100）

病例分析

　　良性幼年性黑色素瘤（benign juvenile melanoma）是一种较少见的黑色素细胞肿瘤，又称幼年黑色素瘤、Spitz 痣、梭形与上皮样细胞痣。好发于颊部，也可见于身体的其他部位，如耳后、四肢和躯干等。病灶直径约 1cm，表面突起呈粉红色或棕色。虽然良性幼年性黑色素瘤为良性病变，但其形态学往往与恶性黑色素瘤十分相似，鉴别相当困难，容易误诊，因此有人称此为摹拟性黑色素瘤。该病通常发生于儿童，约 15% 见于青少年，无性别差异，其病因和发病机制尚不清楚。该肿瘤容易发生在暴露的皮肤处，表面为褐色或混杂淡红色外观，可以略高于皮肤，很少发生深部浸润，局部切除后一般不易复发，但是如果切除不彻底也可以复发，预后多良好。良性幼年性黑色素瘤病理改变呈恶性，而生物学过程呈良性为其突出特点，因此术前确诊比较困难。该肿瘤与结节性恶性黑色素瘤鉴别困难，如存在以下病理改变，则倾向于恶性黑色素瘤诊断：不典型核分裂象，瘤细胞明显向表皮层扩展，单核瘤细胞核染色质过多等。

　　良性幼年性黑色素瘤可具有梭形、上皮样形和巨细胞型 3 种细胞形态，可以以其中 1 种或 2 种或 3 种细胞为主，细胞学特征为肿瘤细胞体积大，核大深染，有核仁，可见双核、多核，上皮型瘤细胞可以排列呈巢状，细胞异型性明显，核分裂相多。具有明显异型的良性幼年性黑色素瘤，细胞形态上与恶性黑色素瘤相似，免疫组织化学标记 S – 100、Vimetin、HMB – 45、melan – A 等对其诊断有一定价值，但只是区别肿瘤的组织起源，或说只适用于变异的恶性黑色素瘤的辅助诊断，而对肿瘤的良恶性鉴别帮助不大。VS38 在原发，转移和复发的恶性黑色素瘤中有较高的恶性表达率。嗜银染色核仁组成区（AgNOR）对区别良恶性有一定价值，但 AgNOR 反应的形态类似恶黑的 Spitz 痣，仍具旺盛的生物学活性。Cook 等报道指出，判断黑色素细胞病变的良、恶性应该从肿瘤的原构型、核型、帕杰样浸润、肿瘤幅射生长方式等多方面综合分析。纪小龙等总结报道了恶性黑色素瘤具有 10 种组织结构和 14 种细胞形态，并归纳罗列出 16 种形态"谱系"，对诊断和鉴别诊断很有帮助。

笔记

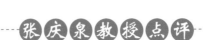

张庆泉教授点评

　　良性幼年性黑色素瘤是一种较少见的黑色素细胞肿瘤，多发生于儿童，其病因和发病机制尚不清楚。

　　该肿瘤很少发生深部浸润，局部切除后一般不易复发，但是如果切除不彻底也可以复发，预后多良好。本例是第1次手术过于保守（考虑与手术时切缘不足或没有切除软骨膜有关）致使复发，二次手术后才得以治愈。第2次手术中发现肿瘤位于软骨膜外，所以将软骨膜一并切除，术后随访3年多未见复发，还应该继续随访。由于耳廓前面皮肤贴敷较紧，皮下组织少，切除肿瘤后应该用游离皮瓣、带蒂皮瓣或异种脱细胞真皮基质修复膜加以修复。

　　良性幼年性黑色素瘤外观呈红色改变是该肿瘤的特点，有时表面为褐色或混杂淡红色外观，在临床工作中如遇到儿童头面部出现类同改变应考虑到该病的可能性。如同本例，呈红色改变，略高于皮肤，很难考虑到黑色素瘤的可能，临床一定注意，不一定有黑色或褐色的色泽改变。

　　临床诊治重点：全身皮肤的黑色素瘤临床不少见，但是呈现红色改变的黑色素瘤极其罕见，该病多见于幼儿，临床医师应该注意，最后应该病理确诊。

参考文献

1. 张庆泉，郎志强，王丽，等 . 耳廓良性幼年性黑色素瘤一例 . 中华耳鼻咽喉头颈外科杂志，2011，46（7）：594.

2. 栾红，任玉波，朱希民，等 . 左小腿良性幼年性黑色素瘤1例 . 中国皮肤性病学杂志，2007，21（5）：加1.

3. 莫华，樊英俊 . 良性幼年性黑色素瘤2例临床病理分析 . 云南医药，2001，22（5）：428.

4. 张庆泉，郭泉，张洪昌 . 耳后组织带蒂皮瓣的临床应用 . 临床耳鼻咽喉科杂志，1991，5（4）：242 - 243.

5. 孙岩，张庆泉，张华，等 . 异种（牛）脱细胞真皮基质修复膜在耳鼻咽喉头颈外科术后缺损修复的应用 . 山东大学耳鼻喉眼学报，2008，22（4）：316 - 319.

6. 刘玉，王翠莲，赵华山 . 皮肤表皮样痣误诊原因分析 . 长治医学院学报，2001，15（2）：143 - 144.

（孙岩　郎志强　王丽　王强　张庆泉）

002 耳廓动静脉血管畸形 1 例

病历摘要

患者，男，41 岁。右耳廓肿块 35 年，渐进性增大 20 年。患者自幼发现右耳垂背部皮肤表面长出一红色"米粒"大小丘疹样肿块，周围皮肤光滑，肿块一直较稳定，未见明显变化，听力未受影响。20 年前无明显诱因出现肿块及右耳垂渐进性增大，并向颈部蔓延，曾到多家医院就诊，诊断为"右耳廓血管瘤"，建议手术治疗，但患者拒绝手术。近 2 年肿块明显增大并累及右耳全耳廓，为求进一步诊治来我院。患者家族中无类似病史。入院查体：右耳廓整体增大、肥厚，约 7cm×5cm×3cm，色暗红，表面可见迂曲血管，局部皮温较对侧高，右耳垂较对侧明显增大，右耳垂背部皮下有一"黄豆粒"大小圆形红色肿块，触之柔软，肿块及耳廓均可触及明显搏动感，安静状态下甚至可见耳垂有节律性搏动，耳廓表面皮肤无溃疡，右耳垂下方及右侧颈部多发片状红色凸起，稍高出皮肤表面（图 5）。耳镜检查未见异常。颈动脉血管造影（computed tomography angiography，CTA）显示右侧颈外动脉异常分支，于右耳廓后内侧形成迂曲血管团，可见粗大引流静脉汇入颈外静脉，双侧颈总、颈内动脉及椎动脉未见明显畸形（图 6）。初步诊断：右耳廓血管瘤。

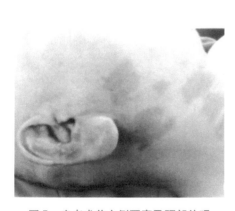
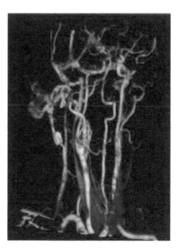

图 5 患者术前右侧耳廓及颈部外观　　图 6 术前颈动脉血管造影

[治疗经过] 入院后完善术前检查，于2015年6月5日在全麻下行右侧颈外动脉结扎＋右耳廓成形术，术中以舌骨大角为中点沿胸锁乳突肌前缘做一长约6cm斜形切口，分离暴露右侧颈外动脉，压闭颈外动脉后见右耳垂较之前缩小、搏动消失，颈部皮肤凸起变平、颜色变浅，进一步证实了耳廓血管瘤的供血来源于颈外动脉，遂结扎右侧颈外动脉。术前测量左侧耳廓软骨下端至耳垂下缘长度和宽度，右耳以耳廓软骨下端中点为中心，参照左侧耳廓大小，去除倒 V 型耳垂组织后对位缝合（图7）。术后给予常规护理、药物预防感染、促进愈合等治疗。

[治疗转归] 术后切口 I 期愈合，颈部右侧红色凸起消失，颜色明显变浅。术后病理回报为右耳廓动静脉血管畸形（图8）。随访2年，未见复发（图9）。

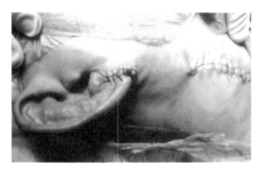

图7 右耳廓成形术后外观

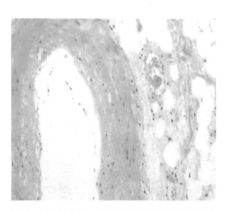

图8 术后病理，显微镜下可见扩张的动静脉血管，周围脂肪组织增生（HE×100）

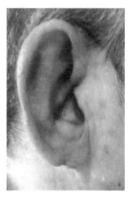

图9 术后随访 2 年右耳廓外观

🔬 病例分析

　　传统的血管瘤分为毛细血管瘤、海绵状血管瘤和蔓状血管瘤，此外还存在一些混合形式，同时具有上述 3 种中的 2 种或 3 种结构。20 世纪 80 年代 Mulliken 和 Glowacki 等提出了生物学分类方法，将血管瘤分为血管瘤和血管畸形两大类别，即依照血管病变的组织发生来分类：具有血管内皮细胞增殖的为血管瘤，而不具增殖倾向的血管内皮及衬里组成的血管病变为血管畸形。这种分类方法根据血管病变发生、发展的生物学特性来深入区分各种血管病变，对其诊断、治疗也有更进一步的认识。

　　1. **病因**。血管瘤的病因尚不清楚，多为先天性血管发育畸形、血管异常增生引起。通常认为血管瘤是偶发的，不具有遗传基础。但有研究显示，常染色体 5q 位点可能与血管瘤发生有关。头颈部大面积血管畸形合并身体其他部位血管畸形约占 10% 。因此，在临床上遇到耳廓血管畸形的患者，应提高警惕，仔细询问患者有无家族史及身体其他部位的血管畸形。

　　2. **诊断**。该类疾病因临床表现和体征明显，诊断多无困难。耳廓动静脉血管畸形发展缓慢，畸形动静脉间很容易形成动静脉血管吻合，局部血流量虽大，但并未真正进入毛细血管网为组织生长、代谢提供养分，故可造成局部组织缺血坏死，从而表现为耳廓溃疡。临床上巨大、高流速的耳廓动静脉畸形严重时还可造成充血性心力衰竭，故对于耳廓动静脉血管畸形，应及早彻底治疗，防止病变进入生长加速期，另外，耳廓血管畸形发展到一定程度，一旦破裂，极易引起失血性休克，甚至危及生命。

　　3. **治疗**。传统的血管瘤治疗方法包括液氮冷冻、局部注射硬化剂（10% 鱼肝油酸钠）、注射平阳霉素、手术结扎耳廓周围血管（包括耳后、枕、颞浅、咽升动脉及病变周围扩张的血管和颈外动脉）、单纯局部血管栓塞、放射治疗（^{60}Co）等，但治疗效果往往不满意。究其原因多为不能有效去除全部病变血管，只是阻断了部分血管，造成血流动力学改变，通过促进侧支循环及其他部位血供，反而刺激了病变组织的进一步发展。患者多次接受不同治疗后局部仍有复发，甚至出现严重并发症。综合近年来相关资料，手术仍被认为是目前治疗耳廓血管瘤的有效手段。耳廓海绵状血管瘤单纯

笔记

7

采用剥脱术效果好，术后无复发；血管造影及栓塞治疗 48～72 小时进行耳廓血管瘤剥脱术是耳廓蔓状血管瘤的最佳治疗方案；对于耳廓动静脉血管畸形，则根据血管畸形范围及侧支循环程度采用手术结合术前栓塞或单纯手术治疗。本例患者结合其颈部血管造影检查结果，经术前反复讨论，考虑患者供血动脉来源于颈外动脉异常分支，并形成右耳廓后血管团，且侧支循环较少，术前局部血管栓塞失败风险较大，因此，行右侧颈外动脉结扎术效果优于超选择性动脉内栓塞，同时还可避免血管栓塞治疗产生的再通、栓塞剂脱落经颈内动脉进入颅内造成脑动脉误栓等风险。该患者右耳垂明显增大，且表面皮肤无溃疡，单纯行耳垂部分切除术后亦可达到美观效果。王伟昱等通过介入栓塞术联合平阳霉素腔内注射法治疗颌面部血管畸形取得了初步成效，在临床上，针对这种瘤体不大，且可明确颈外动脉供血的病例，结扎颈外动脉后局部注射平阳霉素亦可较好保持耳廓外形，同时避免了药物进入血管随血液流入其他器官的风险，最终达到理想效果。

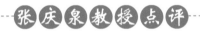

张庆泉教授点评

　　该疾病因体征明显，诊断多无困难。但传统的治疗方法治疗效果往往不满意。究其原因多为不能有效去除全部病变血管，只是阻断了部分血管，但也促进侧支循环及其他部位血供，反而刺激了病变组织的进一步发展。多次治疗后局部仍可有复发。手术仍被认为是目前治疗耳廓血管瘤的有效手段。

　　临床诊治重点：本例患者进行了颈部血管造影检查，供血动脉来源于颈外动脉异常分支，并形成右耳廓后血管团，且侧支循环较少，术前局部血管栓塞失败风险较大，而行颈外动脉结扎术效果优于超选择性动脉内栓塞，同时还可避免血管栓塞治疗产生的风险。在手术结扎了右侧颈外动脉后，耳廓的搏动性改变立刻消失，证明了主要为颈外动脉供血。因为患者右耳垂明显增大，血管搏动消失后没有回缩，所以单纯行耳垂部分切除整复术，术后略加修整达到了美观效果。有条件者也可以使用介入栓塞术治疗，也可联合局部注射平阳霉素亦可较好保持耳廓外形，最终达到理想效果。近年来，口服普萘洛尔取得了较好效果，可以试用。

参考文献

1. 张静祎，王文一，张庆泉，等. 耳廓动静脉血管畸形一例. 中华耳鼻咽喉头颈外科杂志，2018，53（4）：302-303.

2. Mulliken JB, Glowacki J. Hemangiomas and vascular malformations in infants and children：a classification based on endothelial characteristics. Plast Reconstr Surg，1982，69（3）：412-422.

3. Walter JW, Blei F, Anderson JL, et al. Genetic mapping of a novel familial form of infantile hemangioma. Am J Med Genet，1999，82（1）：77-83.

4. Drolet BA, Esterly NB, Frieden IJ. Hemangiomas in children. N Engl J Med，1999，341（3）：173-181.

5. 赵辉，于飞，王嘉陵，等. 耳廓蔓状血管瘤治疗20年之体会. 中华耳科学杂志，2009，7（1）：8-11.

6. 王伟昱，郭长东，张行明，等. 介入栓塞术和平阳霉素腔内注射治疗颌面部血管畸形. 介入放射学杂志，2006，15（6）：333-335.

（张静怡　王文一　季中锟　邢莹昊　张庆泉）

003　外耳道软骨瘤1例

病历摘要

患者，女，23岁。因左耳听力下降伴流脓1月余，左耳痛1周，于2010年2月3日入院。患者入院前1个月无明显诱因出现左耳听力下降并伴有流脓，无特殊不适。就诊于我院诊断为"左外耳道炎、左外耳道骨瘤"，给予硼酸冰片滴耳剂外用及口服阿奇霉素治疗，症状无改善。入院1周前患者感左耳疼痛，脓液较前增多，遂来院复诊，门诊检查后以"外耳道肿块（左）"收入院。

[治疗经过]　入院查体：左外耳道后壁见黄豆粒大小肿块，质较硬（图10），有少许分泌物附着，蘸取分泌物做细菌培养，报告未见明显致病菌生长，鼓膜窥不清。纯音测听：左耳呈传导性聋，骨导正常，气导呈陡降型，0.5kHz、1kHz及2kHz平均听阈为48.3dBHL。颞骨CT示左侧外耳道内可见软组织密度影（图11），

鼓室、乳突内无明显炎症表现，听骨链完整，乳突气化良好。2010年2月5日于局麻下行左耳道肿块切除术。术中见左外耳道肿块约0.8 cm×0.8 cm×0.6 cm，基底位于外耳道后下壁，为软组织性质，质脆，呈鱼肉样，无明显边界。术中将肿块连同表面皮肤一并切除，见肿块基底部压迫骨性外耳道后底壁造成一直径约8 mm、深约2 mm的凹陷，用刮匙仔细刮除凹陷处表面骨质。进一步探查见鼓膜紧张部后下象限有裂隙样穿孔，约0.2 cm×0.5 cm，考虑为肿块突入所致。鼓室黏膜轻度充血、肿胀，鼓室内有少许黏液样分泌物，清理后，用明胶海绵碎屑填塞于穿孔处，碘纺纱条填塞外耳道。病理示软骨瘤（图12）。

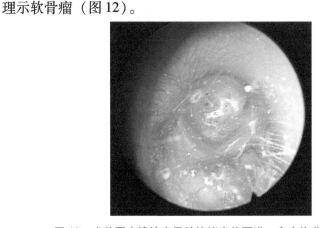

图10　术前耳内镜检查见肿块堵塞外耳道，有少许分泌物附着

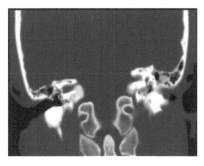

图11　术前颞骨水平位 CT，左外耳道内可见软组织密度影

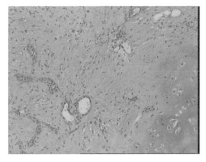

图12　术后病理见成熟软骨细胞，间质黏液变性（HE×100）

[治疗转归]　术后2周抽出耳道内碘纺纱条，出院后嘱坚持复诊换药，出院1月余复查外耳道皮肤缺损处上皮化理想，但局部仍有轻度肿胀、潮湿，鼓膜完整。复查纯音测听示左耳听力基本恢复

正常。术后 5 个月复查耳内镜见外耳道基本恢复正常（图 13）。随访 20 个月未见复发。

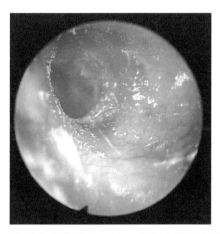

图 13　术后耳内镜检查见外耳道皮肤缺损处上皮化
理想，耳道干燥、宽畅，鼓膜完整

病例分析

　　软骨瘤是一种常见的良性肿瘤，绝大多数发生于软骨内化骨的骨骼，以手指、足趾、肋骨、胸骨、脊椎及盆骨等处多见，而发生于头颈部比较少见。根据目前发现，头颈部原发部位可划分为 6 个区：筛窦及鼻腔（不包括鼻中隔）占 50%，鼻中隔 17%，上颌骨及上颌窦 18%，硬腭 6%，鼻咽部、蝶窦或咽鼓管 6%，鼻翼软骨 3%。本例颞骨软骨瘤位于外耳道。该肿瘤表现为缓慢生长的无痛性肿块，早期一般无症状，可在挖耳时发现。瘤体较大时可表现为耳痛、流液、流脓等炎性表现及听力下降。耳痛考虑与肿瘤的压迫有关。随着肿瘤的生长，容易继发炎症。肿瘤的阻塞可阻挡声音的传导，若肿瘤向耳道深处突出致鼓膜穿孔会加重听力下降的程度。软骨瘤细胞可向邻近组织生长，也可向远处转移。

　　颞骨软骨瘤的诊断主要依据影像学特征及病理学表现。有报道认为 CT 对于颅底软骨瘤的定性诊断明显优于 MRI，因为颅底软骨瘤是骨性肿瘤，其肿瘤骨化和钙化表现具有特征性，CT 分辨骨化和钙化优于 MRI，因此 CT 对软骨瘤的定性诊断具有重要作用。而 MRI 在肿瘤的定位及显示与邻近组织的解剖关系上优于 CT。大多数骨软骨瘤在 CT 表现为边缘清楚的骨性肿块，其内密度低，可见

笔记

11

髓腔与正常骨相延续，并有一薄的软骨帽。但对于颞骨软骨瘤，软骨帽等结构是很难分辨的，肿瘤实体多表现为低密度，有时可见病灶内有斑片状、云絮状或结节状钙化。而本例CT表现为均质软组织密度影，与正常骨分界明显。病理检查依然是软骨瘤诊断的"金标准"，光镜下见肿瘤基质均匀，瘤细胞有包囊，由较成熟的透明软骨构成，呈不规则分叶状，基质稀疏或呈小泡沫状，并可见小片状钙盐沉着，核无病理性分裂。电镜下见细胞核呈梭形，边缘呈扇贝状，质膜表面有片状突出，脂滴不明显，细胞间距宽，有丰富的蛋白颗粒及纤维网，细胞周围带界限明显。

　　Murthy等认为，彻底的根治手术是治疗软骨瘤的首选方法。软骨瘤虽缺乏恶性的依据，但其膨胀性生长的特点有相当的破坏性，被认为具有潜在恶性。临床上仅做黏膜下瘤体切除是不够的，应当将病变组织安全界限完整切除，并连同其周边的黏骨膜或软骨膜一并切除。为防止复发及恶变需进行长期随访。

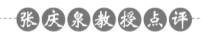

　　软骨瘤是一种常见的良性肿瘤，国内报道颞骨软骨瘤文章较少。该肿瘤表现为外耳道缓慢生长的无痛性肿块，一般早期无症状，可无意中发现。合并感染可表现为耳痛、流液、流脓、听力下降等。病理检查是软骨瘤诊断的"金标准"。影像学特征也是诊断依据，本例CT表现为均质软组织密度影，与正常骨分界明显。

　　手术应当在病变组织的安全界限完整切除，并将周边的黏骨膜或软骨膜一并切除，进行长期的随访是必要的。

参考文献

1. Cerný L. Chondromas of the paranasal sinuses. Cesk Otolaryngol, 1990, 39 (6): 338 - 342.

2. Patanakar T, Armao D, Mukherji SK. Nasal chondroma. AJR Am J Roentgenol, 2000, 174 (4): 1166.

3. 王玉翠, 李薇, 孙彦. 鼻腔鼻窦软骨瘤2例报告. 临床耳鼻咽喉科杂志, 1997, 11 (2): 91 - 92.

4. 黄世铮, 刘雄光. 鼻窦颅底软骨瘤的诊断与治疗. 海南医学, 2007, 18 (6):

笔记

135 - 136.

5. 李惠民，李哲，陈菁华．CT 诊断颞骨骨软骨瘤 1 例．实用医学杂志，2009，25（14）：2366.

6. 姚倩东，杨光，王虎，等．颞骨肿块的 HRCT 诊断与鉴别诊断．北川医学院学报，2006，21（3）：276 - 278.

7. 倪炳华，戚琼芳．鼻腔、鼻咽脊索瘤 2 例报告．南通医学院学报，1995，15（3）：462.

8. 陈炽贤．实用放射学（第 2 版）．北京：人民卫生出版社，1999：942 - 943.

9. Murthy DP，Gupta AC，SenGupta SK，et al. Nasal cartilaginous tumour. J Laryngol Otol，1991，105（8）：670 - 672.

10. 王丽，张庆泉，王锡温，等．外耳道软骨瘤 1 例．中华耳鼻咽喉头颈外科杂志，2012，47（5）：425 - 426.

（王丽　王锡温　王强　张庆泉）

004. 外耳道神经纤维瘤 1 例

📋 病历摘要

　　患者，男，26 岁。因右外耳道肿块 2 个月收入院。患者 2 个月前挖耳时无意中发现右侧外耳道有一肿块。无红肿热痛，不伴头疼、耳鸣、耳闷及眩晕，无脓性及血性分泌物。逐渐增大。查体见右侧外耳道狭窄，峡部前部及上部皮肤局限性隆起，无触痛，未见瘘口及分泌物附着，鼓膜未能窥及。纯音电测听示听力无损失。耳部 CT 示右侧外耳道峡部皮下软组织占位，骨质未见破坏和增生。

　　[治疗经过]　局部浸润麻醉下，于右外耳道峡部前上部隆起最明显处切开皮肤，分离皮下组织，见一表面光滑的软组织肿块，界限清楚，未侵犯神经及骨组织。沿被膜完整分离并切除肿块，约 2.0cm×1.5cm，质韧，切面色灰白，均质。分离对位缝合切口，裸露的部分创面使用 ADM 修复膜贴附，外耳道填塞碘纺纱条。术后送病检，报告为镜下见多种细胞成分。长梭形的神经纤维瘤细胞呈波浪状排列成束，核扭曲或呈点状。染色质深染，胞浆淡红色。胶原纤维排列成束，间质黏液样变，疏松水肿样，淡蓝色。诊断为神

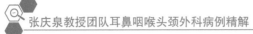
经纤维瘤。术后经过换药处理，创面逐渐修复，随访至今未见复发。

病例分析

神经纤维瘤（neurofibroma）是来源于神经轴鞘的神经膜细胞（施万细胞）及神经束膜细胞的良性肿瘤，其细胞间质由胶原纤维及黏液样成分组成。神经纤维瘤可以独立存在，也可以作为神经纤维瘤病 I 型（neurofibromatosis type 1，NF1）的一部分存在。该肿瘤可发生于身体任何部位的周围神经，最多见于四肢躯干，其次为头颈部。多数肿瘤生长缓慢，但部分呈侵袭性生长。发生于头颈部的神经纤维瘤可因功能神经受累出现神经麻痹症状，也可因瘤体增大而出现局部压迫、邻近器官移位而导致明显畸形及受累器官的功能障碍，严重者会影响外貌及语言、呼吸、进食、视物等功能，甚至部分位于椎管内的肿瘤会压迫颈髓导致截瘫。

1. **病因机制**。神经纤维瘤由施万细胞和成纤维细胞组成。其细胞外基质嵌入神经束膜细胞、轴突和肥大细胞。丛状神经纤维瘤病和皮肤神经纤维瘤病的细胞组成相同。但是丛状神经纤维瘤病有更为广泛的细胞外基质，而且往往含有丰富的血管网。神经纤维瘤病可累及多个神经或神经束，向周围结构延伸从而导致相应的功能障碍及软组织和骨结构的增生。丛状神经纤维瘤病偶尔会恶变成纺锤细胞瘤（周围神经鞘恶性肿瘤）。每种细胞类型在神经纤维瘤病的发生、发展过程中扮演的角色仍不清楚，是常染色体显性遗传病。NF1 的致病基因位于常染色体 17q11.2。患者此染色体位点缺失，致使其不能产生相应的蛋白 – 神经纤维瘤蛋白。神经纤维瘤蛋白是一种肿瘤抑制因子，通过加快降低原癌基因 $p21–ras$（在细胞内有丝分裂信号转导系统中起主要作用）的活性从而减缓细胞增殖。NF2 致病基因定位于常染色体 22q11.2。患者此基因位点缺失，致使体内不能产生施万细胞瘤蛋白。该蛋白是否是抑癌基因的蛋白，以及其作用机制目前尚不清楚。但其可能在细胞周期的运行、细胞内及细胞外信号传导系统中起作用。目前国内外常按照病理分型将神经纤维瘤分为 3 种类型，即局限型神经纤维瘤、丛状神经纤维瘤和弥漫型神经纤维瘤。

2. **诊断及临床分型**。病理诊断是诊断神经纤维瘤的"金标准"。神经纤维瘤病的典型病理改变由梭形细胞组成，肿瘤成分主要是增生的神经胶质和施万细胞。而诊断 NFl 则需要依照 1988 年美国 NIH 提出的 7 条诊断标准。视神经胶质瘤、Lish 结节、特征骨损害发生率低且不易发现，而牛奶咖啡斑是 NF1 最早出现的表现，99% 的 NF1 患者在 1 岁之前出现，腋窝雀斑出现在约 90% 的 NF1 成年患者当中，常在 3 ~ 5 岁时出现。根据神经纤维瘤、牛奶咖啡斑、腋窝雀斑、家族史 4 条标准就可以诊断出绝大多数 NF1。本组研究即根据此来诊断 NF1，且发现伴有 NF1 的神经纤维瘤比不伴有 NF1 的神经纤维瘤复发率高、治愈率低，而且伴有 NF1 的神经纤维瘤比不伴有 NF1 的神经纤维瘤术中更易出血。

3. **治疗方法**。手术是目前神经纤维瘤最主要的治疗方法。现有的研究表明，手术切除不会促使神经纤维瘤再生，也不会促使残余肿瘤发生恶性转化。但神经来源性肿瘤手术后神经功能会受到不同程度的影响，如何在保证疗效的前提下，尽量减少对神经功能的影响，是目前临床的难点。而且，头颈部肿瘤治疗原则是应在保证安全界的前提下，最大程度恢复颈面部正常轮廓及功能，使术后颈面部形态及功能改善明显，提高患者生活质量及满意度。对此，目前国内外科医师对神经纤维瘤手术治疗适应证所达成的共识如下：①瘤体较大，对周围组织造成明显压迫或导致功能障碍者；②瘤体较小，可完整切除者；③产生骨损害，如原发性骨发育缺陷及软组织侵犯造成的骨骼畸形；④侵犯其他系统器官，如气管、食管、中枢神经系统、脊髓等；⑤近期瘤体增大较明显时，有恶变的可能性，或组织学病理学、细胞学检查证实肿瘤内已存在恶变；⑥瘤体破裂伴有急性大出血者；⑦不满足上述条件，但导致面容外貌损害或长期疼痛严重影响患者生存质量时，可对肿瘤进行局部切除或全切除。彻底切除肿瘤是获得根治的关键，但对于可以沿肿瘤边界完整切除者，扩大切除则没有必要，这为手术范围的大小提供了建议。因此，对于神经纤维瘤的手术治疗，应尽可能切净肿瘤，减少复发，但扩大切除并不增加获益，反而可能使并发症增多。术中保留神经连续性的患者术后神经功能明显好于未保留神经连续性者，而部分切除肿瘤对神经功能的保护并不显著，分别对不同临床分型的手术方式进行分析，发现各分型内，部分切除肿瘤并不能明显改善术后神经功能。因此保留神经连续性才是改善术后神经功能的关键，术中应尽可能保证神经的连续性，而对于已无法辨认神经结构

笔记

的肿瘤，部分切除并不能有效保护神经功能。肿瘤血供丰富者临床分型多为弥漫型，此类型肿瘤组织脆嫩，内常有血窦增生，窦腔壁薄，弹性差，止血困难，手术易造成大出血，因此对于弥漫型神经纤维瘤，手术前应充分准备，必要时配血。既往病理研究发现较大的神经纤维瘤内血管内膜呈向心性生长、结节增生、弹性纤维破裂，中膜平滑肌减少，使血管弹性降低，脆性增加。这些变化导致血管壁变薄，弹性差，病变组织易形成大量窦腔，容易破裂出血，且出血量大，处理困难，降低了手术的安全性和肿瘤的切除率。针对部分神经纤维瘤术中出血量大的问题，国内外文献及根据本科经验，总结部分应对措施如下：①术前行超声、血管造影、磁共振等检查，了解肿瘤血供情况，对出血量进行预估，以此为依据拟定可靠的手术方案，必要时备血；②术前尝试行栓塞治疗，待瘤体缩小后再行手术治疗或术前栓塞肿瘤供血动脉，完全阻塞供血后直接行手术治疗；③术中边切除肿瘤一边压迫创面止血，并在创面上敷以肾上腺素盐水等止血药物减少出血（高血压患者慎用）；④手术中需严密监测全身循环状况；⑤手术后继续严密观察生命体征、监测并记录引流物的性状及引流量、术后局部加压包扎并妥善固定、定期观察皮瓣血运；⑥对于弥漫型神经纤维瘤、伴有 NF1 的神经纤维瘤和长径大于 10cm 的肿瘤，更应注意术中术后的出血问题，需积极准备。部分神经纤维瘤可累及皮肤，切除肿瘤的同时会出现皮肤缺损，而对于头颈部的神经纤维瘤，应充分考虑到术后对面容外貌的影响，瘤体切除前应当对创面的修复方法进行充分评估，根据病变大小、累及范围、侵犯器官、面部受损的情况和患者对外观的要求等因素进行综合判断，根据不同情况选择原位缝合、游离皮片移植、邻近皮瓣转瓣、带蒂或游离组织瓣移植、扩张皮瓣移植等方法修复创面。瘤体较小时，可行原位缝合；瘤体稍大时，按照整形外科的手术方法，适当游离创口边缘，拉拢缝合伤口；当瘤体巨大时，手术切除后遗留大面积创面，可用多种方法对创面进行修补。总结常见的修复方法有：①邻近皮瓣转移修复，主要应用于头面部等部位较小范围缺损，但不能直接拉拢缝合者，需要从另一个区域转移皮瓣修复，尤其适用于皮肤松弛的部位，优点是皮肤色泽、质地与受区一致，皮瓣转移操作简单易行。②游离皮瓣转移修复，适用于肿瘤侵犯皮肤面积较大，切除后遗留的巨大创面无法用其他方法覆盖，创面表浅、深部组织缺损少，且无较大神经、血管外露者。③带蒂肌皮瓣，适用于较大组织缺损，单纯游离皮片不能修复者，头颈部常见的皮瓣有胸大肌皮瓣、斜方肌皮瓣、背阔肌皮瓣等。④游离组织瓣，适用于局部或临近区域组织不能用或不够用的较大组织缺损，修复效果不受局部解剖的限制，但需要术者具备熟练的微血管吻合技术，头颈部常见的游离组织瓣有前臂桡侧皮瓣、腹直肌肌皮瓣、腓骨瓣、股前内侧皮瓣等。⑤扩张皮瓣修复，适用于未出现恶变倾向和肿瘤压迫重要器官者，可于肿瘤周围正常皮肤下埋扩张子，带皮肤扩张后，再行手术切除肿瘤及受侵皮肤。⑥瘤体表面皮片回植，有学者曾利用神经纤维瘤切除后的真皮血管网皮瓣回植填补缺损，修复取得良好效果。但该方法理论上会引起神经纤维瘤病复发率增高，但目前尚缺乏相关统计学依据，本组研究也未见保留瘤体表面皮片者复发。此外，国外研究表明神经纤维瘤患者不建议接受放射治疗，因其增加神经纤维瘤恶变的概率，而且神经纤维瘤接受放射治疗后，发生神经系统第二肿瘤的风险性明显升高。放射治疗对神经纤维瘤的效果不明显，但放射治疗可用于手术前，可缩小瘤体，增加手术切除率。

4. **预后**。NF1 发生最常见的恶变类型为 MPNST，恶变率为 8%～13%。神经纤维瘤主要死因是恶变为 MPNST，肿瘤侵袭邻近组织，晚期淋巴及血行转移。血管病变是导致神经纤维瘤患者死亡的一个重要因素。可见虽然神经纤维瘤恶变是主要死亡原因，但恶变的概率并不高，神经纤维瘤虽然是不易恶变的良性肿瘤，多数生长缓慢，预后良好，但部分肿瘤呈侵袭性生长且浸润广泛，手术难以彻底切除且极易复发。而且，由于头颈部解剖的复杂性使某些肿瘤难以被彻底切除，致使头颈部神经纤维瘤比其他部位神经纤维瘤的术后复发率高 1 倍，彻底切除肿瘤是获得良好治疗效果的关键。彻底切除的治愈率明显高于未彻底切除者，彻底切除肿瘤是获得治愈的关键。而且，早已有研究表明，尽可能地切除肿瘤可以减少复发，在无法彻底切除肿瘤的情况下，姑息切除原有肿瘤体积 90% 以上者，残留病变重新生长的概率小于 40%，切除 90% 以下者，残留病变重新生长的概率为大于 60%，无论能否彻底切除肿瘤，都应尽可能做到最大程度的减瘤以降低复发率。此外，对彻底切除肿瘤的病例进行分析，发现在完整切除肿瘤的基础上再扩大切除并不能提高治愈率，反而有增加术后并发症的可能，因此对于可以彻底切除肿瘤的患者，扩大切除没有意义。

笔记

5. 小结。神经纤维瘤是由施万细胞、神经束膜细胞及神经外膜的纤维母细胞组成的良性肿瘤。尽管其发病部位较广泛，但发生于外耳道者罕见。临床上对耳部发现的神经纤维瘤应首先排除神经纤维瘤病的可能。若肿瘤数量由少到多或呈丛状生长，体积进行性增大，出现病变侧听神经受累或皮肤呈牛奶咖啡斑，则是神经纤维瘤病的证据，此病有较高的恶变可能，恶变率为 5% ~ 30%。表浅部位者恶变率更高。因此，孤立的神经纤维瘤应及时完整切除，并需全身系统查体和随诊。

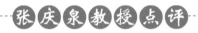

张庆泉教授点评

神经纤维瘤病的临床诊断要以是否有牛奶咖啡斑、疣状突起等为标准，这是神经纤维瘤病最早出现的表现，腋窝雀斑常在 3~5 岁出现。根据神经纤维瘤、牛奶咖啡斑、腋窝雀斑、家族史 4 条标准就可以诊断出绝大多数病例。本例没有全身神经纤维瘤病的其他改变，应该是孤立性神经纤维瘤。

手术是目前神经纤维瘤最主要的治疗方法，应尽可能切净肿瘤，减少复发，但在完整切除肿瘤的基础上再扩大切除并不能提高治愈率，反而可能使并发症增多。虽然神经纤维瘤恶变是主要死亡原因，但恶变的概率并不高，多数生长缓慢，预后良好。部分肿瘤呈侵袭性生长且浸润广泛，手术难以彻底切除且极易复发。

参考文献

1. 陈涛. I 型神经纤维瘤病周围神经病变的超声诊断. 中华医学超声杂志（电子版），2012，9（10）：858 - 860.

2. O'Connell P, Leach RJ, Ledbetter DH, et al. Fine structure DNA mapping studies of the chromosomal region harboring the genetic defect in neurofibromatosis type I. Am J Hum Genet, 1989, 44 (1)：51 - 57.

3. 宋英茜，陶冶，杨光. 高频超声在周围神经源性肿瘤诊断中的应用现状. 大连医科大学学报，2014，36（3）：291 - 294.

4. 何琳. 外周神经纤维瘤的超声诊断. 检验医学与临床，2012，9（24）：3088 - 3089.

5. 龙茜，孔祥泉，刘定西，等. 高场磁共振周围神经全景成像诊断神经纤维瘤病中的应用价值. 临床放射学杂志，2014，33（8）：1233 - 1236.

6. McLaughlin ME, Jacks T. Progesterone receptor expression in neurofibromas. Cancer

Res，2003，63（4）：752－755.

7. Liu J，Wong CF，Lim F，et al. Glottic neurofibroma in an elderly patient：a case report. J Voice，2013，27（5）：644－646.

8. Hartley N，Rajesh A，Verma R，et al. Abdominal manifestations of neurofibromatosis. J Comput Assist Tomogr，2008，32（1）：4－8.

9. Washington EN，Placket TP，Gagliano RA，et al. Diffuse plexiform neurofibroma of the back：report of a case. Hawaii Med J，2010，69（8）：191－193.

10. 赵利敏，朱宇宏，孙岩，等. 外耳道神经纤维瘤一例. 山东大学基础医学院学报，2004，18（1）：46.

（赵利敏　朱宇宏　孙岩　张庆泉）

005　恶性外耳道炎 1 例

病历摘要

患儿，女，23 天。因左耳前红肿 3 天，口角歪斜 2 天，拒奶 1 天，于 2013 年 6 月 22 日入院。患儿为早产儿，孕 38 周剖腹产，出生后喂奶粉，未行母乳喂养，10 天前有外耳道湿疹病史，未诊治。查体：一般情况差，哭声低弱，左侧额纹消失，口角歪向右侧，左侧鼻唇沟变浅，左耳道肿胀狭窄，耳道内可见大量脓性分泌物及肉芽组织，耳轮脚及耳甲腔肿胀隆起，呈暗紫色。入院诊断：外耳道炎（左），周围性面瘫（左）。

［治疗经过］　入院后完善检查，血常规示白细胞 6.39×10^9/L，中性粒细胞 42.3%，淋巴细胞 35.8%，血小板总数 12.00×10^9/L，红细胞 2.86×10^{12}/L，C 反应蛋白 112.73mg/L；颅脑 CT 示左耳廓周围肿胀，耳道消失，乳突气化不全，其内为高密度影充填。考虑患者脓毒血症，给予广谱抗生素舒普深抗感染治疗；行耳前穿刺未抽出脓性分泌物，取耳道脓性物送细菌培养＋药敏，细菌培养为绿脓杆菌，调整抗生素为头孢曲松，并给予左氧氟沙星滴耳液滴耳，3 次/天。抗感染治疗 7 天后患者耳道破溃，沿耳屏与耳轮脚之间向外耳道内延伸破溃，流出大量脓性分泌物，外耳道皮肤游离，取出

约 1.0cm×1.5cm 的管形坏死肉芽组织，外耳道骨质外露，部分耳道后壁骨质缺失，考虑为坏死性外耳道炎，且免疫缺陷指标低下，给予庆大霉素稀释液滴耳清洁处理，经半个月的治疗，患者耳道流脓减少，面瘫未恢复，未有其他颅神经功能障碍的并发症。出院后3 个月因为发生免疫力低下的重症肺炎而死亡。

病例分析

恶性外耳道炎又称坏死性外耳道炎，系指外耳道进行性、坏死性病变，并向邻近软组织、软骨、神经及骨组织蔓延，应用一般治疗方法不能奏效，顽固不愈，严重者可致死亡。1959 年 Meltzer 曾报道类似恶性外耳炎之病例，并认为此种感染为绿脓杆菌所致，其颞骨板障骨广泛受累，并可累及多数脑神经，但当时并未确切给予命名。1968 年 Chandler 首次以恶性外耳炎为题发表论著，其后又陆续报道了较多的病例。

1. **发病情况**。最初学者们曾一度认为本病仅发生于老年人和糖尿病患者。近年来，有文献报道在一些非糖尿病和一般营养不良的儿童当中亦有罹患此病者。男女发病率无显著差异。本文患者即为出生 23 天的新生儿。糖尿病患者通常抵抗力较低，容易发生局部感染，这已为人所共知。恶性外耳道炎的病情常与糖尿病的程度有关，但有些学者认为并非完全如此，在一些病例中，两者并不成比例关系，因为有些糖尿患者应用胰岛素治疗后，虽然得到控制而临床表现轻微，但对严重的感染，仍然缺乏抵抗力。老年人由于动脉硬化、血管狭窄、局部组织营养不良，均易引起软组织感染。

2. **病因**。恶性外耳道炎分泌物的细菌培养，几乎均为绿脓杆菌，有个别患者最初可能为葡萄球菌或其他病原菌，但随着病情的发展，最终培养亦获得绿脓杆菌。绿脓杆菌是一种普遍存在的革兰氏阴性杆菌，但在正常皮肤或外耳道皮肤上并不存在。Chandler 指出在发病前，患者常有轻微外伤史，如挖耳或戴助听器时轻微擦伤或外耳道皮肤过于潮湿等诱因，绿脓杆菌借机繁殖，尤其是老年糖尿病患者，遇此情况则更易于发病。绿脓杆菌多浸润皮肤深层，引起蜂窝组织炎或疖肿。①外耳道外伤。外耳道外伤后，特别外耳道外伤后又有游泳史的人易引起一些外耳道非常住菌群的感染，从而引起坏死性外耳道炎。此外，医源性的外伤也可引起坏死性外耳道炎。②机体的免疫力低下。老年人、HIV携带者及某些恶性肿瘤患者等，对感染的抵抗力下降，易导致外耳道内非常住菌的感染。并且外耳道感染后，由于机体的免疫力低下，对致病菌的杀伤力降低，感染不易控制而向外耳道周围蔓延，从而引起坏死性外耳道炎。Wolff等（1989年）曾报道小儿因急性淋巴细胞白血病而引起坏死性外耳道炎的病例。HIV携带者可因机体免疫系统的破坏而增加发生坏死性外耳道炎的可能性，近年来此种病例有增多的趋势。本例即是发生于免疫力低下的新生儿，后终因重症肺炎而死亡。③糖尿病。糖尿病患者体内糖、蛋白质、脂肪代谢异常，其中蛋白质的消耗增加，合成的免疫球蛋白减少。在这种环境中，机体对致病菌的抵抗力减低，易致严重感染的发生。④器官移植后。器官移植后患者长期应用免疫抑制剂类药物，干扰了机体免疫系统的正常功能，使机体的抗病能力降低，以致严重的感染。Lancaste等曾报道糖尿病患者肾移植后发生坏死性外耳道炎的病例。⑤营养不良和贫血。当机体处于营养不良和贫血状况时，体内的蛋白合成减少，特别是免疫球蛋白的合成减少。机体免疫系统对致病菌的反应性下降，对致病菌的应激和杀伤机制受到抑制，易致致病菌的感染。此种感染，在病理组织学上似有选择性，即对血管、毛细血管或静脉比较容易侵犯，引起血管周围炎，并可发生栓塞，造成局部坏死。这与一般外耳道炎的局部表现完全不同。外耳道的严重炎症可通过裂隙蔓延到整个耳廓软骨和周围软组织，并可累及腮腺、颞下颌关节、嚼肌、颞骨、颅底并造成骨髓炎，累及脑神经。出现神经麻痹可能是由于茎乳孔、颈静脉孔或舌下神经孔受到周围软组织感染的影响，或因骨管本身的骨髓炎，或是在疾病过程中神经本身发生坏死性病变而造成。面神经最易被累及，其次为第Ⅸ、Ⅹ、Ⅺ、Ⅻ脑神经，其他脑神经亦可受到影响并可累及颈动脉或颈静脉。患者短期内病变侵犯面神经，出现周围性面瘫症状。如果炎症沿外耳道下部扩展，破坏骨质，并通过坏死骨质累及乳突，多侵犯乳突尖部和气房，但很少影响中耳。局部病变主要表现为外耳道软组织明显肿胀、坏死，骨和软骨暴露，外耳道肉芽形成。Dawson指出此种肉芽多发生在外耳道前下壁，及接近鼓膜或骨与软骨交界处，很少波及鼓膜及内耳。

　　3. 诊断。恶性外耳道炎临床表现主要有：①耳痛，表现为局限性持续钝痛，夜间加剧；②耳道溢液，可为脓性或血性；③耳部肿胀，微小脓肿形成，微小脓肿可融合成较大的脓肿；④外耳道处肉芽组织形成，HIV 携带者发生坏死性外耳道炎的病例中外耳道处可无肉芽组织；⑤颅神经症状，如病变累及颅神经，则可引起颅神经受损的相关症状，如面瘫、颈静脉孔综合征等。若出现颅神经症状则提示预后较差。Kraus 等（1988 年）提出了坏死性外耳道炎临床分期标准：Ⅰ期，炎症局限于外耳道及乳突气房；Ⅱ期，Ⅰ期加上颅底骨质骨髓炎及脑神经麻痹；Ⅲ期，Ⅱ期加上炎症扩散至颅内。

本病的诊断，主要根据临床症状特点，如出现持续性耳疼痛，流分泌物，用一般治疗方法不能痊愈的外耳道感染，在外耳道底部有肉芽组织及耳周围软组织的感染，或出现脑神经麻痹等临床表现。此外，应做脓液培养、细菌学检查、血尿常规、血尿氮及心电图、病理组织学检查等。对非糖尿病患者，亦应查尿和血糖耐量试验等。一般不难诊断。Dawson 提出诊断本病的根据是：①严重的、不能控制的外耳道炎；②细菌培养为绿脓杆菌；③患者有糖尿病。本病有三方面的特征，即①患者常为老年人；②有糖尿病，虽为轻型，但未能很好控制；③过去往往有冠心病史（心肌梗死史）。本病早期，易误诊为疖肿，故临床上，对一般糖尿病患者，患有久治不愈的耳疖或外耳道炎，同时有肉芽组织存在，应高度警惕，特别是经过 2 周治疗后，脓汁培养为绿脓杆菌者，应考虑为恶性外耳道炎。此外，对肉芽组织，应注意与癌瘤鉴别。

4. **治疗**。本病宜住院治疗，且要注重全身治疗，血糖要控制正常，免疫力低下或缺陷的患者需给予相应的支持治疗。

应选用对绿脓杆菌敏感的抗生素治疗，羧苄青霉素是一种毒性较低的半合成青霉素，能有效地对抗绿脓杆菌。Chandler 主张每小时用 1 克，虽然是大剂量，但仍比较安全，对肾脏无甚损害，即便是肾病患者，亦可应用。庆大霉素和羧苄青霉素有协同作用，联合应用具有更好的效果。常在用药 36～48 小时后内耳疼痛即可迅速缓解或消失。对氨基糖苷类抗生素的使用应慎重，应在有效的范围内尽量用低剂量的氨基糖苷类抗生素，力求避免其耳毒性。自应用羧苄青霉素及庆大霉素以来，本病病死率已有所下降。

Aldous 等主张手术清创，同时应用大剂量庆大霉素和羧苄青霉素。该团队曾应用此法治愈 1 例恶性外耳炎合并第Ⅶ、Ⅸ、Ⅺ脑神经麻痹的患者。在治疗过程中，局部清创，伤口应用庆大霉素纱条

笔记

换药，此为重要步骤。若已累及乳突、颅底，治疗上则应考虑手术切除乳突，将所有气房及颈静脉（颅底）周围的病变骨质完全清除至正常组织，并将乙状窦、岩上窦、岩下窦内的血块清除，使血流畅通。若不行手术，药物治疗应维持在 6 周以上，直至症状缓解或消失。

5. 预后。由于本病不断扩展，可累及颞骨造成颞骨骨髓炎，并可侵犯颅内、颈动脉、颈静脉酿成致命后果。Chandler 等报道，如果患者出现了面瘫，则预后不佳，其病死率可达 80%。若未能得到很好控制和治疗，可发生脑膜炎、脑实质炎、侧窦血栓性静脉炎、脑脓肿等合并症。在未并发脑神经麻痹者，本病病死率大概在 10% 以下。

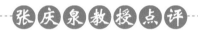

张庆泉教授点评

　　恶性外耳道炎多发生于老年糖尿病患者，发生于婴幼儿的罕见。本文患者即为出生 23 天的新生儿，后查清为免疫力低下的新生儿。免疫力低下，对感染的抵抗力下降，易导致外耳道内非常住菌的感染，并且外耳道感染后，由于机体的免疫力低下，对致病菌的杀伤力降低，感染不易控制而向外耳道周围蔓延，从而引起坏死性外耳道炎。Wolff 等（1989 年）曾报道小儿因急性淋巴细胞白血病而引起坏死性外耳道炎的病例。

　　恶性外耳道炎分泌物的细菌培养几乎均为绿脓杆菌，个别患者最初可能为葡萄球菌或其他病原菌，但最终培养亦获得绿脓杆菌。本例患儿也是绿脓杆菌感染。治疗该病目前多应用羧苄青霉素及庆大霉素，病死率已有所下降。注重全身治疗，血糖要控制正常，免疫力低下或缺陷的患者需给予相应的支持治疗。

　　本病的诊断，主要根据临床症状体征的特点，脓液培养、细菌学检查、血尿及全身检查情况，一般不难诊断。本病可造成颞骨骨髓炎，并可侵犯颅内、颈动脉、颈静脉酿成致命后果。

　　临床诊治重点：笔者团队在 20 世纪 80 年代，翻译阅读了外文的恶性外耳道炎的文章，临床上一直没有遇到过该类

23

患者，直到小儿科会诊的该例患儿，经我们的反复检查和会诊讨论，最后确诊。所不同的是，原来的定义是发生于老年糖尿病患者的外耳道绿脓杆菌感染的溃烂性疾病，经过查阅资料发现，也有发生于免疫力低下的年轻人和幼儿的外耳道绿脓杆菌感染的溃烂性炎症，符合其诊断。

参考文献

1. Handzel O, Halperin D. Necrotizing（malignant）external otitis. Am Fam Physician, 2003, 68（2）: 309 – 312.

2. Muñoz A, Martínez – Chamorro E. Necrotizing external otitis caused by Aspergillus fumigatus: computed tomography and high resolution magnetic resonance imaging in an AIDS patient. J Laryngol Otol, 1998, 112（1）: 98 – 102.

3. Ress BD, Luntz M, Telischi FF, et al. Necrotizing external otitis in patients with AIDS. Laryngoscope, 1997, 107（4）: 456 – 460.

4. Lancaster J, Alderson DJ, McCormick M. Non – pseudomonal malignant otitis externa and jugular foramen syndrome secondary to cyclosporin – induced hypertrichosis in a diabetic renal transplant patient. J Laryngol Otol, 2000, 114（5）: 366 – 369.

5. Akre EE, Akre A, Tanon MJ, et al. Necrotizing external otitis in children in Abidjan（Ivory Coast）. Rev Laryngol Otol Rhinol（Bord）, 2002, 123: 225 – 230.

6. Sreepada GS, Kwartler JA. Skull base osteomyelitis secondary to malignant otitis externa. Curr Opin Otolaryngol Head Neck Surg, 2003, 11（5）: 316 – 323.

7. 孔维佳. 耳鼻咽喉头颈外科学. 北京: 人民卫生出版社, 2005: 450 – 451.

8. 李树华, 邹连贵, 王贵如. 恶性外耳道炎（附2例报告）. 中国耳鼻咽喉颅底外科杂志, 1998, 4（2）: 106 – 108.

9. 金有豫, 姚明辉, 姚伟星, 等. 药理学. 北京: 人民卫生出版社, 1997: 378 – 387.

（姜绍红　陈秀梅　朱宇宏　王锡温　张庆泉）

笔记

006　先天性砧镫骨畸形伴镫骨脱位 1 例

病历摘要

患者，女，37 岁。因左耳听力下降半年，于 1999 年 2 月 28 日以左侧传导性聋（听骨链中断？）收入院。患者于半年前无意中发现左耳听力下降，逐渐加重。无耳痛、流脓、眩晕、耳鸣及面瘫病史。否认有外伤史。家族中无类似病史。

[治疗经过]　查体：一般情况良好，右外耳道、鼓膜正常。左外耳道无分泌物，鼓膜略内陷，无充血，未见穿孔及瘢痕。左侧咽鼓管通畅。音叉测听左耳 RT（-），WT 偏向左耳，ST 延长，Gelle 试验（-）。纯音测听：左耳传导性聋，言语频率骨导听阈 0 ~ 20dB，气导听阈 40 ~ 60dB，气骨导差约 40dB。声导抗测试：左耳鼓室压图呈 Ad 型曲线，左侧声反射消失。影像学检查：颞骨 CT，双侧中耳未见异常。为探明中耳病变情况，行左耳鼓室探查术。术中发现乳突骨质无异常，鼓膜、锤骨、锤砧关节正常，砧骨长脚部分消失，代之以纤维束与镫骨头连接，镫骨畸形，与锥隆突之间无镫骨肌腱相连接，并与前庭窗脱位，前庭窗表面覆盖膜状物，前庭池未暴露。畸形镫骨近椭圆形，相当于镫骨闭孔的下方中央，有一小凹窝（图 14）。术中将镫骨取出，凿取乳突骨质修理成一骨小柱，

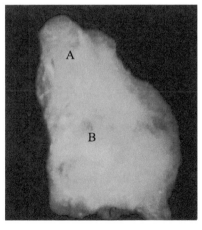

图 14　畸形镫骨近呈椭圆形。A：镫骨头；B：相当于镫骨闭孔的下方中央，有一凹窝

笔记

高约 5mm，置于前庭窗与砧骨残余长脚之间以重建听骨链，复位鼓膜后用明胶海绵及碘纺纱条填塞。术后恢复好，术后 16 天出院时言语频率听力提高约 20dB，1 年后复查听力同出院时相仿。

病例分析

据报道听骨畸形以镫骨畸形多见，镫骨来自第 2 鳃弓的一个独立原基，镫骨原基是由 2 个部分组成的特殊结构：上部将形成底部，下部在胚胎发育过程中有镫骨动脉穿行，最后会形成前后弓和镫骨头。由此可见，在胚胎发生学上，镫骨各部分发育可能相对独立，所以畸形的变异也最多。Teunissen 提出先天性中耳畸形手术发现分为 4 种类型：Ⅰ型为镫骨固定；Ⅱ型为镫骨固定伴听骨链畸形；Ⅲ型为听骨链畸形但镫骨足板可活动；Ⅳ型圆窗或卵圆窗发育不全或重度发育异常。本例应为Ⅲ型。本例既往史中无中耳炎病史，且手术过程中仅从后方掀起鼓膜，未触动听骨，故排除手术原因致脱位，考虑为先天性砧镫骨畸形伴镫骨脱位。声阻抗测试鼓室压图呈 Ad 型曲线示鼓膜活动度增大，可能系镫骨脱位后砧骨长脚外移与鼓膜接触所致。先天性听骨链畸形的主要依据是：①病史，患者自幼听力下降，无进行性加重；双侧畸形者病史比较明确，单侧畸形者常常在听电话或用耳机时偶然发现，需要认真询问才能获得真实病史；②听力学检查结果，表现为典型的传导性听力损失，骨气导差 35 ~ 55dB；少数患者合并内耳畸形，可表现为混合性听力损失；鼓室导抗图为 A 型，声反射不能引出；③颞骨高分辨率 CT 检查，了解听骨链畸形的部位及程度，前庭窗和蜗窗是否正常。本例为成年女性，病史仅半年，可能系因单侧病变平时未能发现；听力学检查结果与诊断标准相符，颞骨 CT 未发现明显异常，可能与畸形程度相对较轻，CT 表现不典型有关。

张庆泉教授点评

在胚胎发生学上，镫骨各部分发育可能相对独立，所以畸形的变异也最多。先天性听骨链畸形要注意与与耳硬化症、先天性中耳胆脂瘤等鉴别。先天性中耳胆脂瘤常见于青少年，表现为单侧传导性聋，CT 表现为鼓室内软组织密度影，有时可与先天性砧镫骨发育不全混淆；耳硬化症虽然也表现为传导性聋，但多为双耳病变，常见于女性患者，且 CT 表现无听骨链畸形可资鉴别。

　　手术是听骨链畸形的主要治疗手段，可行鼓室探查听骨链重建术，术中根据听骨链畸形的类型，应用部分听骨赝复物（partial ossicular replacement prosthesis，PORP）或全听骨赝复物（total ossicular replacement prosthesis，TORP）进行不同类型的听骨链重建术，或镫骨部分切除、激光镫骨足板打孔及 Piston 听骨植入术，或前庭开窗术等。对于各种类型双侧先天性中耳畸形的患儿，在未达到手术年龄前都应该配戴软带骨导助听器（BAHA、骨桥及 Ponto 等），以改善其言语发育和听力障碍。

参考文献

1. Chapman SC. Can you hear me now? Understanding vertebrate middle ear development. Front Biosci (landmark Ed)，2011，16：1675 - 1692.

2. Mallo M. Embryological and genetic aspects of middle ear development. Int J Dev Biol，1998，42（1）：11 - 22.

3. Teunissen EB，Cremers R. Classification of congenital middle ear anomalies. Report on 144 ears. Ann Otol Rhinol Laryngol，1993，102（8 Pt 1）：606 - 612.

4. 赵守琴. 先天性中耳畸形的诊断与治疗. 听力学及言语疾病杂志，2016，24（2）：113 - 115.

5. Kuhn JJ，Lassen LF. Congenital incudostapedial anomalies in adult stapes surgery：a case - series review. Am J Otolaryngol，2011，32（6）：477 - 484.

6. Su Y，Yuan H，Song YS，et al. Congenital middle ear abnormalities with absence of the oval window：diagnosis，surgery，and audiometric outcomes. Otol Neurotol，2014，35（7）：1191 - 1195.

7. 樊悦，陈晓巍，杨华，等. 双侧先天性外中耳畸形患者骨锚式助听器效果分析. 中华耳鼻咽喉头颈外科杂志，2012，47（4）：265 - 269.

8. 张庆泉，陈秀梅，宋西成. 先天性砧镫骨畸形伴镫骨脱位一例. 中华耳鼻咽喉科杂志，2001，36（2）：111.

（陈秀梅　宋西成　孙岩　张庆泉）

007 大前庭水管综合征 2 例

病历摘要

病例 1：患儿，女，7 岁。不明原因突发右耳聋 1 年，突发左耳聋 10 天，无恶心呕吐，无眩晕。检查：双耳鼓膜正常。听力检查：①ABR，双耳 100dB 均无波形出现；②40Hz 听觉相关电位（AERP），90dB 可引出 V 波；③声阻抗检查，双耳 A 形曲线；④畸变产物耳声发射（DPOAE），无反射。诊断：突发性聋（左），感音神经性聋（右）。入院后应用能量合剂、地塞米松、维生素 B 族等药物结合高压氧治疗，10 天后听力无好转，行双耳 CT 检查发现双侧前庭水管管径扩大，左耳 3.6mm，右耳 3.0mm，管口有骨缺损，右侧明显。诊断为大前庭水管综合征。继续治疗 7 天，听力略有好转，ABR：右耳 100dB 无波形、左耳 90dB 引出 V 波，配戴助听器。

病例 2：患儿，女，9 岁。不明原因右耳听力下降。双耳鼓膜正常，ABR：左耳 30dB 波形正常，右耳 80dB 出现 V 波。声阻抗：双耳 A 形曲线。纯音测听：左耳正常，右耳 500Hz、1000Hz、2000Hz 平均 65dB。DPOAE：左耳正常，右耳反射降低。诊断：感音神经性聋。入院后应用能量合剂、地塞米松、肌苷、川芎嗪等药物静点，高压氧治疗，7 天无好转，行双耳 CT 检查发现双耳前庭水管管径扩大，双侧约 3.5mm。诊断为大前庭水管综合征。继续治疗 10 天，听力无好转，配戴助听器。

病例分析

国外有报道大前庭水管综合征（large vestibular aqueduct syndrome，LVAS）系家族遗传性疾病，为常染色体隐性遗传。国内 20 世纪 90 年代陆续报道，误诊较多，分别误诊为感音神经性聋、外伤性聋、突发性聋、药物性聋及卡他性中耳炎等。本文 2 例也误诊为突发性聋及感音神经性聋。

一般患者发病存在某种诱因，如外伤使听力明显下降，或不明原因的波动性听力下降时，双耳鼓膜正常，双耳听力下降不对称，即应注意是否为 LVAS，及时行颞骨 CT 检查。有报道前庭水管管径大于 1.5mm 即为扩大，也有报道按最大直径 2.0mm 以上为扩大，或在横断面管口部的骨质明显缺损，病例 1 即是如此。

CT 是诊断 LVAS 的最好方法，但应注意是否合并其他内耳畸形。本文例 1 因为治疗效果不好，行 CT 检查才得以确诊。LVAS 的发病率较高，已有很多病例报道。所以，临床诊断一定要注意。

LVAS 导致听力下降的真正原因尚不清楚，比较公认的有内外淋巴混合学说和内淋巴倒流学说，但是尚无确切定论。Jackler（1989年）认为宽大的前庭水管町有功能障碍，导致内淋巴液稀释，内耳电解质失衡，干扰内耳血管纹离子泵机制或有毒代谢产物积累，亦可影响内外淋巴的生成、循环、吸收，还会干扰内耳免疫机制而影响耳蜗功能。LVAS 在听力急剧下降时，可采用能量合剂、激素、改善微循环的药物治疗，也可以行高压氧治疗，多数患者听力有一定恢复，但难以达到原有的听力水平。治疗效果不佳时，一定要早期配戴助听器进行语言训练，发生重度感音神经性聋后可行电子耳蜗植入治疗。

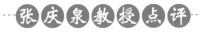

张庆泉教授点评

LVAS 发病率较高，误诊率也相当高，本文的 2 例开始也发生误诊。而 CT 是诊断 LVAS 的最好方法，故应尽早行此检查，但应注意是否合并其他内耳畸形。本病尚无更好的治疗方法，目前以配戴助听器和植入人工耳蜗为主。

参考文献

1. 张素珍. 易误诊之感音神经性耳聋——大前庭水管综合征//姜泗长，方耀云. 中国名医经验丛书——耳鼻咽喉科临床曝诊误治及处理（第 1 版）. 昆明：云南科技出版社，2000：91 - 92.

2. 诸小侬. 少儿感音神经性耳聋//韩德民. 耳鼻咽喉头颈外科误诊误治与防治（第 1 版）. 北京：科学技术出版社，2002：49 - 51.

3. 宫娟，兰宝森. 先天性感音性聋的 CT 所见. 中华放射学杂志，1990,24(3):154 - 156.

4. Johnson DW, Hasso AN, Stewart CE 3rd, et al. Temporal bone trauma: high - resolution computed tomographic evaluation. Radiology, 1984, 151 (2): 411 - 415.

5. 张庆泉，宋西成，邢建平，等. 大前庭水管综合征 2 例. 中华耳科学杂志，2003，1 (1)：70.

（陈良　邢建平　宋西成　王锡温　张庆泉）

008 耳源性小脑脓肿并发枕骨大孔疝抢救成功 1 例

病历摘要

　　患者，男，25 岁。因发热 1 个月、头痛呕吐 5 天、意识不清 6 小时，于 2002 年 12 月 8 日入院。患者 1 个月前开始出现发热，体温 37 ~ 39℃，5 天前突然出现头痛，呕吐呈喷射状，6 小时前出现意识不清，躁动不安，大小便失禁，在当地医院行 CT 检查，怀疑右小脑脓肿，于我院就诊。右中耳炎病史 10 余年。

　　[治疗经过]　入院查体：神志恍惚，躁动不安，双眼向左凝视，右耳道口可见脓性物，味恶臭，巴氏征阳性，四肢肌张力增高，腱反射增强，颈项抵抗。初步诊断：右小脑脓肿。入院后立即给以降颅压及抗感染治疗，并行 MRI 检查，检查时患者突然出现呼吸骤停，心率 200 次/分、血压 11/6kPa，瞳孔缩小，对光反应消失。急行人工呼吸、气管插管，给心律平、可拉明、洛贝林静滴，呼吸机加强呼吸，约 15 分钟后出现缓慢自主呼吸。MRI 示右小脑脓肿并枕骨大孔疝形成（图 15），立即行额顶部钻孔侧脑室置管引流术，有清亮脑脊液喷出，待压力下降后接引流瓶，4 日后患者意识转清，于 12 月 12 日行枕部钻孔小脑脓肿穿刺引流术，术中抽出脓液约 20ml，脓液送细菌培养（培养结果为缓症链球菌）。6 日后行乳突根治术，术中见乳突呈硬化型，胆脂瘤约 1.0cm×0.5cm，乙状窦前壁骨板有一窦道，去除乙状窦骨板，暴露乙状窦及其前下方脑膜，在乙状窦前缘切开脑膜，行脓腔穿刺未抽出脓液。12 月 23 日患者突然出现体温升高，神志恍惚，小便失禁，急行 MRI 检查示原脓腔已闭塞，其外侧有一小脓肿，周围脑组织轻度水肿（图 16），加大脱水药物及激素用量，3 日后患者神志好转。于 12 月 27 日行小脑脓肿切开引流术，横行切断乙状窦及其后方脑膜，见乙状窦内为血栓机化物，窦壁增厚，用剥离子向两侧轻轻分离小脑组织，进入靠外侧之脓腔，吸出少量血脓样物，放引流管。术后患者仍烦躁，引流管无分泌物流出，12 月 30 日将其拔除，体温基本正

常，神志清楚，夹闭脑室引流管，3 日后将其拔除，夜间仍有轻度躁动，可下床活动，于 2003 年 1 月 10 日出院。40 天后随访患者一切恢复正常，乳突腔干燥。

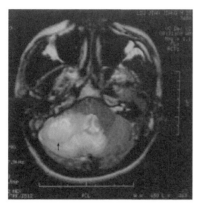 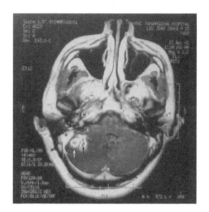

图 15　小脑脓肿形成，周围炎症　　　图 16　手术后显示囊壁形成，炎症
　　　　水肿　　　　　　　　　　　　　　　　局限

病例分析

　　耳源性脑脓肿的病死率在 20% 左右，脑疝是主要的死亡原因。小脑脓肿多并发枕骨大孔疝，由于颅内压的不断增高，使小脑扁桃体疝入枕骨大孔，压迫延髓，首先是呼吸被抑制，临床上可分为急性和慢性两种，急性可在慢性的基础上发生，该患者在入院之前可能有慢性脑疝形成，在做 MRI 检查时由于搬动患者诱发急性脑疝，导致呼吸骤停，心率快而不规则，瞳孔缩小，血压下降。抢救措施以恢复呼吸、降低颅压为主，快速气管插管人工呼吸，并行侧脑室穿刺引流，全身应用脱水药物及激素，使脑疝还纳，同时使用易通过血脑屏障的抗生素控制感染，并用支持疗法纠正水电解质紊乱。病情略好转后，行颅外钻孔脓肿穿刺引流术，钻孔位置在乳突后缘、上项线下方，穿刺时注意不要穿破对侧脓肿壁，以免感染扩散，深度约 3cm 左右，切忌向中线穿刺，以免损伤脑干。根据病情变化，定期进行 MRI 检查，如脓肿未闭合，在原穿刺部位可再进行穿刺抽脓，待病情完全稳定后，进行乳突根治手术，处理原发病灶。

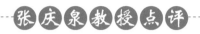

张庆泉教授点评

　　该病的治疗在于快速的诊断，紧急有效的治疗措施，各个步骤稳步推进，方能挽救患者的生命，近年来，耳源性颅内并发症大大减少，临床耳鼻咽喉头颈外科和神经外科医师更应注意。

　　临床诊治重点： 在 20 世纪 60~80 年代，耳源性颅内并发症发病率很高，而由耳源性颅内并发症所致的耳源性脑疝的发生率也很高，其治疗效果很差。20 世纪 80 年代笔者同郭泉教授、张洪昌教授在山东省立医院樊忠教授的指导下，和神经外科合作，抢救治疗了多例耳源性脑疝患者，抢救成功率不足 50%（7/15），这已经是比较高的成功率了，该文发表在《中华耳鼻咽喉科杂志》1984 年第 4 期，后来该项目获得烟台市科技进步奖二等奖。20 世纪末到现在，耳源性颅内并发症越来越少，临床医师逐渐失去了诊治的机会和条件，这 1 例诊治的患者应该总结经验，吸取教训，争取有好的治疗效果。

参考文献

1. 卜国铉，樊忠．耳鼻咽喉神经外科学．长春：吉林科学技术出版社，1992：304-309.

2. 吉林医科大学第一临床学院神经外科．实用神经外科．长春：吉林人民出版社，1977：224-229.

3. 王锡温，张庆泉，张天振，等．耳源性小脑脓肿并发枕骨大孔疝抢救成功一例．中华耳科学杂志，2003，1（2）：79.

4. 郭泉，张庆泉．耳源性脑疝的治疗（附 15 例报告）．中华耳鼻咽喉科杂志，1984，19（4）：246-249.

（陈良　王锡温　孙岩　张天振　张庆泉）

009 内淋巴囊肿瘤 1 例

病历摘要

患者，男，68 岁。因右侧面瘫、听力下降 20 年，右耳流血水、搏动性耳鸣半年，于 2006 年 1 月 8 日入院。入院查体见右鼻唇沟变浅，右侧额纹消失，右侧上下睑不能闭合，鼓腮漏气，右耳道内可见红色新生物，搏动，触之易出血。纯音测听示右耳各频率平均听阈 90dB 以上，颞骨 CT 示右侧颞骨岩部、乳突部不规则软组织影，边界不清，局部骨质破坏，增强后显示肿瘤血运丰富（图 17）。MRI 示右侧颈静脉孔区混杂肿块，边界尚清，侵入乳突及外耳道（图 18）。初步诊断：内淋巴囊肿瘤。

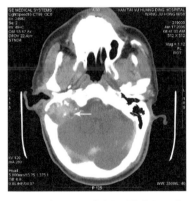

图 17　CT 显示右侧颞骨岩部不规则软组织影

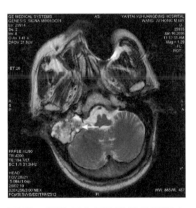

图 18　MRI 示右侧颈静脉孔区混杂肿块，边界尚清

[治疗经过]　患者完善检查后于全麻下行肿瘤切除术。术中行耳后大弧形切口，切口向下延长到颈部，将皮瓣及耳廓向前翻，结扎颈外动脉及颈内静脉，用电钻在肿瘤后上磨除颅中后窝骨板，暴露正常脑膜，用剥离子向前分离肿瘤，肿瘤与脑膜粘连较紧密，仔细分离剥除肿瘤，硬脑膜尚可，无明显侵入。肿瘤出血较多，边分离边止血，整个乳突腔、鼓室及耳道均被肿瘤侵蚀，中后颅凹脑膜完全暴露，肿瘤与乙状窦粘连，用可吸收止血纱布及明胶海绵压入乙状窦上端颅骨内侧将其阻断止血，切除乙状窦外壁，乙状窦内用明胶海绵填塞止血，彻底清除术腔残余肿瘤，将颞肌肌瓣下翻，胸

锁乳突肌肌瓣上翻填入术腔，将软骨段外耳道由内侧缝合封闭，逐层缝合切口，加压包扎。术中约出血 1200ml，输血 800ml。术后病理报告为内淋巴囊低度恶性腺癌。

[治疗转归] 住院 20 天，痊愈出院。随访 2 年未见复发，后失访。

病例分析

内淋巴囊肿瘤（endolymphatic sac tumor，ELST），又称为来自于内淋巴囊的低度恶性腺癌（low – grade adenocarcinoma of probably endo lymphatic sac），也有人称其为内淋巴囊腺样囊性癌、内淋巴囊乳头状腺癌或乳头状内淋巴囊瘤，临床上非常罕见。1984 年 Hassard 首次发现并报道 1 例梅尼埃病患者在行内淋巴囊减压术时发现囊内有一小的分叶状肿瘤，病理证实为来自内淋巴囊的腺瘤。1989 年 Heffner 在对 20 例内淋巴囊肿瘤的临床、病理及生物学行为分析后，建议使用"内淋巴囊低度恶性腺癌"的称谓，目前这种观点已被普遍接受。临床多认为内淋巴囊肿瘤是 Von – Hippel – Lindau（VHL 病，又称希林病）的耳科表现，但也可单独发病。VHL 病是一种遗传性肿瘤易感综合征，肿瘤常发生于视网膜、中枢神经系统、内脏和内淋巴囊。

ELST 生长缓慢，易局部侵犯并向颅后窝扩展，发病年龄和性别无明显特异性，一般病程较长。临床症状主要为感音神经性聋、耳鸣、眩晕、颅神经受累等症状，感音神经性聋多为渐进性加重，耳鸣多呈高音调，持续不间断，有时表现为搏动性耳鸣，颅神经受累以面神经为多见，肿瘤较大常突入外耳道，可见红色或暗红色肉芽样组织，血运丰富，触之易出血。本例患者有面瘫、耳聋、搏动性耳鸣及耳道肉芽样新生物等典型临床表现。

ELST 的 CT 表现具有特征性，肿瘤中心位于内耳道和乙状窦之间岩骨后缘的前庭导水管区域，直径小于 2cm 的肿瘤表现为岩骨迷路后前庭导水管外孔区软组织肿块和前庭导水管骨质破坏，随肿瘤增大，累及范围包括迷路骨质等内耳周围结构及颈静脉孔，骨质破坏多为"蜂窝状"溶蚀性，其中心位于前庭外口周围，肿瘤边缘呈"蜂窝状"和"虫蚀样"。肿瘤内有点片状及针状高密度骨质，代表活动性骨破坏结果，而其溶蚀性骨破坏区和边缘反映了肿瘤生长缓慢。Mukherji 等认为肿瘤后缘见薄层钙化缘是重要的诊断依据。MRI 上信号混杂但 T_1WI 上的高信号具有一定的特征性。本例患者

笔记

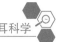

的 CT 及 MRI 表现具有以上影像学的典型表现。

ELST 在组织病理学上的特征性组织结构为乳头状的腺样结构，但镜下缺乏统一的诊断标准，瘤细胞的免疫表型 AE1、AE3、EMA 阳性，S - 100 蛋白、Vim 大部分阳性，CgA 阴性，thyroglobulin 阴性。目前已明确内淋巴囊来自神经外胚层，因此免疫组化能检测到 ELST 所携带的各种神经外胚层抗体，NSE 常可表达，Syn、Leu - 7 可部分表达，GFAP 作为特殊标志可与星形细胞鉴别。本例患者肿瘤细胞呈乳头状或腺管状排列，腺管中可见嗜酸性胶体样物质；肿瘤细胞呈矮立方状，细胞胞浆嗜酸，见空泡，核居中，异型性小，偶见分裂相。免疫表型中 CK、EMA、Vim 表达阳性，NSE、Syn、GFAP、S - 100 表达阴性，支持诊断结果（图19，图20）。

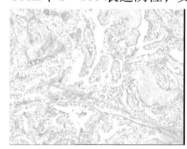

图19 肿瘤细胞呈乳头状或腺管状排列，腺管中可见嗜酸性胶体样物质；肿瘤细胞呈矮立方状，细胞胞浆嗜酸，见空泡，核居中，异型性小，偶见分裂相（HE×100）

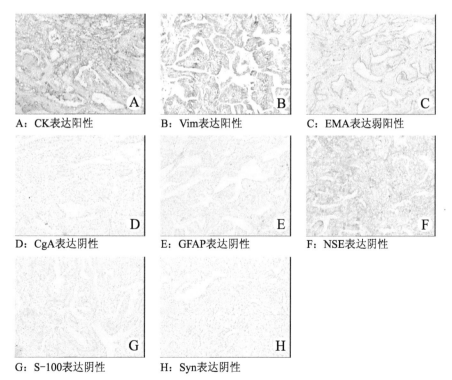

A：CK表达阳性　　B：Vim表达阳性　　C：EMA表达弱阳性
D：CgA表达阴性　　E：GFAP表达阴性　　F：NSE表达阴性
G：S-100表达阴性　　H：Syn表达阴性

图20 肿瘤细胞免疫表型分析结果（SP×100）

ELST 治疗方法是外科手术、X 刀或伽玛刀切除，对不能手术切除的肿瘤可施行放疗。早期治疗能阻止听力进一步下降。ELST 一般不发生远处转移，患者可在数年内无生命危险。ELSL 血供丰富，主要由颈外动脉的分支供血，小脑前下动脉及小脑后下动脉也可参与供血，术前应做血管造影，以了解肿瘤供血情况，术中结扎颈外动脉可减少出血。如肿瘤切除后复发，因肿瘤生长缓慢，可再次进行手术切除。

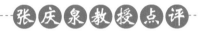

张庆泉教授点评

ELST 生长缓慢，易向颅后窝扩展，年龄和性别无明显特异性，病程较长。本例患者有面瘫、耳聋、搏动性耳鸣及耳道肉芽样新生物等典型临床表现。结合 CT 及 MRI 结果可以很好的诊断。但该肿瘤血供较丰富，易侵犯颈静脉球，故易误诊为颈静脉球体瘤，若 CT 示颈静脉球窝无明显扩大，仅部分边缘骨质破坏，即可诊断为 ELST。病理免疫表型明确显示 ELST 腺体并非来源于神经节细胞，且 ELST 主要位于迷路下而非迷路后。

参考文献

1. Hassard AD, Boudreau SF, Cron CC. Adenoma of the endolymphatic sac. J Otolaryngol, 1984, 13 (4): 213-216.

2. R Reijneveld J, Hanlo P, Groenewoud G, et al. Endolymphatic sac tumor: a case report and review of the literature. Surg Neurol, 1997, 48 (4): 368-373.

3. Heffner DK. Low-grade adenocarcinoma of probable endolymphatic sac origin A clinicopathologic study of 20 cases. Cancer, 1989, 64 (11): 2292-2302.

4. Mukherji SK, Albernaz VS, Lo WW, et al. Papillary endolymphatic sac tumors: CT, MR imaging, and angiographic findings in 20 patients. Radiology, 1997, 202 (3): 801-808.

5. Sangalang VE. Papillary neoplasms (Heffner's tumors) of the endolymphatic sac. Ann Otol Rhinol Laryngol, 1996, 105 (7): 584-586.

6. 张华，王锡温，张庆泉，等. 内淋巴囊低度恶性腺癌一例. 中华耳鼻咽喉头颈外科杂志，2009，4 (6): 523-524.

（张华　王锡温　孙岩　张庆泉）

010　颞骨鳞部先天性胆脂瘤 1 例

病历摘要

患者，女，43 岁。因左耳流脓、听力下降 20 余年，右耳闷胀伴听力下降 1 年，于 2005 年 2 月 6 日入院。患者曾在外院疑诊为右外耳道脓肿，穿刺抽出少量黄绿色液体，每次穿刺后均感听力好转，但不久即再次下降。

[治疗经过]　入院查体：右耳道后壁塌陷，耳道大部闭锁仅余一小孔，鼓膜看不见。左耳鼓膜大穿孔，大小约 6mm×7mm，鼓室黏膜光滑，无脓性分泌物。纯音测听示左耳全聋，右耳听力曲线呈平坦型，气导阈平均值为 38dB，骨导阈平均值为 13dB，气骨导差值为 25dB，入院后行乳突 CT 示左侧乳突呈气化型，上鼓室内见软组织密度影，边缘模糊，鼓窦及鼓窦入口、乳突内未见异常改变；右侧颞骨岩部与鳞部结合部见局限性骨质破坏区，边缘清晰，内见软组织密度影，中耳鼓室内见软组织密度影，边缘模糊。右侧乳突呈气化型。蜂房骨壁显示清晰，鼓窦形态结构正常，双侧内耳未见异常（图 21）。诊断：右侧颞骨岩部与鳞部结合部病变，考虑中耳肿瘤，恶性可能性大。入院诊断：右侧颞骨肿瘤，左侧中耳乳突炎。经完善的术前准备，于 2005 年 2 月 15 日气管插管全麻下拟行右侧颞骨肿块切除术，取耳后上 C 型切口，术中见外耳道后上壁骨质破坏，有脓性块状物，凿开颞骨鳞部骨质，可见黄绿色油状物流出（病理为胆固醇结晶），咬骨钳扩大术腔，见骨质破坏区内（约

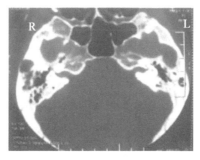

图 21　CT 示右侧颞骨鳞部见局限性骨质破坏区，边缘
　　　清晰，内可见软组织密度影

2cm×3cm）充满黏稠脓性物、豆渣样物及肉芽组织，并与脑膜粘连，清除病变组织，探查鼓膜完整，电钻削低外耳道后上壁骨质，颞肌瓣填塞术腔，手术顺利，术后病理示胆脂瘤伴皮脂腺增生（图22）。患者术后恢复好，随访1年未见复发。

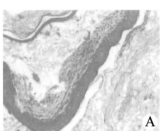
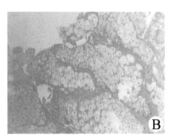

A：壁为表皮组织，内充满排列　　B：皮脂腺增生
成层的角蛋白

图22　术后病理示胆脂瘤伴皮脂腺增生（SP×100）

病例分析

　　成人颞骨先天性胆脂瘤比较少见，发病率约占所有胆脂瘤的2%~5%。颞骨先天性胆脂瘤的成因不明，目前有黏膜上皮化生学说、移行学说、鳞状上皮增生学说、羊水污染学说、外胚层植入学说及表皮样结构学说等。

　　根据病变的好发部位可分为中耳乳突型、颞骨岩锥型和颞鳞型，发生于中耳者约占80%，儿童多见；岩部约为20%，以成人居多，可见颞鳞型极为少见。先天性胆脂瘤生长缓慢，早期一般无症状，当生长到一定程度才出现症状，可表现为耳聋、面神经麻痹、眩晕、耳鸣，极少数患者发病即有颅内并发症。相当一部分患者只是在检查和其他疾病行耳部手术时意外发现。

　　在治疗方面，手术是唯一的治疗方法。先天性胆脂瘤的临床表现主要和胆脂瘤发生的部位有关。本例发生于颞骨鳞部，距离重要结构尚远，早期并没有明显症状，随着病情的发展，肿块突破外耳道骨质，引起外耳道后壁塌陷，进而导致外耳道闭锁，听力下降、此患者鼓膜完整，且颞骨CT显示听骨链完整，考虑听力下降主要为耳道部分闭锁所致，术中见脑膜已暴露，病情若继续发展将造成脑膜炎、硬脑膜上或下感染及颅内感染等并发症。

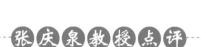

张庆泉教授点评

　　成人颞骨先天性胆脂瘤比较少见，其成因不明。因该病的临床表现各异，容易和外耳道肿块、慢性中耳乳突炎、颞骨肿瘤等病变相混淆，常易引起误诊。影像学检查为确诊及病灶定位的重要依据，颞骨 CT 应为首选。早期诊断可以减少本病并发症，还可以获得良好术后听力、防止颅内外并发症的发生。

参考文献

1. Choi HG, Park KH, Park SN, et al. Clinical experience of 71 cases of congenital middle ear cholesteatoma. Acta Otolaryngol, 2010, 130 (1): 62 - 67.

2. Sadé J, Babiacki A, Pinkus G. The metaplastic and congenital origin of cholesteatoma. Acta Otolaryngol, 1983, 96 (1 - 2): 119 - 129.

3. Ruedi L. Cholesteatoma formation in the middle ear in animal experiments. Acta Otolaryngol, 1959, 50 (3 - 4): 233 - 240.

4. Northrop C, Piza J, EaveyR. Histological observations of amniotic fluid cellular content in the ear of neonates and infants. Int J Pediatr Otorhinolaryngol, 1986, 11 (2): 113 - 127.

5. Liang J, Michaels L, Wright A. Immunohistochemical characterization of the epidermoid formation in the middle ear. Laryngoscope, 2003, 113 (6): 1007 - 1014.

6. 张榕, 林昶, 程金妹, 等. 颞骨先天性胆脂瘤的误诊分析（附 5 例报告）. 临床耳鼻咽喉科杂志, 2005, 19 (19): 865 - 867.

7. 顾建森, 喻红, 赵啸天, 等. 颞骨先天性胆脂瘤的临床诊治分析. 临床耳鼻咽喉科杂志, 2004, 18 (4): 207 - 209.

8. 刘秀平, 马敏. 先天性胆脂瘤. 山西医药杂志, 2005, 34 (6): 480 - 481.

9. 杨晓玲, 郑晓华. 颞骨先天性胆脂瘤. 实用放射学杂志, 2005, 21 (5): 537 - 539.

10. James AL, Papsin BC. Some considerations in congenital cholesteatoma. Curr Opin Otolaryngol Head Neck Surg, 2013, 21 (5): 431 - 439.

11. Bennett M, Warren F, Jackson GC, et al. Congenital cholesteatoma: theories, facts, and 53 patients. Otolaryngol Clin North Am, 2006, 39 (6): 1081 - 1094.

12. 陈秀梅, 杨东霞, 张庆泉. 颞骨鳞部先天性胆脂瘤一例. 中华耳鼻咽喉头颈外科杂志, 2006, 41 (11): 75.

（陈秀梅　杨东霞　张庆泉）

011　他觉性耳鸣治愈 2 例

病历摘要

病例 1：患儿，男，8 岁。眨眼时双耳耳鸣 3 个月。3 个月前患者无诱因出现眨眼时双耳耳鸣，呈"咯咯"音，旁人可闻及，无听力下降，无头晕，无耳闷，无耳道流脓、流水，无耳痛、耳痒，于2018 年 5 月 17 日来我院就诊。既往史无特殊。查体：双侧外耳道通畅，少许耵聍，鼓膜完整。眨眼时嘱患者张嘴可见软腭活动。耳听诊管可闻及"咯咯"样耳鸣。耳内镜检查：双侧外耳道通畅，鼓膜完整，眨眼时可见鼓膜活动，光锥随之缩短（图 23）。声导抗检查：双耳 A 型曲线，曲线呈锯齿样改变（图 24）。左耳耳声发射未引出，右耳耳声发射正常引出。初步诊断：他觉性耳鸣。

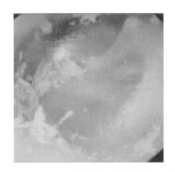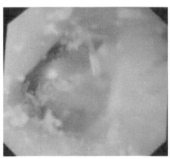

图 23　耳内镜下眨眼时可见光锥的活动

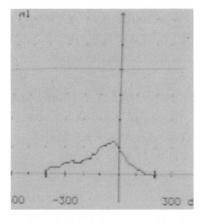

图 24　声导抗曲线显示锯齿样改变

[治疗经过]　入院后完善术前检查，于全麻下行双侧颞下窝封闭术2次。术后耳鸣消失，好转出院。

[治疗转归]　观察至今未再发作，仍在随访观察中。

病例2：患者，男，21岁。双耳耳鸣2个月，于1982年11月1日就诊。既往史无异常。查体：耳鼻咽喉及颈部查体无异常。患者发作时，他人可见软腭、喉体颤动，距1m处可闻及"咔咔"耳鸣声。初步诊断：腭肌阵挛性他觉性耳鸣。

[治疗经过]　给予2%普鲁卡因4ml行双侧人迎穴封闭，安定口服。10日后，给予醋酸强的松龙2ml行双侧"阿是"穴封闭，654-2口服，症状无好转。1983年2月20日复诊，改用2%普鲁卡因4ml行双侧颞下窝封闭，第2天发作次数减少，程度减轻。第27天重复颞下窝封闭后症状消失。

[治疗转归]　观察5年未复发。

病例分析

耳鸣分为主观性耳鸣和客观性耳鸣。临床常见的是主观性耳鸣，主要表现为无相应的外界声源或电刺激，而主观上在耳内或颅内有声音感觉。客观性耳鸣，又称他觉性耳鸣，是一种自己与他人都能听到的耳鸣。来源包括血管搏动、脉搏声、中耳肌肉痉挛、咽鼓管或软腭运动声音。

1. **耳鸣的常见原因**。①外耳疾患：如外耳道炎、耵聍栓塞、外耳道异物。②中耳疾患：如中耳急慢性炎症、鼓膜穿孔、耳硬化症、中耳积液。③内耳疾患：如梅尼埃病、听神经瘤等。④血管性疾病：如颈静脉球体瘤、耳内小血管扩张、血管畸形、血管瘤等。⑤其他疾病：如植物神经紊乱、脑供血不足、中风前期、高血压、低血压、贫血、糖尿病、甲状腺功能亢进或减退、神经官能症、营养不良、头部外伤引起内耳震荡等。⑥肌源性耳鸣：鼓膜张肌痉挛、镫骨肌痉挛、咽鼓管肌阵挛及腭肌阵挛等。⑦其他原因：过度疲劳、睡眠不足或情绪过于紧张也能导致耳鸣的发生。

2. **诊断**。①临床表现：动脉性耳鸣呈搏动性，与脉搏同步，强度较大。肌源性耳鸣音调低，强度低与脉搏不同步，节律不规则，多数1次/秒。咽鼓管异常开放时耳鸣音调低、节律不规则、强度不等，与呼吸同步。②体格检查：动脉性耳鸣在耳周、眼窝、颈部、胸部可闻及血管杂音。压迫颈部血管包括颈动脉和颈静脉，可使耳鸣减弱或消失，活动时耳鸣增强。肌源性耳鸣当腭肌阵挛时可有软腭甚至喉体同时颤动，并发出有节律的"嗒嗒"声，闭眼或口角用力时亦可出现。③影响学检查：X线摄片，包括头颅正侧位像、颈静脉孔像、乳突像；CT检查，包括颅脑CT、乳突CT；MRI检查，包括颅脑MRI、MRA；血管造影。④其他检查：超声脑血流图、脑脊液压力测定、眼底镜检查、耳鸣听诊检查，耳颅检查等。⑤耳内镜检查：通常外耳道及鼓膜正常，嘱患者做相关动作诱发耳鸣时可见鼓膜活动（图23）。⑥声导抗：鼓室压力一般在正常范围，鼓室图呈现锯齿样改变（图24）。⑦纯音测听：听力可为正常或下降。

3. **鉴别诊断**。①主观性耳鸣：主要表现为无相应的外界声源或电刺激，而主观上在耳内或颅内有声音感觉，常伴有睡眠障碍、心烦、恼怒、注意力无法集中、焦虑、抑郁等不良心理反应，耳鸣发作时他人无法察觉。②突发性聋：是指突然发生的、原因不明的感音神经性听力损失。主要临床表现为单侧听力下降，可伴有耳鸣、耳堵塞感、眩晕、恶心、呕吐等，目前病因不明，该病开始治疗的时间与预后有一定的关系，应在发病后7~10天内尽早治疗。③听神经瘤：是指起源于听神经鞘的肿瘤，多源于第Ⅷ脑神经内耳道段，亦可发自内耳道口神经鞘膜起始处或内耳道底，听神经瘤极少真正发自听神经，而多来自前庭上神经，其次为前庭下神经，一般为单侧，两侧同时发生者较少，肿瘤外观呈灰红色，大小不一，形状各异。临床表现主要为耳鸣或发作性眩晕，一侧听力进行性减退，进一步发展可有进食呛咳，声嘶，咽反射消失或减退，同侧角膜反射减退或消失，面瘫，走路不稳，眼球水平震颤，肢体运动共济功能失调，头痛，呕吐，视乳头水肿。手术切除为主要治疗方法。④鼻咽癌：指发生于鼻咽腔顶部和侧壁的恶性肿瘤，常见临床症状为鼻塞、涕中带血、耳闷堵感、听力下降、复视及头痛，肿瘤侵犯颅神经可出现面部不对称等相应症状。放射治疗是鼻咽癌的首选治疗方法。

4. **治疗**。血管结扎术：对于血管性疾病引起的他觉性耳鸣，可选用血管结扎术，效果较好。如乳突导静脉结扎术，动静脉瘘结扎术，颈外、颈内、颈总动脉结扎术。血管结扎术前必须先证实对侧静脉回流通畅。其缺点是术后对侧血流量增加，并可诱发搏动性耳鸣。对于高位颈静脉球患者可选用下鼓室填塞术。对于搏动性耳鸣可行高选择性动脉栓塞血管。对于肌源性他觉性耳鸣，可选用镫骨肌腱和鼓膜张肌切断术。对于咽鼓管异常开放患者，可行腭帆张肌移位术或切断术。

张庆泉教授点评

他觉性耳鸣考虑的诊断主要靠临床表现，即可闻及患者耳周及头颈部的耳鸣，多为咔咔声（肌源性），或为咚咚声（血管源性）。血管源性与脉搏同步，肌源性耳鸣音调低，与脉搏不同步。在患者耳周、眼窝、颈部、胸部可闻及响声，如果压迫颈部血管可使耳鸣减弱或消失即为血管源性。肌源性耳鸣可见软腭甚至喉体同时颤动，并发出有节律的"咔咔、嗒嗒"声，闭眼或口角用力时亦可出现。

辅助检查可做，没有确定的目标，只是排除其他病变。如果为鼓膜张肌痉挛致耳鸣，耳内镜检查可见鼓膜活动，例1患者即是如此。声导抗检查鼓室图呈现锯齿样改变见例1声导抗图。

多年来我们选用山福崇教授的颞下窝封闭办法治疗他觉性耳鸣，多为肌源性耳鸣，取得了很好的临床效果，究其机理，原因不明，值得探讨。

临床诊治重点：他觉性耳鸣多是血管肌肉的痉挛和畸形所致，而临床上尤以肌肉痉挛多见，临床上没有很好的治疗方法。颞下窝封闭的方法治疗肌肉痉挛性的他觉性耳鸣，治疗机理不明，但是临床取得了很好的效果，值得临床选择使用。

参考文献

1. 张庆泉. 他觉性耳鸣治愈一例. 临床耳鼻咽喉科杂志，1987，1（3）：28 – 29.
2. 李明，黄娟. 耳鸣诊治的再认识. 中华耳鼻咽喉头颈外科杂志，2009，44（8）：701 – 704.
3. 陈健峰. 他觉性耳鸣的诊断和治疗. 世界最新医学信息文摘（电子版），2014，14（12）：111 – 111，113.
4. 范士忠. 正确认识耳鸣. 养生月刊，2017，38（3）：204 – 205.

（李宇玥　张芬　李志云　王贝贝　王小雨　张伟　周伟　张庆泉）

笔记

012 自身免疫性感音神经性聋 1 例

病历摘要

患者，女，32 岁。双眼怕光、流泪、眼痛、视力下降 1 个月，经治疗无好转来我院眼科，诊断为病毒性角膜炎。入院应用抗病毒、抗生素、类固醇等药物治疗后，双眼角膜刺激症状消失，视力仅有光感，角膜形成斑翳，住院 20 天后发生耳鸣、耳聋，伴有头晕，邀我科会诊。

[治疗经过] 查体：双耳道、鼓膜正常，无眼震，测听见双侧气导平均听阈 60dBHL，骨导消失，冷热水试验示双侧前庭功能减退，化验检查：白细胞 9.6×10^6/L，中性 0.52，淋巴 0.31，嗜酸 0.17，血沉 15mm/h；嗜酸粒细胞计数 0.92×10^6/L，类风湿因子（+），康氏反应（-），IgA 为 0.76g/L，IgG 为 8.3g/L，IgM 为 1.52g/L。考虑神经性聋、眩晕待诊，转入我科进一步治疗。应用地塞米松（每日 10mg，连续 2 周；减量后再用 2 周）、能量合剂、扩张血管药物等治疗，听力一度稳定，但半个月后又下降，约 3 个月后头晕消失，听力严重下降，以致不能对话。测听显示双侧气骨导均消失，冷热水试验显示双侧前庭功能消失，此后患者去多家医院治疗亦无好转。1 年后随访，患者双眼视力仅有光感，双耳听力未恢复，全身关节肿痛以致活动困难，生活不能自理，经风湿科诊断为类风湿性关节炎，最后诊断为自身免疫性感音神经性聋。

病例分析

自身免疫性感音神经性聋的临床表现为快速进行性感音神经性聋、波动性听力减退和前庭功能异常。双侧同时或先后发病者多，Veldman 认为全身疾病形成循环免疫复合物，导致形成血管炎，会影响内耳血供产生耳蜗病变。循环中的自身抗体也可造成快速进行性神经病理改变，产生蜗后损伤。

Cogan 1945 年提出的 Cogan 综合征诊断的 3 个特征：非梅毒性角膜炎、眩晕等前庭神经症状及重度双侧感音神经性聋。一些全身性自身免疫疾病可导致内耳损害，Cogan 综合征的耳部表现可能是一种自身免疫性疾病。

多数学者认为类固醇激素治疗有效。但部分病例只能暂时缓解，不能治愈，McCabe 应用环磷酰胺和强的松龙治疗内耳的自身免疫性疾病，既可诊断又可治疗，本例应用激素治疗听力一度稳定，但后来又下降至全聋，故对自身免疫性感音神经性聋是否有效尚难确定。内耳自身免疫性疾病的诊断治疗需进一步探讨。

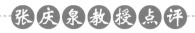

张庆泉教授点评

　　本病的临床表现为快速进行性感音神经性聋、波动性听力减退和前庭功能异常。双侧同时或先后发病者多。临床应该注意。该患者患有类风湿性关节炎，为本病的诊断提供间接证据。

　　类固醇激素治疗本病有效。但部分病例只能暂时缓解。激素治疗内耳的自身免疫性疾病，可以诊断又可治疗，本病例应用激素治疗听力一度稳定，但后来又下降至全聋，目前对自身免疫性感音神经性聋治疗是否有效尚难确定，诊断治疗需进一步探讨。

参考文献

1. 顾之燕，徐明．自身免疫性内耳病的基础与临床．中华耳鼻咽喉科杂志，1991，26（2）：105－107.

2. Veldman JE. Immunology of hearing：experiments of nature. Am J Otol，1989，10（3）：183－187.

3. 陈家伟，侯熙德，王浩民，等．临床综合征手册．南京：江苏科技出版社，1979：455－456.

4. 翟所强，邹静，王沛英，等．自身免疫性内耳病抗内耳组织相关抗体检测及临床观察．中华耳鼻喉杂志，1993，28（6）：353－354.

5. 李新民，张庆泉．自身免疫性感音神经性聋一例．中华耳鼻咽喉科杂志，2000，35（2）：112.

（陈良　李新民　张庆泉）

013 线粒体肌病合并重度感音神经性聋1例

病历摘要

患者，女，32 岁。双耳渐进性聋 15 年，渐进性双上睑下垂眼球运动受限 20 年，于 2003 年 9 月 11 日到烟台毓璜顶医院就诊。患者于 1983 年开始出现双上睑下垂，眼球运动受限，以左侧为重，1988 年出现左耳聋，1993 年出现右耳聋，当时均诊断为突发性聋，经营养神经药物治疗后好转，后呈渐进性听力下降。1999 年到北京协和医院诊治。查体：神志清，心、肺、腹无异常，神经系统检查正常，腱反射均对称性低下，双上睑下垂，眼球呈中央固定位，眼底检查示轻度视网膜色素变性，鼓膜正常。辅助检查：血乳酸 3.4mmol/L（正常值 0.5~2.0mmol/L），左大腿股四头肌活检可见不整红边纤维。诊断为线粒体肌病。听力学及前庭功能检查：①纯音测听，左耳平均听阈（听力级）85dB，右耳 75dB；②听性脑干反应（ABR，听力级 nHL），右耳 90dB 可诱出 V 波，潜伏期正常，左耳 100dB 未引出 V 波；③耳声发射未引出；④声导抗，鼓室压曲线为 A 型曲线；⑤镫骨肌反射（听力级），双耳 110dB 及 90dB 可诱出声反射（部分频率：左耳对侧 500Hz、1000Hz、2000Hz，右耳同侧 500Hz、对侧 500Hz）；⑥眼震电图示双耳前庭功能正常。

病例分析

该病主要由线粒体 DNA 的突变造成，该病为少见病，临床表现复杂多样，症状为非特异性。诊断除临床症状外，血乳酸浓度增高，肌肉活检发现不整红边纤维，线粒体 DNA 分析发现突变为重要诊断依据，后两者更具有特异性。

线粒体肌病主要出现在人体组织对氧的需求较多的部位，耳蜗是高氧代谢组织，对氧化磷酸化有很强的依赖，因此对线粒体基因和功能的变化更敏感。通过对该患者进行听力学检查，显示病变部位在耳蜗，因该患者纯音听阈左耳 85dB、右耳 75dB，部分频率给声 110dB 镫骨肌反射仍存在，若不是耳蜗病变将引不出声反射，正常耳的纯音听阈与肌反射阈之间的距离在 250～4000Hz 都大于 70dB，在耳蜗病变患者纯音听阈和反射阈之间的距离可明显变窄，只要在阈上 40dB 或不到 40dB 就可引出声反射。耳声发射丧失，证明耳蜗毛细胞功能不良，特别是外毛细胞。Korres 等报导 11 例线粒体肌病患者耳声发射均丧失，但实用听力尚可，因此在该病的早期阶段，即有耳蜗功能的亚临床损害。ABR 右耳 90dB 可诱出 V 波，且潜伏期正常，其阈值与纯音测听阈值基本吻合，仍提示为耳蜗病变。该患者前庭功能基本正常，证明前庭毛细胞功能正常或受累轻微。

　　目前对该病的治疗无特效方法，B 族维生素、辅酶 Q10 对该病有一定疗效，对伴有重度聋的患者，早期配戴助听器，晚期可按语后聋考虑人工耳蜗植入治疗。

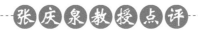

张 庆 泉 教 授 点 评

　　线粒体 DNA 的突变可以累及耳蜗、听神经引发感音神经性耳聋，为少见病。临床表现复杂多样，没有特异性症状，诊断除耳聋等耳部症状外，血乳酸浓度增多，肌肉活检发现不整红边纤维，线粒体 DNA 分析发现突变为重要诊断依据，后两者更具有特异性。

　　在该病的早期阶段，即可有耳蜗功能的亚临床损害。ABR 右耳 90dB 可诱出 V 波，且潜伏期正常，其阈值与纯音测听阈值基本吻合，仍提示为耳蜗病变。该患者前庭功能基本正常，证明前庭毛细胞功能正常或受累轻微。

　　该病无特效治疗方法，早期可以配戴助听器，晚期可考虑人工耳蜗植入治疗。

参考文献

1. 吴海燕，杜宝东，王苹，等．老年聋大鼠耳蜗线粒体基因缺失及表达异常的研究．中华耳鼻咽喉科杂志，2002，37（4）：194－197.
2. 葛贤锡．耳科显微手术．上海：科学技术出版社，1985：116－120.
3. 王锡温，张庆泉，张杰，等．线粒体肌病患者合并重度感音神经性聋一例．中华耳鼻咽喉头颈外科杂志，2005，40（1）：36.

（陈良　王锡温　张庆泉）

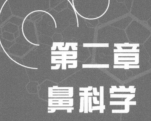

第二章
鼻科学

014. 鼻腔牙1例

📋 病历摘要

患者，女，24岁。左侧鼻塞1年余，感冒后加重，有时伴涕中带血2个月。患者1年前无明显诱因出现左侧鼻塞，感冒后可加重，无进行性加重，无嗅觉下降，无鼻腔异味，无头痛、头晕，无流脓涕，未行任何治疗。2个月前患者感冒后左侧鼻塞再次加重，流清涕，伴有脓涕，涕中有时带血丝，无臭味，在家口服头孢类药物后无明显好转，于我院就诊。查体：一般情况好；心肺听诊无明显异常，腹部平软，无明显压痛、反跳痛。外鼻无畸形，鼻前庭皮肤无结痂、无疖肿鼻黏膜慢性充血。鼻内镜检查见鼻中隔略左偏；左侧鼻底部有一黄白色新生物隆起（图25），质硬，表面少许黏脓性分泌物；双侧下鼻甲肿大；双侧中鼻道未见明显新生物及脓性分

笔记

泌物；左侧鼻腔后部少许脓性分泌物，右侧鼻腔未见异常；鼻咽部光滑，未见新生物；双侧咽隐窝对称，无新生物。口腔牙齿无异常。血常规：各项指标正常；尿常规：尿糖、酮体、白细胞等均为阴性；大便常规隐血等指标均为阴性；肝功能：各项指标正常；术前四项、凝血五项均正常；心电图大致正常；胸部正侧位片未见明显异常；腹部 B 超未见明显异常。鼻窦 CT 示鼻中隔左侧偏曲，左侧鼻底部有不规则形骨性突起。初步诊断：鼻腔新生物（左）、鼻中隔偏曲。

[治疗经过]　完善术前相关检查，根据鼻内镜及鼻窦 CT 结果，住院第 2 天修正诊断：鼻腔牙（左）。治疗上给予鼻腔冲洗，局部抗感染等治疗，术前全身检查无异常，在局麻下行鼻内镜下左侧鼻腔异位牙拔除术。术中左侧鼻腔应用地卡因麻黄素棉片黏膜麻醉，麻醉成功后，鼻内镜下见鼻中隔 C 型略左偏，左侧鼻腔前底部有一尖牙突出，用剥离子撬动，牙齿移动，牙齿活动后予以拔除（图 26），检查左侧鼻道清洁，口腔牙龈黏膜完整、无缺齿。鼻底局部清洗止血后修正创伤边缘，常规依次应用明胶海绵、膨胀海绵填塞，术后给予抗感染、止血等对症治疗，术后第 2 天取出鼻腔填塞物，术后第 5 天出院，出院时鼻通气畅，鼻底部创面假膜覆盖。最后诊断：鼻腔牙（左）。术后随访 1 个月，患者鼻通气好，左侧鼻底部术腔假膜脱落，已上皮化。

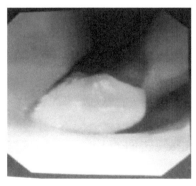

图 25　鼻内镜下可见黄白色块状物自鼻底突出

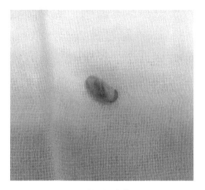

图 26　拔除的鼻腔牙

病例分析

鼻腔牙（intranasal ectopic tooth）亦称为额外牙、逆生牙，若

笔记

上列牙齿不整齐且数目缺少，称为异位牙；若上列牙整齐无缺损，则称为额外牙或逆生牙。本例即属于后者，临床上少见，发生率约0.1%～1.0%。多发生于上颌窦底部和鼻腔底部的前部。多为单发，以上颌切牙或尖牙最多见。

1. **病因**。主要是上颌牙始基被挤压于异常位置发育成长，可能是先天性异常或在恒牙未萌出前外伤的结果，前者多见。鼻腔牙来源于恒牙胚附近牙板的第三牙床或分裂的恒牙。另一个理论是灭绝的灵长类牙列的返祖现象，有三对切牙。尽管目前原因不明，但是仍归因于牙齿萌出时的牙列拥挤，永久的乳牙，或特别的密质骨。其他的发病因素包括遗传倾向、发育障碍，如唇裂、鼻源性或牙源性感染、外伤或囊肿后的移位。

2. **诊断**。鼻腔牙的诊断主要依据临床表现和影像学征象。①临床发生的主要症状为单侧鼻塞，脓涕多，有臭味，常有涕中带血，偶有头晕头痛，面部神经性痛，鼻泪管阻塞。可见于任何年龄。有的患者可无任何症状，而是在体检时偶然发现，或仅有一侧鼻塞、流涕，当渐进性加重且出现鼻腔异物症状之后来就诊。②内镜检查，前鼻镜检查可见鼻腔前端底部见白色或褐色新生物突起，探针触之质硬，不易活动。突起新生物可位于鼻腔的外侧壁或鼻腔庭的底部，如果伴有囊性牙根肉芽肿，针管可抽出液体。③影像学检查，CT可见密度增高的牙样阴影，往往牙根较浅，多在鼻腔或鼻窦底壁的骨质内，但是牙冠突向腔内。

3. **鉴别诊断**。①鼻结石。异位牙最容易误诊为鼻结石。其临床症状近似于鼻腔异物，表现为一侧鼻塞，渐进性加重，脓性涕或脓血性涕，可有臭味。检查可见一侧总鼻道有块状物，形状不规则，表面欠光滑，状如砂石或桑葚，可成白色、黑色或褐色，探针触之质坚如石，常可使周围的黏膜出现溃疡及肉芽。巨大的鼻石可使鼻中隔推向对侧，甚至压迫鼻中隔及硬腭而使其穿孔。CT扫描可进一步了解鼻石的形状、大小、侵犯的部位及范围。一般多在局麻或表面麻醉下经前鼻孔取出。若鼻石较大不容易取出，应该先用咬钳咬碎后再分成取出。若鼻石巨大且有部分已经突入上颌窦的，可根据患者的情况，行鼻侧切开的手术径路取出。②若异位牙表面附有黏膜，且临床伴有鼻腔反复出血者应与鼻腔原发的恶性肿瘤相鉴别诊断。原发性鼻腔恶性肿瘤少见，可起源于鼻腔内任何部位，但较常见于鼻腔侧壁，如中鼻甲、中鼻道、下鼻甲，少数起源于鼻中隔。早期仅表现为单侧鼻塞、鼻出血的症状，以后可出现鼻、面部麻木感、胀满感，顽固性头痛，进行性单侧鼻塞，反复少量鼻出血，嗅觉减退或丧失。鼻窦 X 线和 CT 检查有助于诊断，并可明确肿瘤的的原发部位及其扩展、侵犯范围。CT 显示与牙等密度且中央有空洞将有助于明确诊断。

4. 治疗。鼻腔牙容易拔出，大部分剥离子轻触撬动，牙齿即可活动，一般不用行鼻腔底壁骨质的处理。局麻患者术中注意防止牙体滑脱，误吸入气管。

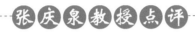

张庆泉教授点评

　　鼻腔牙诊断的主要依据临床表现和影像学征象，单侧鼻塞，臭脓涕多，涕中带血，偶有头晕头痛，面部神经痛，鼻泪管阻塞等，可见于任何年龄。也可无任何症状，而是在体检时偶然发现，或仅有一侧鼻塞、流涕，当渐进性加重且出现鼻腔异物症状之后来就诊。注意与鼻结石、鼻腔肿瘤等的鉴别诊断。

　　治疗即拔出鼻腔牙，附着的鼻腔底壁骨质无须处理，术中注意防止牙体滑脱，有误吸入气管的报道。

参考文献

1. 黄选照，汪吉宝．实用耳鼻咽喉科学（第 2 版）．北京：人民卫生出版社，2015：150.

2. Moreano EH, Zich DK, Goree JC, et al. Nasal tooth. Am J Otolaryngol, 1998, 19 (2)：124 - 126

3. 张庆泉，宋杰，毛成艳，等．鼻相关外科学（第 1 版）．吉林，长春：吉林科技出版社，2005：213 - 216.

4. 张芬，柳忠禄，赵元阳，等．鼻腔牙 1 例．中国医学文摘耳鼻咽喉科学，2016，31（6）：276.

（张芬　赵元阳　王贝贝　王小雨　孙爱丽　贺淑静　柳忠禄　张庆泉）

笔记

015　起源于蝶窦口的后鼻孔息肉1例

病历摘要

患者，女，42岁。左侧渐进性鼻塞3年，加重1年，伴阵发性头痛1个月就诊。门诊鼻内镜检查发现左侧后鼻孔新生物，收入院行手术治疗。体格检查：一般情况好，左侧后鼻孔见荔枝肉样新生物，质软，蒂部不清，表面附着少量黏液性分泌物，右侧鼻腔未见异常。鼻窦CT检查：左侧后鼻孔有光滑类圆形肿块突起，左侧蝶窦内前下边缘少许密度增高影。初步诊断：左后鼻孔肿块。

[治疗经过]　入院后完善相关术前检查，在全身麻醉下行手术治疗，术中充分收敛鼻腔，鼻内镜下见后鼻孔肿块蒂部来源于蝶窦口前下缘（图27），切除新生物，开放蝶窦窦口，检查蝶窦内无异常，局部冲洗止血后修整蝶窦口创伤边缘。病理诊断：息肉。最后诊断：蝶窦口后鼻孔息肉（左）。

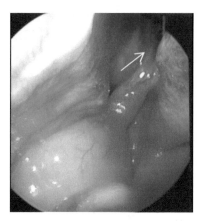

图27　鼻内镜下可见蒂部位于左侧蝶窦口的
后鼻孔息肉（箭头所指蝶窦窦口）

[治疗转归]　术后随访1个月，患者鼻通气好，左侧术腔假膜脱落，已上皮化，无复发。

📐 病例分析

后鼻孔息肉（choanal ployp）是一种相对少见的，来源于单一鼻窦的良性息肉样病变，可脱垂至鼻底部、后鼻孔、鼻咽部，甚至口咽部，约占鼻息肉的 4%~6%，临床相对少见。根据后鼻孔息肉根蒂起源又可分为上颌窦后鼻孔息肉、筛窦后鼻孔息肉、蝶窦后鼻孔息肉等。起源自蝶窦口或蝶窦前壁的后鼻孔息肉均应属于蝶窦后鼻孔息肉，其发生更为罕见。

多数学者认为起源自不同部位的后鼻孔息肉发病机制相似，虽已提出多种假说，但仍无定论。目前多被认可的发病机制是息肉继发于鼻窦反复感染、修复过程中形成的黏膜下囊肿，逐渐增大后突入鼻腔内，继而因重力、呼吸气流等因素导致的负压使囊肿或息肉根蒂部逐渐延长，垂至后鼻孔，形成后鼻孔息肉。在病理学研究中发现不同来源后鼻孔息肉在病理学上无明显差异，而与普通鼻息肉相比，镜下显示息肉组织组织水肿和炎性细胞主要为中性粒细胞浸润明显，少量嗜酸性粒细胞浸润，几乎不含黏膜下腺体。因此可看出后鼻孔息肉的形成多由鼻窦感染性炎症引起，而与变态反应的关系不明确，仍有待进一步研究。

1. **临床表现**。①鼻塞：早期可无明显鼻塞，随着息肉组织增大，逐渐堵塞后鼻孔，呈渐进性持续性鼻塞。②脓涕：如蝶窦阻塞性炎症出现脓性分泌物，可为鼻后滴漏。③嗅觉减退：可能因息肉堵塞鼻腔或嗅区黏膜慢性炎症所致。④头痛：蝶窦受累，可出现眼球后、枕部或头顶部钝痛。⑤耳部症状：包括听力下降、耳闷、耳鸣，甚至可出现分泌性中耳炎，因息肉坠入后鼻孔，堵塞咽鼓管咽口引起。⑥打鼾：脱垂至后鼻孔、鼻咽部，甚至口咽部的息肉影响通气，导致睡眠打鼾。

2. **检查**。①鼻内镜检查：对于后鼻孔息肉的诊断和确定来源需行鼻内镜检查。镜下可见息肉堵塞后鼻孔，沿息肉体部向上寻至中鼻甲后上方、嗅裂后段，最后可发现息肉蒂部出自蝶筛隐窝，若鼻腔宽敞，可明确息肉来自蝶窦口。若合并鼻腔狭窄、鼻中隔偏曲等情况，鼻内镜寻找息肉的根蒂部较困难。②鼻窦 CT 检查：可显示同侧鼻腔、后鼻孔、鼻咽部有均匀的软组织密度影，其中轴位扫描更能清晰显示蝶窦口，可明确根蒂与蝶窦关系，同时 CT 扫描还

笔记

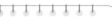

能了解鼻窦内是否存在囊肿、息肉或堵塞性炎症等病变情况，对定制手术方案有重要意义。本例术前鼻内镜检查因鼻腔黏膜收敛效果欠佳、鼻腔狭窄，患者不能耐受疼痛，未能发现后鼻孔息肉来源。鼻窦 CT 发现左侧蝶窦内前下边缘少许密度增高影，术中充分收敛鼻腔后发现息肉根蒂来源于蝶窦口前下缘，堵塞蝶窦开口下部，而蝶窦开口上半部分通畅，因此窦腔引流良好，未引起蝶窦内阻塞性炎症。由于嗅裂区极狭小，部分病例后鼻孔息肉根蒂较肥大，CT 中不易区分后鼻孔息肉来源。此时需配合鼻内镜检查，可进一步明确根蒂来源。因此术前鼻窦 CT 及详细鼻内镜检查是确定后鼻孔息肉根蒂起源的最主要方法。

3. **鉴别诊断**。与鼻腔、鼻咽部占位病变相鉴别。①上颌窦后鼻孔息肉。蝶窦后鼻孔息肉引起的鼻塞不同于上颌窦后鼻孔息肉，多表现为持续性鼻塞。可能因蝶窦后鼻孔息肉直接脱垂至后鼻孔、鼻咽部，吸气呼气时很少引起息肉位置变化，而上颌窦后鼻孔息肉早期可随呼吸活动，吸气时息肉组织突向鼻咽部，气道打开，并不感到鼻塞，而呼气时息肉推向前方，堵塞鼻道产生鼻塞，后期随息肉体积增大则鼻塞加重和持续。②脑膜脑膨出。是指一部分的脑膜、脑组织，通过颅骨缺损处疝出至颅外而形成的一种先天性畸形，分为囟门型、基底型，其中基底型肿块多位于鼻腔、鼻咽部，外形酷似息肉，尤其是婴幼儿鼻塞，检查鼻腔时发现鼻腔肿块，可继续行 CT 与 MRI 检查确定是否存在颅骨缺损情况，以及明确肿块与颅内脑组织关系。③鼻咽血管纤维瘤。常见于 16 ~ 25 岁青年男性，临床表现为出血、鼻塞及压迫症状，检查可发现后鼻孔肿块堵塞，表面光滑或呈结节状，色淡红，表面有明显血管纹，触诊可知根部位于颅底，鼻内镜检查鼻腔可无明显异常，行血管造影检查可进一步明确鉴别诊断。④腺样体肥大。正常生理情况下，6 ~ 8 岁儿童发育至最大，青春期后逐渐萎缩，成人基本消失，临床可表现为鼻塞、流涕、睡眠呼吸暂停、耳闷、耳鸣及听力下降等症状，部分患儿可有腺样体面容，鼻内镜及鼻咽镜检查可明确肿块位于顶后壁，鼻咽 CT、MRI 检查有助于进一步鉴别诊断。

4. **治疗**。经鼻内镜手术为主要治疗手段，具有视野清晰，可辨别息肉来源及位置等优势。治疗原则是清除病变、通畅引流，防止复发。术中充分收敛鼻腔黏膜，仔细观察后鼻孔息肉根蒂，并彻底切除，然后直接扩大蝶窦口，清除蝶窦内病变组织及黏膜，同时为避免复发，可切除小范围正常黏膜，极大限度保留黏膜生理功能，通畅引流。如果鼻中隔偏曲、鼻甲肥大导致息肉根蒂暴露困难，需行鼻中隔偏曲矫正，或部分鼻甲切除暴露蝶筛隐窝、蝶窦前壁及蝶窦口。术后定期鼻内镜复查及清理，避免术腔黏连，保持蝶窦口通畅，可用局部用激素缓解鼻腔鼻窦炎症，亦为避免疾病复发的治疗手段。

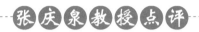

张庆泉教授点评

　　后鼻孔息肉多来源于鼻腔后部黏膜或单一鼻窦，可脱垂至后鼻孔、鼻咽部，甚至口咽部。根蒂多起源上颌窦、其次为筛窦、小见于蝶窦。起源自蝶窦口或蝶窦前壁的更为罕见。

　　临床症状可有渐进性鼻塞，甚至可出现分泌性中耳炎等。息肉脱垂至后鼻孔、鼻咽部，甚至口咽部的息肉影响通气，导致睡眠打鼾。

　　诊断需行鼻内镜检查，鼻腔宽敞、收敛良好可以查到息肉的根蒂部，本例鼻腔较窄，黏膜麻醉下鼻内镜检查未能发现蒂部即是如此。

　　CT检查有助于诊断。本例术前鼻内镜检查因鼻腔黏膜收敛效果欠佳、鼻腔狭窄，患者不能耐受疼痛，未能发现后鼻孔息肉来源。鼻窦CT发现左侧蝶窦内前下边缘少许密度增高影，术中充分收敛鼻腔后发现息肉根蒂来源于蝶窦口前下缘，堵塞蝶窦开口下部，而蝶窦开口上半部分通畅，因此窦腔引流良好，未引起蝶窦内阻塞性炎症。因此术前鼻窦CT及详细鼻内镜检查是确定后鼻孔息肉根蒂起源的最主要方法。

参考文献

1. Soh KB, Tan KK. Sphenochoanal polyps in Singapore: diagnosis and current management. Singapore Med J, 2000, 41 (4): 184-187.

2. Tsai CH, Hsu MC, Liu CH. Sphenochoanal Polyp. Tzu Chi Med J, 2008, 20 (3): 223-226.

3. Lessa MM, Voegels RL, Pádua F, et al. Sphenochoanal polyp: diagnose and treatment. Rhinology, 2002, 40 (4): 215-216.

4. Birkent H, Karahatay S, Durmaz A, et al. Choanal polyp originating from the

笔记

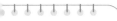

nasal septum：septochoanal polyp. Kulak Burun Bogaz Ihtis Derg，2009，19（3）：163 – 166.

5. Berg O，Carenfelt C，Silfverswärd C，et al. Origin of the choanal polyp. Arch Otolaryngol Head Neck Surg，1988，114（11）：1270 – 1271.

6. 龙盈，黄定强. 后鼻孔息肉研究的新进展. 西南军医，2013，15（6）：629 – 631.

7. 李长青，金春顺，文莲姬. 上颌窦后鼻孔息肉病理学及临床特征的研究. 中国耳鼻咽喉颅底外科杂志，2003，9（3）：171 – 173.

8. 钟振华，练状，程泽星. 鼻内镜下孤立性蝶窦后鼻孔息肉诊治探讨. 中国社区医师（医学专业），2013，15（6）：168 – 169.

9. 姜皑南，顼晋昆，屈双燕，等. 蝶窦后鼻孔息肉一例. 中华耳鼻咽喉头颈外科杂志，2005，40（6）：439.

10. 陈福权，邱建华，乔莉，等. 蝶窦后鼻孔息肉的诊断和治疗（附3例报告）. 临床耳鼻咽喉头颈外科杂志，2005，19（5）：212 – 213.

11. 黄选兆，汪吉宝，孔维佳. 实用耳鼻咽喉头颈外科学（第2版）. 北京：人民卫生出版社，2008.

12. 张庆泉. 鼻相关外科学. 吉林，长春：吉林科学技术出版社，2005.

13. 马凌霄，马有祥. 后鼻孔息肉的类型和内镜手术. 中国中西医结合耳鼻咽喉科杂志，2015，23（1）：34 – 36.

14. 田熙，王正敏. 蝶窦病变鼻内窥镜手术. 中华耳鼻咽喉头颈外科杂志，1996，31（2）：115.

15. 陈晓栋，李晓媛，石照辉，等. 鼻内镜手术治疗后鼻孔息肉. 中国耳鼻咽喉头颈外科，2015，22（3）：125 – 127.

16. 赵元阳，陈秀梅，张芬，等. 起源于蝶窦口后鼻孔息肉1例. 山东大学耳鼻喉眼学报，2016，30（6）：120.

（赵元阳　张芬　孙爱丽　贺淑静　孙怡　张彦　张庆泉）

016　遗传性出血性毛细血管扩张症3例

📋 病历摘要

病例1：患者，女，72岁。反复双侧鼻出血20年，反复胃出血5年，加重2个月入院。在外院反复行鼻腔填塞，因出血较多而多次输血，3年前因胃出血于外院行胃大部分切除术，术后仍有反复胃出血，本次因鼻出血在外院治疗无效，于 2004 年 9 月 10 日转入我院。查体：呈重度贫血貌，双手指及脚趾指（趾）腹、耳廓、舌体及唇龈黏膜下可见多个散在的暗红色出血点，直径约 3mm。专科检查见双鼻腔内附大量干性结痂，触之易出血，鼻腔结构不易看清。血红蛋白 57g/L，凝血功能检查未见明显异常。家族中为个体发病，未见类似病例。初步诊断：①遗传性出血性毛细血管扩张症（hereditary hemorrhagic telangiectasia，HHT）；②贫血（重度）。

[治疗经过]　入院后给予补铁补血等对症支持治疗，鼻腔用明胶海绵填塞，阻断鼻腔气流，鼻出血停止，4 天后抽出明胶海绵行鼻内镜检查见鼻中隔黏膜糜烂，双侧下鼻甲及中鼻甲前端有多个散在的黏膜下出血点，行鼻腔封闭治疗，双鼻腔再次行可吸收性明胶海绵填塞，鼻腔出血无反复，患者痊愈出院。

病例 2：患者，男，66 岁。因双侧鼻出血反复发作 15 年入院。患者 15 年前开始出现双侧鼻出血，每次出血量约 2～5ml，冬季较重，曾在当地医院反复行鼻腔填塞治疗。入院后鼻内镜下见鼻腔黏膜充血，双侧鼻腔内毛细血管扩张及散在黏膜下出血点，略突出于黏膜表面（图 28），舌部见散在黏膜下出血点（图 29），口咽部见黏膜下出血点（图 30）、外鼻部见血管扩张及皮下出血点（图 31）。血常规、凝血功能、大便潜血均未见异常，无其他部位的出血。追问病史，其母亲有反复发作性鼻出血及口内出血病史，现在已经病故，死因不详。根据患者反复发作的自发性鼻出血、多部位毛细血管扩张及直系亲属中有可疑 HHT 患者的特点，参考 2011 年国际 HHT 基金科学顾问委员会对该病的临床诊断标准，初步诊断为 HHT。

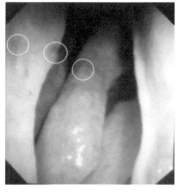

图 28　鼻腔内见散在黏膜下出血点，呈丘状隆起

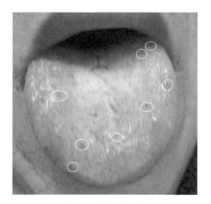

图 29　舌部见散在黏膜下出血点

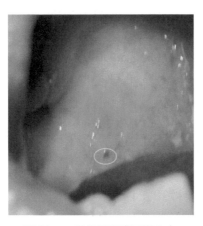

图 30　口咽部见黏膜下出血点

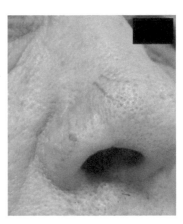

图 31　外鼻部见数个条形血管扩
张带及皮下出血点

[治疗经过]　入院后在局麻下行鼻内镜下双侧鼻腔电凝烧灼术，术中以彭氏电刀适当电灼双侧鼻内出血点，术后未予填塞鼻腔。

[治疗转归]　1 个月后患者再次出现鼻出血，鼻内镜下见鼻腔内黏膜下出血点，予重复电灼。之后因鼻出血发作而反复行鼻腔出血点电灼 3 次，之后出血频率及出血量减少，后嘱患者定期复查。

病例 3：患者，女，56 岁。因双侧鼻腔反复出血 10 余年入院。患者 10 余年前无明显诱因开始出现双侧鼻出血，右侧较重，出血量约 5~7ml，自行压迫后出血可止，无意识丧失，无头晕、头痛，无恶心、呕吐，无发热。曾间断至当地医院就诊，予鼻腔填塞及口服止血药物治疗。之后双侧鼻出血反复发作，约每天发作 1 次，自觉无明显鼻塞、流涕。既往高血压病史 12 年，血压最高 190/100mmHg。4 年前因胃出血于当地医院住院治疗。家族中无类似病例。查体：鼻中隔居中，双侧利特氏区均见血管隆起（图 32），周围血管扩张；左侧中鼻甲见黏膜下出血点（图 33）。舌部见散在红色皮下出血点（图 34）。左无名指、右无名指、右中指各见一皮下出血点（图 35）。辅助检查：红细胞为 $3.44 \times 10^9/L$，血红蛋白为 83.0g/L，白细胞为 $3.3 \times 10^9/L$，中性细胞数为 $1.6 \times 10^9/L$，余项未见明显异常。尿常规、大便常规、凝血功能、肝功、肾功、血糖、血脂、电解质、心电图未见明显异常。初步诊断：①HHT；②贫血（中度）；③高血压Ⅲ级。

[治疗经过]　入院后在局麻下行鼻内镜下双侧鼻腔电灼止血

术，术中用刮匙于鼻中隔双侧利特氏区血管隆起处搔刮，后用彭氏电刀在搔刮处电灼，并用明胶海绵贴覆。双侧鼻腔填塞膨胀海绵。术后 72 小时抽出双侧鼻腔填塞物，双侧鼻腔未见活动性出血。

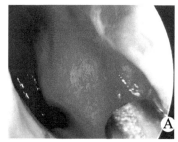
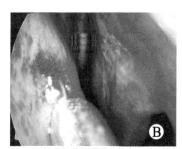

A：吸引器头端为右侧鼻中隔利氏区动脉出血点

B：吸引器头端为左侧鼻中隔利氏区动脉破裂出血点

图 32　出血点

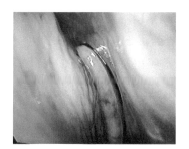
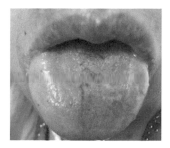

图 33　左侧中鼻甲见黏膜下出血点

图 34　舌部见散在红色皮下出血点

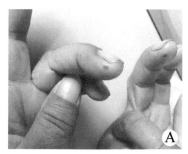
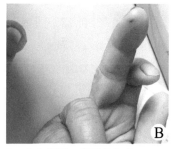

A：左无名指、右无名指各见一皮下出血点

B：右中指见一皮下出血点

图 35　皮下出血点

病例分析

HHT 也被称为 Osier – Weber – Rendu 病，是由于常染色体上的基因位点突变所致，以血管发育异常为特点，可累及全身的皮肤、黏膜或内脏的毛细血管、小动脉及小静脉，以受累部位的血管反复难治性出血为临床表现，无性别、地域及种族差异。

1. **病因**。HHT 是一种常染色体显性遗传性的以血管发育异常为特点的疾病。关于该病的致病基因，随着研究的深入不断更新。定位于 *9q34. 1* 的 *Endoglin*（*ENG*）基因，被认为是 HHT 的致病基因之一，其长约 40kb，由 14 个外显子组成，*ENG* 基因编码 Endoglin（ENG）蛋白，主要表达在内皮细胞上，由 *ENG* 基因突变所引起的 HHT 称为 HHT1。*activinreceptor – likekinase1*（*ALK – 1*）基因是 HHT 的另一致病基因，*ALK – 1* 基因被定位于 *12q11 – q14*，全长 14kb，由 10 个外显子构成，其编码 ALK – 1 蛋白，主要表达在内皮细胞上，由 *ALK – 1* 基因突变所导致的 HHT 称为 HHT2。另外，Gallione 等的研究表明，*SMAD4* 基因突变也发生 HHT，并将其归类于Ⅲ型 HHT（HHT3）。也有学者认为，*BMPR2* 基因突变可能与 HHT 发病相关。

2. **临床表现**。由于鼻腔黏膜与外界气流直接相通，在空气干燥或挖鼻、揉鼻、擤鼻等外界因素刺激下，鼻腔内发育异常的血管易破裂而出血，因此，鼻出血往往是 HHT 最早出现的临床表现。文献报道高达 93.0% 的 HHT 患者会出现鼻出血，且以夜间出血为主。HHT 可引起全身多部位血管病变，除本例患者出现的鼻腔黏膜、口腔黏膜、外鼻皮肤毛细血管扩张外，还可表现为脑血管畸形、肺动静脉畸形、胃肠道的毛细血管扩张、肝动静脉畸形等内脏血管病变，其中胃肠道毛细血管扩张最常见。而发生在脑、肺、胃肠道、肝脏等重要脏器的血管畸形则可导致突发性的致命性严重后果。

3. **诊断依据**。依据 2000 年国际 HHT 基金科学顾问委员会制定的临床诊断标准，该病的诊断依据是：①鼻出血，反复自发性鼻出血；②皮肤黏膜毛细血管扩张，如外鼻皮肤、嘴唇、口腔黏膜、手指等处的多发毛细血管扩张；③内脏受累，包括胃肠毛细血管扩张（伴或不伴出血）、肺动静脉畸形、肝动静脉畸形、脑动静脉畸形和脊椎动静脉畸形等；④家族史，根据上述诊断，患者的一级亲属中，至少有1位被诊断为HHT。符合上述4项中的3项及以上即诊断为本病，具备以上2项为可疑，少于2项可排除。

4. **鉴别诊断**。① CREST 综合征（calcinosis，raynaud's，esophagusdysmotility，sclerodactyly，telangiectasis）：本病表现为雷诺现象、多发性毛细血管扩张、指（趾）硬皮病、食管运动失调和皮下钙质沉着，主要累及女性。毛细血管扩张以手部最常见，极少出血，内脏毛细血管扩张少见，且无家族遗传史。②血管发育不良症：该病表现为内脏血管获得性异常（尤其是胃和结肠），不合并鼻出血及皮肤黏膜毛细血管扩张，病变可为孤立性、片状或弥漫性，急慢性胃肠道出血多见。该病原发病尚不清楚，被认为是与慢性肾衰竭及血液透析有关。③共济失调毛细血管扩张症：本病是一种常染色体隐性遗传性疾病，以早期发生进行性小脑共济失调和眼（皮）共济失调毛细血管扩张为特征，一般在共济失调后，出现球结膜毛细血管扩张，继而向鼻周区扩展。由于胸腺发育不良导致免疫缺陷，常发生呼吸道感染并有淋巴网状系统恶性肿瘤，血中甲胎蛋白水平很高。

5. **治疗**。表现为鼻出血的 HHT 患者，血管发育异常，其鼻腔常出现散在的多处毛细血管扩张，出血易反复发作。因此，HHT 相关鼻出血的治疗比较棘手，目前以对症治疗及预防为主。此类患者平时可通过禁止挖鼻、提高房间空气湿度及使用鼻腔湿润剂来预防鼻出血的发生。还可通过鼻腔填塞，从而阻断鼻腔气流的方法达到止血目的。鼻腔填塞虽可暂时性解决急性出血，但由于鼻腔内扩张的毛细血管极其脆弱，鼻腔填塞物在填塞过程中及抽出时都会进一步损伤鼻腔黏膜引起再出血，因此对于 HHT 患者，鼻腔填塞法的应用应慎重。药物治疗方面，应用保湿和抗生素软膏；鼻内化学药物烧灼；局部硬化剂注射；局部应用雌激素；全身应用止血药；全身应用雌激素及抗雌激素治疗。外科治疗包括电凝止血，热凝固疗法，氩等离子凝固，低温消融和射频、激光、冷冻治疗，鼻中隔植皮术，前鼻孔闭合术，数字减影血管造影介入栓塞等。病例 2 和病例 3 选用彭氏电刀对出血点行电凝烧灼，此方法既可使扩张的毛细血管凝固变性，又不会损伤周围扩张的毛细血管及黏膜，是一种微创止血方式，田佳新等推荐使用微细触头电凝烧灼出血点。

目前 HHT 的治疗以对症治疗为主，少量出血或浅表部位出血

笔记

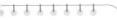 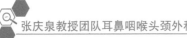
处理相对容易，反复的大量出血或内脏部位出血治疗上则较为困难。此类患者应注意抗血小板聚集药物和抗凝剂药物的使用。此外，研究表明沙利度胺被认为是 HHT 较为理想的治疗方法，在控制 HHT 患者出血症状，逆转血管发育异常方面有显著疗效。贝伐单抗是一种重组的人类单克隆 IgG1，是针对 HHT 患者血管内皮生长因子的靶向治疗药物，通过抑制血管内皮生长因子的生物学活性而到达止血作用，可显著降低患者的心输血量并减少鼻出血的发作次数及持续时间。

综上所述，HHT 是一种常染色体显性遗传的出血性疾病，临床上主要表现为全身或局部毛细血管扩张和同一部位反复自发性出血，以鼻出血最为常见。对于反复发作的严重鼻出血，查体见指尖、唇、舌、腭等部位具有诊断意义的红斑点，有或无家族史，就应当考虑到本病。HHT 的治疗以对症治疗为主，沙利度胺和贝伐单抗被认为是治疗 HHT 的有效药物。鉴于 HHT 是一种常染色体显性遗传病，未来可以对无临床症状但家族中有 HHT 的个体行基因检测，早期明确诊断，进而采取相应的预防措施，避免儿童和成人患者骤然出现危及生命的大出血。

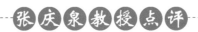

张庆泉教授点评

HHT 是由于常染色体上的基因位点突变所致的遗传性疾病，以血管发育异常为特点，以受累部位的血管反复难治性出血为临床表现，鼻出血往往是最早出现的症状。

除患者出现鼻腔黏膜、口腔黏膜、外鼻、面部皮肤毛细血管扩张外，还可表现为脑血管畸形、肺动静脉畸形、胃肠道的毛细血管扩张、肝动静脉畸形等内脏血管病变，其中胃肠道毛细血管扩张最常见。而发生在脑、肺、胃肠道、肝脏等重要脏器的血管畸形则可导致突发性的致命性严重后果。

该病的诊断依据是反复自发性鼻出血；身体多部位和器官的多发毛细血管扩张。患者的一级亲属中，至少有 1 位被诊断为 HHT。

该病目前的治疗以对症治疗及预防为主。我们用彭氏电刀对出血点行电凝烧灼，此方法既可使扩张的毛细血管凝固变性，又不会损伤周围扩张的毛细血管及黏膜，是一种微创止血方式。

　　沙利度胺被认为是 HHT 较为理想的治疗方法。贝伐单抗是一种重组的人类单克隆 IgG1，是针对 HHT 患者血管内皮生长因子的靶向治疗药物。

　　临床诊治重点：原来认为遗传性毛细血管出血症发病率很低，可是经过临床检查，我们发现多例患者有很典型的临床特征，如本病例图所示，无论在鼻尖、耳垂、舌体、鼻腔、指尖等，都有典型的出血样改变。临床上遇到反复出血的患者，一定要注意检查这些部位，方不至于漏诊。

参考文献

1. Faughnan ME, Palda VA, Garcia‒Tsao G, et al. International guidelines for the diagnosis and management of hereditary haemorrhagic telangiectasia. J Med Genet, 2011, 48 (2)：73‒87.

2. Lesca G, Plauchu H, Coulet F, et al. Molecular screening of ALK1/ACVRL1 and ENG genes in hereditary hemorrhagic telangiectasia in France. Hum Mutat, 2004, 23 (4)：289‒299.

3. 谢炳寿，谢爽，陈萍，等. ALK1 基因无义突变 Arg 479 Stop 导致的遗传性血性毛细血管扩张症. 中华血液学杂志，2004, 25 (9)：536‒539.

4. Gallione CJ, Richards JA, Letteboer TG, et al. SMAD4 mutations found in unselected HHT patients. J Med Genet, 2006, 43 (10)：793‒797.

5. Lesca G, Plauchu H, Coulet F, et al. Molecular screening of ALK1/ACVRL1 and ENG genes in hereditary hemorrhagic telangiectasia in France. Hum Mutat, 2004, 23 (4)：289‒299.

6. Pau H, Carney AS, Murty GE. Hereditary haemorrhagic telangiectasia (Osler‒Weber‒Rendu syndrome): otorhinolaryngological manifestations. Clin Otolaryngol Allied Sci, 2001, 26 (2)：93‒98.

7. 谢桂岚，李志祥，李哲. 遗传性出血性毛细血管扩张症的研究进展. 中国现代医学杂志，2005, 15 (14)：2153‒2157.

8. 王贝贝，张庆泉，张芬，等. 遗传性出血性毛细血管扩张症 1 例. 中国医学文摘耳鼻咽喉科学，2017, 32 (2)：94‒95.

9. 田佳新，周兵，王彤，等. Ⅱ型遗传性毛细血管扩张症 1 例. 中国耳鼻咽喉头颈外科，2006, 13 (5)：308.

10. 于倩，程钗，易艺芳，等. 遗传性出血性毛细血管扩张症一家系致病基因

笔记

63

分析及沙利度胺治疗疗效观察．中国实验血液学杂志，2017，25（4）：1136－1141.

11. 徐丛，王洪田．贝伐单抗治疗遗传性出血性毛细血管扩张症所致难治性鼻出血研究进展．中华耳鼻咽喉头颈外科杂志，2016，51（6）：476－479.

12. 姜绍红，张庆泉，宋西成．遗传性出血性毛细血管扩张症致鼻出血4例．中国眼耳鼻喉科杂志，2005，5（5）：313.

（王贝贝　姜绍红　张芬　王小雨　姚小龙　孙玉晓　宋西成　张庆泉）

017　鼻中隔内翻性乳头状瘤1例

病历摘要

患者，男，32岁。双侧鼻腔交替鼻塞3年，右侧加重1个月。患者3年前出现双侧鼻腔交替性鼻塞，无打喷嚏、流鼻涕，无鼻出血，无嗅觉下降。1个月前无明显诱因出现右侧鼻塞渐进性加重，伴流清涕，涕中带血，无嗅觉下降，局部保守用药后无明显好转，后发现右侧鼻腔有肿块堵塞，无鼻部疼痛，无嗅觉下降，无复视，无头痛，无头晕。查体：一般情况好；心肺听诊无明显异常，腹部平软，无明显压痛、反跳痛。专科检查见前鼻镜双侧鼻腔黏膜慢性充血，鼻腔狭窄，鼻中隔右侧利特氏区前端见一肿块，约1.0cm×1.0cm，表面凸凹不平，基底宽，触之不易出血，双侧下鼻甲肿大，双侧中鼻道未见明显新生物及脓性分泌物，鼻咽部光滑，未见新生物，双侧咽隐窝对称，无新生物。血常规：WBC、RBC、HP及血小板等均在正常范围；尿常规：尿糖、酮体、白细胞等均为阴性；大便常规潜血等指标均为阴性；肝功能、肾功能、血糖、血脂及电解质均在正常范围；术前4项、凝血5项均正常，心电图大致正常，胸部正侧位片未见明显异常，腹部B超示轻度脂肪肝。鼻窦CT检查见右侧鼻中隔前端肿块，边界清楚。肺功能检查为肺通气功能正常，小气道正常。初步诊断：鼻中隔肿块（右）（图36）。

[治疗经过]　完善术前相关检查，排除手术禁忌后于2016年

12 月 12 日在气管插管全麻下行右侧鼻中隔肿块切除术，术中于鼻中隔距肿瘤前方 0.2cm 处做弧形切口，切口深至鼻中隔软骨膜，用剥离子将肿块剥离切除，保留鼻中隔软骨膜，术区表面附生物修复膜，并与黏膜缝合修复，表面覆于明胶海绵，并填塞膨胀海绵。术后给予静脉抗生素抗感染、止血药物静滴，并给与维生素 C 静滴促进鼻腔黏膜恢复治疗。术后第 5 天抽出膨胀海绵，并清理表面未吸收的明胶海绵，见局部覆盖假膜样物。术腔无明显渗血（图 37）。术后病理：部分呈乳头状瘤样改变，鳞状上皮呈轻度至中度不典型增生，病变符合内翻性乳头状瘤（图 38）。之后每日更换术腔表面的明胶海绵至术后第 8 天，并用生理盐水喷患侧鼻腔保持鼻腔湿润，避免结痂形成，防止结痂下感染，并给与贝复新凝胶涂于创面促进鼻中隔黏膜生长修复。术后第 30 天复诊，前鼻镜检查见术腔假膜样物已脱离，局部黏膜逐渐变红润，未见表面脓性分泌物及结痂形成。术后随诊 10 个月，无鼻中隔穿孔，无肿瘤复发。

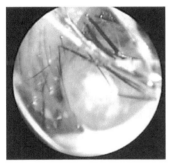
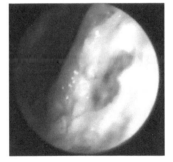

图 36　鼻内镜检查显示鼻中隔前部的肿块　　图 37　术后 5 天鼻内镜显示假膜样改变

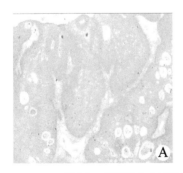
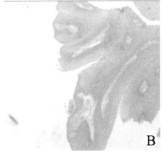

图 38　病理报告内翻性乳头状瘤（HE×400）

病例分析

鼻中隔肿瘤以良性肿瘤为多见，而良性肿瘤以血管瘤为常见。乳头状瘤也是比较多见的鼻腔鼻窦良性肿瘤，仅次于鼻部血管瘤，占鼻腔肿瘤的 0.4% ~ 4.7%。多发生于中年患者，80% 见于 30 ~ 40 岁，男多于女，绝大多数为单侧。鼻腔及鼻窦乳头状瘤的病因可能与病毒感染有关。临床上分外生性和内翻性两型。前者坚硬呈乳头状，多见于鼻前庭、鼻中隔，易于手术切除。后者柔软、易出血，多发生于鼻腔侧壁或鼻窦，新生物上皮向深部基质生长，但不侵及其基膜，故名内翻性乳头状瘤。乳头状瘤的大小不一，呈红色或灰红色，表面呈颗粒状、乳头状、桑葚样或分叶状。一般较息肉硬，色较浅，较易出血。其分类较多，可分为硬型和软型，前者多发生在鼻前庭和鼻中隔前部，后者多发生在鼻腔及鼻窦黏膜。按照发生的部位、被覆上皮的性质和生长发展的形式，鼻腔及鼻窦乳头状瘤可分为 3 型：鳞状细胞乳头状瘤，是最常见的一种良性肿瘤；外生性乳头状瘤，多发生于鼻中隔，少数也可发生于鼻腔外侧壁或鼻窦；内翻性乳头状瘤，多发生于鼻窦或鼻腔外侧壁。而鼻中隔发生内翻性乳头状瘤较为罕见，本例即属于此。

1. **病因**。本病病因尚不清楚，多数学者认为是一种良性的真性肿瘤，因其易复发和恶变成癌，少数认为与炎症刺激和上皮化生及病毒感染有关。严格来说，鼻内翻性乳头状瘤的发生为多因素、多阶段作用的结果。此外，环境因素、病毒感染、炎症刺激、变态反应均可以导致鼻内翻性乳头状瘤的发生。环境因素的作用机制有待进一步探究；炎症细胞的增多是引起鼻内翻性乳头状瘤的原因还是其表现之一也需探索；EB 病毒在鼻内翻性乳头状瘤中起到的作用尚存在争议，需要进一步研究。吸烟、环境暴露对其作用也有报道。

2. **诊断**。根据症状、体征及反复、多部位活检，一般可作出诊断。①临床表现：多为一侧患病，双侧发病罕见，患者可表现为单侧持续进行性鼻塞、流涕、涕中带血或鼻出血。鼻中隔前部的肿块发生鼻塞较早，所以容易早期发现。而鼻中隔后部的肿块则出现症状较晚，易延误诊断。②鼻内镜检查：病变位于单侧鼻腔，可见中鼻道或嗅裂处新生肿块，外观呈息肉样改变，表面不平，触之较硬，易出血。③X 线或 CT 检查：对本病没有特异性诊断，但是可确定病变的位置，可详细了解该病变的范围及鼻中隔软骨的破坏程度，方便选择手术方式。

3. 鉴别诊断。①鼻息肉。一般有变态反应及感染史，病变多为双侧，无性别差异，多为青年或中年发病，常表现为渐进性持续性鼻塞，单侧或双侧，多涕，分泌物呈黏脓性或脓性，伴嗅觉障碍，头痛及听力下降。查体见鼻腔可见一个或多个表面光滑，呈灰白色、半透明的新生物，状如新鲜荔枝肉，触之柔软，且可移动，不易出血，也没有触痛感。组织病理表现为：基底膜透明或增厚，有黏液分泌腺体，有嗜酸性粒细胞及炎性细胞。而本病无变态反应史，多为单侧，男性较多见，老年居多，组织病理表现为基底膜正常，无腺体及嗜酸性粒细胞。凡遇 40 岁以上单侧鼻息肉患者，伴有血涕，术中易出血，术后易复发时，应进行 X 线或 CT 检查。对患有鼻息肉的成年人手术切除后，应将所有息肉样组织送病理检查，以防误诊。②鼻中隔纤维瘤。呈息肉样，圆形、广基或有蒂、表面光滑。纤维瘤多发生于青年，生长极慢，可发生在中鼻甲，也多可见于鼻中隔、鼻腔底、筛窦及上颌窦。可表现为进行性鼻塞、鼻出血，肿瘤增大压迫骨质，可导致骨质吸收变形。鼻腔检查可见肿块被覆黏膜，色红或灰白，触之稍硬，一般不易出血。手术切除肿瘤比较容易，一般边界清楚。若切除彻底，一般不易复发；若切除不彻底，术后可常复发，尤其是软型纤维瘤及黏液纤维瘤较易复发。瘤组织成浸润性生长浸润骨质者，手术切除范围稍广泛为妥。③鼻中隔软骨瘤。是一种成熟透明软骨所构成的良性肿瘤，男多于女，好发于 20～30 岁的青年人，以鼻中隔多见，肿瘤体积一般较小，外观呈淡青色或灰蓝色，多有被模，表面光滑，切面半透明。软骨瘤一般生长缓慢，也可向周围组织成浸润性生长，突入鼻腔可出现进行性鼻塞、鼻溢、嗅觉减退、头痛、鼻出血等，X 线或 CT 检查可确认肿瘤边界，病理检查可确诊。软骨瘤对放射治疗不敏感，治疗方法可采取鼻外径路切除肿瘤及其邻近的可疑的组织，因为复发率高，术后采取长期随访观察。④鼻腔恶性肿瘤。临床表现早期鼻单侧鼻塞，初为间歇性、进行性鼻塞，后为持续性鼻塞，并伴有单侧鼻出血或血性分泌物。疼痛为鼻腔恶性肿瘤较早出现的症状之一，多属于神经痛。压迫鼻泪管可出现流泪，压迫眼球可出现复视。多原发于鼻腔的外侧壁，少数发生于鼻中隔、鼻前庭及鼻腔的底部。大多数为鳞状细胞癌，其次为腺癌，也可见淋巴上皮细胞

笔记

67

癌、嗅母细胞癌、恶性黑瘤、内翻性乳头状瘤恶变等。以 40 岁以上男性多见，原发于鼻中隔的患者可形成"蛙鼻"。鼻窦 X 线片对鼻腔恶性肿瘤的诊断具有一定的意义。鼻窦 CT 更能全面、精确的显示肿瘤大小和侵犯范围，了解骨壁的破坏情况。病理学检查有助于肿瘤的确诊。⑤鼻中隔血管瘤。血管瘤按临床表现及组织结构特征，一般可分为毛细血管瘤，海绵状血管瘤及蔓状血管瘤 3 种，另外还有毛细血管瘤为海绵状血管瘤的混合型。血管瘤大小不一，可具细蒂或广基。毛细血管瘤较小而多有蒂，多发生于鼻中隔前端及下鼻甲前端。海绵状血管瘤较大而基底广，色红，紫或黑红，呈圆形，卵圆形或为桑椹形，质较软而有弹性，易出血，多发生于上颌窦的自然开口附近和下鼻甲处，肿瘤大者可压迫窦壁，破坏骨质，侵入邻近器官。随病程长短及病变范围大小而异，鼻中隔血管瘤主要为单侧进行性鼻阻，如肿瘤压迫使中隔偏曲则有两侧鼻阻。反复鼻出血为本病的突出表现，出血量不等，出血多者可有继发性贫血。带蒂的血管瘤可用圈套器截除，并在根部用电灼或激光治疗，根部广的患者可绕肿瘤做切口，用分离器分离后切除，也可用冷冻疗法治疗。

4. 治疗。鼻中隔乳头状瘤对放疗不敏感，主要以手术治疗为主。手术要求彻底，切除不彻底是术后复发的根本因素。鼻中隔肿块的手术现在多在鼻内镜下进行，手术效果较好，而且切除肿块时尽量保留软骨膜或骨膜，必要时可以切除软骨膜或骨膜，防止肿瘤复发，创面可以使用修复膜修复，效果良好。鼻中隔良性肿瘤术后极少复发，由于鼻中隔平整，视野清晰，基底有鼻中隔软骨膜。只要手术有足够的边界一般极少复发。

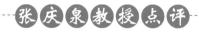

张庆泉教授点评

鼻中隔发生内翻性乳头状瘤较为罕见，仍以手术治疗为主。相对于鼻腔鼻窦肿瘤，其解剖特点提示预后较好且不易复发。手术切除不彻底是术后复发的根本因素。鼻中隔肿块的手术现在多在鼻内镜下进行，手术效果较好，而且切除肿块时尽量保留软骨膜或骨膜，必要时可以切除软骨膜或骨膜，防止肿瘤复发，但是要防治鼻中隔穿孔。创面可以使用修复膜修复，效果良好。

笔记

参考文献

1. 司马国旗，蒋志毅，盛成，等．鼻内镜下手术治疗鼻中隔肿瘤．中国耳鼻咽喉头颈外科．2009，16（2）：100.

2. 张庆泉．鼻中隔良性肿瘤36例．中华耳鼻咽喉头颈外科杂志，2011，46（9）：684－685.

3. 黄选兆．实用耳鼻咽喉科学．北京：人民卫生出版，1999：236－237.

4. 陈琦，陈小玲．鼻恶性黑色素瘤20例临床分析．中国眼耳鼻喉科杂志，2006，13（2）：105－106.

5. 张庆泉，孙岩，王强，等．异种脱细胞真皮基质在鼻中隔穿孔修复中的应用．中华损伤与修复杂志，2010，5（6）：799－802.

6. 林兴，袁宇．鼻内镜下手术治疗鼻中隔良性肿瘤26例．临床耳鼻咽喉头颈外科杂志，2013，27（14）：794－795.

7. 张芬，王贝贝，李嘉庆，等．鼻中隔内翻性乳头状瘤1例．中国医学文摘耳鼻咽喉科学，2018，33（3）：290.

（张芬　李嘉庆　王贝贝　孙怡　张彦　林青　仲开　孙爱丽　张庆泉）

018　鼻中隔发育不全伴中耳功能下降1例

病历摘要

患儿，女，11岁。因睡眠打鼾、憋气伴听力下降，反复发作2年，于2017年2月13日入院。查体：全身检查未见异常，鼻、面部发育未见异常。专科检查见口咽部黏膜慢性充血，悬雍垂裂，扁桃体Ⅱ°。鼻咽侧位片示腺样体增生肥大，A/N（腺样体与鼻咽腔的比值）为8：10。鼻内镜检查见腺样体增生超过圆枕水平，致圆枕轮廓不清，双侧咽鼓管咽口受挤压。耳内镜检查示双侧鼓膜内陷，右侧充血，左侧呈淡黄色，内可见液平面。声导抗：双耳B型曲线，双耳同侧、对侧镫骨肌声反射均未引出。纯音测听：双耳传导性聋，右耳气导平均听阈（500Hz、1000Hz及2000Hz）为46dBHL，骨导平均听阈0；左耳气导平均听阈41dBHL，骨导平均

笔记

听阈7dBHL。初步诊断：扁桃体和腺样体肥大；分泌性中耳炎。

[治疗经过]　2月15日在全身麻醉下行鼻内镜下腺样体等离子消融术＋双侧扁桃体切除术＋双耳鼓膜造孔术治疗。术后睡眠时鼾声明显减轻、憋气消失，听力好转出院。

术后第1次复发：术后2个月时患儿又出现听力下降，于5月23日复查，发现双耳鼓膜内陷，呈淡黄色改变，积液征（＋）。声导抗双耳B型曲线，双耳同侧、对侧镫骨肌声反射均未引出。纯音测听：右耳气导平均听阈32dBHL，骨导平均听阈10dBHL；左耳气导平均听阈27dBHL，骨导平均听阈8dBHL。外鼻及鼻腔前部无异常，鼻内镜检查见鼻咽部无腺样体残留，但鼻咽腔增大，内镜下可以直视整个鼻咽腔及对侧下鼻甲后端，软腭鼻面中部凹陷，上部可见鼻中隔残端（图39）。将鼻内镜从下鼻道水平进入，见硬腭无凹陷，鼻中隔中部偏后呈楔形向上缺损，至鼻中隔后缘缺损近1/2，可以看到对侧大部分下鼻甲（图40）；鼻内镜下观察吞咽动作，见软腭鼻面及咽鼓管之间的运动缝隙偏大，圆呈倒S型，位于下鼻甲后端并有下移，咽鼓管咽口呈闭合状态（图41）。咽部黏膜慢性充血，悬雍垂裂（图42）；咽部软腭反射尚可，但软腭上抬腭咽闭合略差，无开放性鼻音。临床诊断：鼻中隔发育不全；悬雍垂裂；分泌性中耳炎。于5月24日在全身麻醉下行双耳内镜下鼓室置管术。术后双耳听力恢复，纯音测听：右耳气导平均听阈16dBHL，骨导平均听阈8dBHL；左耳气导平均听阈12dHLB，骨导平均听阈10dBHL。术后1个月置管自然脱落。嘱其预防感冒，勿擤涕，经常用生理盐水清洗鼻腔。7月2日和11月10日复查显示双耳声导抗鼓室呈负压，右耳分别为－100daP、－110daP，左耳分别为－80daP、－80daP，

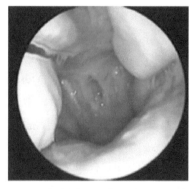

图39　鼻内镜左侧鼻腔进入，可直视鼻咽部和双侧下鼻甲

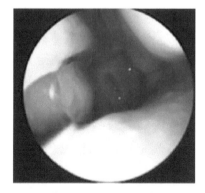

图40　鼻内镜略后撤可见鼻中隔上部的斜状残留

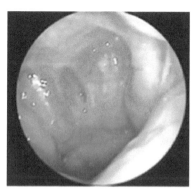

图 41 圆枕呈倒 S 型，在下鼻甲后端有下移，咽鼓管咽口呈闭合状态

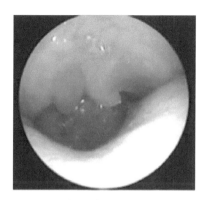

图 42 悬雍垂裂，咽部软腭反射尚可，腭咽闭合略差

双耳镫骨肌声反射大部分引出（右耳同侧、双耳对侧镫骨肌声反射部分未引出），纯音听阈在正常范围。

术后第 2 次复发：2018 年 1 月 6 日患儿"感冒"后耳闷不适，来院复查。检查见右耳鼓膜内陷、略充血。声导抗双耳 C 型曲线，右耳鼓室压约 −150daP，左耳 −100daP，左耳同侧镫骨肌声反射引出，右耳同侧、双耳对侧镫骨肌声反射大部分未引出。纯音测听：右耳气导平均听阈 22dBHL，骨导平均听阈 3dBHL；左耳气导平均听阈 18dBHL，骨导平均听阈 13dBHL。初步诊断：分泌性中耳炎。给予咽鼓管吹张、鼓膜按摩治疗，病情好转，纯音测听显示听力恢复正常，声导抗右耳鼓室压 −90daP，左耳鼓室压 −60daP。

[治疗转归] 2018 年 3 月 2 日复查，患儿耳部无不适，鼓膜内陷，但活动度尚好，纯音测听正常，声导抗右耳鼓室压 −80daP，左耳鼓室压 −70daP。鼻内镜检查鼻中隔、鼻咽部情况同前。目前仍在随访观察之中。

病例分析

分泌性中耳炎是以中耳积液及听力下降为特征的中耳非化脓性炎性疾病，其原因主要有中耳负压状态、中耳腔的感染和炎症、免疫反应等。

1. 病因。

1.1 咽鼓管功能不良。咽鼓管功能不良会造成中耳的负压，继而造成黏膜水肿、渗出，导致中耳积液，是诱发分泌性中耳炎的主要病因之一。腭帆张肌和腭帆提肌被认为是最重要的咽鼓管旁肌，

笔记

两者均起自咽鼓管软骨部、颅底，止于腭腱膜，腭帆张肌紧贴咽鼓管前外侧壁，腭帆提肌与腭帆张肌相隔咽鼓管软骨，在硬腭水平位于咽鼓管软骨内侧基底下面、鼻中隔延长线上。詹俊杰等研究后认为腭帆提肌开放咽鼓管管腔的下 1/3，腭帆张肌开放管腔的上 2/3。咽鼓管旁肌发育畸形可能使咽鼓管旁肌收缩的力量和方向发生改变。徐先荣在咽鼓管周围病变与耳气压伤的研究中发现，咽鼓管咽口开放是个主动过程，畸形可使咽鼓管咽口开放困难。本例患儿伴有鼻中隔发育不全及悬雍垂裂，咽鼓管圆枕的异常、鼻咽腔的宽大，提示其腭帆张肌和腭帆提肌由于先天性发育异常，可能停滞在过渡阶段，不能有效开放咽鼓管管腔，从而导致咽鼓管功能障碍，影响中耳功能。其发病过程与腭裂患者相同，可以认为是不全腭裂的类型。

有研究报道，鼻中隔后端缺失可造成鼻腔后端气流发生变化，进而引起咽鼓管功能反射性改变，还可使咽鼓管开放压增加，导致咽鼓管功能障碍。

再如头颈部肿瘤侵犯及其治疗引起的损伤，腺样体肥大及其治疗引起的损伤，慢性鼻窦炎，慢性扁桃体炎，慢性肥厚性鼻炎，鼻息肉或淋巴组织增生，咽鼓管发育的几何形态等问题可继发引起咽鼓管功能不良。该患儿因睡眠打鼾及听力下降就诊，检查发现鼓室积液、腺样体扁桃体肥大，给予腺样体扁桃体消融术，并行鼓膜造孔排出积液恢复听力；后又出现听力下降，复查仍为鼓室积液，结合鼻内镜检查发现鼻中隔后端缺失、悬雍垂裂及咽鼓管圆枕的异常。我们认为，除了腺样体肥大是引起分泌性中耳炎的原因之外，鼻中隔发育不全可能也是影响咽鼓管功能的原因之一。

1.2　中耳功能障碍。如中耳黏膜气体交换功能不良，乳突气房小，咽鼓管黏液毯功能不良，鼻咽部病变等。

1.3　中耳腔的感染和炎症。如继发于上呼吸道感染的中耳炎。

1.4　免疫反应。如变应性鼻炎等。

2. 分泌性中耳炎的诊断。①询问病史。注意患者发病前有无上呼吸道感染史，如鼻塞、流涕，用力擤鼻等；症状主要有听力下降，自听增强，耳闷堵感，晨起或变换体位耳闷可减轻，急性期可有耳痛，偶有耳鸣、耳内"过水"声。②体格检查。耳部检查可见双侧外耳道无明显异常，双侧鼓膜完整、内陷，表面呈淡黄色、琥珀色或见液平面，应用鼓气耳镜观察鼓膜活动度，嘱患者做捏鼻鼓气的动作时可见气泡影，变动体位时液平面可随之变化。音叉试验示 Rinne 试验为阴性，Weber 试验偏向患侧。③听力学相关检查。声导抗检查可见双耳或患耳鼓室负压，可见 B 型或 C 型曲线，声反射患耳同侧无法引出，健侧耳交叉无法引出。纯音听阈测试患耳呈传导性听力下降表现，骨导大致正常，气骨导差一般在 15～20dB。④影像学检查。鼻咽侧位片可明确有无腺样体增生，CT 检查中耳腔内可有高密度影。⑤内镜检查。耳内镜检查可明确鼓膜病变情况，鼻内镜检查可明确咽鼓管受压及分泌物排出情况。

3. 鉴别诊断。发现鼻中隔缺损或部分缺失的患者，应注意与 Binder 综合征鉴别。Binder 综合征系先天性面部发育不全，以鼻上颌部发育不良为主要特征，鼻部塌陷常合并鼻中隔底部的部分缺失。该患儿鼻面部发育良好，有悬雍垂裂，所以考虑是不全腭裂合并鼻中隔部分缺失。

其他中耳疾病的鉴别。①卡他性中耳炎。临床表现为耳痛，伴或不伴发热及全身不适，耳痛以夜间明显。查体可见鼓膜充血，一般鼓室无积液。②结核性中耳炎。多继发于肺结核或淋巴结核等，临床表现可见耳道流脓，分泌物较稀薄，为黄色或淡红色。耳镜检查可见鼓膜表面灰白水肿，肌张部糜烂坏死，呈多发性小穿孔，之后融合成大穿孔。或伴有鼓室内大量增生的肉芽组织。凶中耳结核的骨质破坏进展迅速，早期可发生面神经麻痹和眩晕。③急性中耳炎。婴幼儿及儿童分泌性中耳炎应与急性中耳炎相鉴别，多病程较短，患儿可有剧烈耳痛、耳流脓等症状，急性中耳炎治疗不彻底或迁延不愈可转换为分泌性中耳炎。

4. 分泌性中耳炎的治疗。①促排药物治疗。黏液促排剂可以改善黏液的清洁作用，促进鼓室积液排出。②抗生素的使用。对于考虑细菌感染引起的分泌性中耳炎，急性期合理使用抗生素可以减少炎性渗出，从根本上减少鼓室积液生成。③鼻腔减充血剂。促进咽鼓管开放，改善咽鼓管通气功能，为积液排出保障通道。④鼻用糖皮质激素。控制鼻腔变态反应，改善鼻腔炎症。常用的有糠酸莫米松鼻喷雾剂、布地奈德鼻喷剂、丙酸倍氯米松鼻气雾剂等。⑤抗组胺药物。减轻变态反应，常用药物有孟鲁司特钠、地氯雷他定等。⑥咽鼓管吹张及鼓膜按摩治疗。促进咽鼓管开放，改善鼓膜活动度。⑦手术治疗。包括鼓膜造孔、鼓膜切开、鼓室置管等术式。

本例患者悬雍垂裂、鼻中隔后端缺失、咽鼓管圆枕的改变及可能的咽鼓管旁肌异常，最终影响到中耳功能，较为少见，可为相关

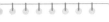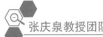

病因研究提供参考。虽然有关于鼻中隔黏膜缺损再生的类似研究，但目前没有很好的针对其病因的治疗方法，该类患者应该长期随访观察，预防感冒，勿用力擤鼻。如果咽鼓管功能持续下降，一般保守治疗或鼓室置管治疗效果不佳，可考虑行咽鼓管球囊扩张治疗，但同时也需注意咽鼓管异常开放的问题。

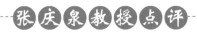

张庆泉教授点评

本例患儿最后手术发现鼻中隔后部的发育不全，而与鼻中隔后部联系有关的肌肉，如腭帆张肌、腭帆提肌，都与鼻中隔后端附着有关。因此，我们推断该患儿悬雍垂裂、鼻中隔后端缺失，使腭帆提肌失去有力的附着点，与腭帆张肌无法达到应有的协同效应；同时，腭帆张肌附着于腭腱膜的肌纤维变少，这些畸形使原有的平衡状态消失，两肌收缩时达不到咽鼓管开放的要求，从而导致咽鼓管功能障碍，影响中耳功能。其发病过程与腭裂患者相同，可以认为是不全腭裂的类型。

临床诊治重点： 鼻中隔的发育不全临床罕见，腭裂患者容易并发鼻中隔的问题，但是合并发育不全者尚未见报道。本例有悬雍垂裂，可能为不完全腭裂类型，所以鼻中隔后端的发育不全可能与腭裂有关。该列患者因为中耳炎发现腺样体肥大，在手术后鼻内检查过程中发现了鼻中隔后部的发育不全，得以确诊，但是目前也没有好的修补方法。

参考文献

1. 李宇玥，王贝贝，张芬，等. 悬雍垂裂、鼻中隔发育不全伴咽鼓管功能不良一例. 中华耳鼻咽喉头颈外科杂志，2018，53（7）：535-536.

2. Cantekin EI, Phillips DC, Doyle WJ, et al. Effect of surgical alterations of the tensor veli palatini muscle on eustachian tube function. Ann Otol Rhinol Laryngol Suppl, 1980, 89 (3Pt2)：47-53.

3. 马晓波，戴海江. 咽鼓管旁肌与咽鼓管功能的关系及其肌电图研究. 国外医学（耳鼻咽喉科学分册），2004，28（3）：135-136.

4. 詹俊杰，李明，钟震亚. 咽鼓管功能的解剖学基础与临床研究进展. 中国局解手术学杂志，2001，10（4）：409-411.

5. 徐先荣. 咽鼓管周围病变与耳气压伤. 听力学及言语疾病杂志，2008，16（6）：443-445.

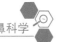

6. Low WK, Willatt DJ. The relationship between middle ear pressure and deviated nasal septum. Clin Otolaryngol Allied Sci, 1993, 18 (4): 308 - 310.

7. Oyagi S, Ito J, Honjo I. The origin of autonomic nerves of the Eustachian tube as studied by the horseradish peroxidase tracer method. Acta Otolaryngol, 1988, 105 (3 - 4): 266 - 272.

8. McNicoll WD, Scanlan SG. Submucous resection. The treatment of choice in the nose - ear distress syndrome. J Laryngol Otol, 1979, 93 (4): 357 - 367.

9. 张庆泉, 宋杰, 毛成艳, 等. 鼻中隔疾病. 吉林, 长春: 吉林科学技术出版社, 2004: 33 - 36.

10. Choi KY, Cho SW, Choi JJ, et al. Healing of the nasal septal mucosa in an experimental rabbit model of mucosal injury. World J Otorhinolaryngol Head Neck Surg, 2017, 3 (1): 17 - 23.

11. 戴嵩. 球囊导管扩张术治疗咽鼓管功能障碍//世界中联耳鼻喉口腔专业委员会换届大会暨第七次学术年会、中华中医药学会耳鼻喉分会第二十一次耳鼻喉科学术年会暨辽宁省中医及中西医结合耳鼻咽喉科学术会议论文集. 沈阳, 2015: 54.

（李宇玥　王贝贝　张芬　王小雨　王春雨　张庆泉）

019　泡性下鼻甲 1 例

病历摘要

患者, 女, 25 岁。因右鼻堵 15 年, 加重伴多涕半年, 于 1995 年 11 月 2 日入院。患者于 10 岁时即感鼻通气不畅, 未经诊治。半年前鼻堵加重伴黏脓性涕, 曾间断服用"鼻炎丸"等药物, 疗效不佳。既往身体健康, 无外伤及手术史。体格检查: 一般情况良好, 发育正常。外鼻无畸形, 右鼻腔前部有一淡红色肿块, 肿块质硬, 表面黏膜光滑, 色泽正常。肿块内侧及下部分别与鼻中隔及鼻底黏膜相贴, 鼻中隔中、前部明显左偏, 左鼻腔狭窄, 黏膜正常; 鼻内镜检查无异常。鼻窦 X 线（水平位）示右上颌窦密度增高, 右鼻腔为阴影占据。鼻窦 CT 示右鼻腔有一约 3.5cm × 2.0cm × 1.5cm 的类圆形骨性囊肿样物, 囊内积液, CT 值 41.3HU（图 43）。双筛窦、上颌窦气化良好, 对称。右上颌窦积液, CT 值 31HU。

[**治疗经过**]　于 12 月 5 日在局部麻醉下行右侧上颌窦根治术 ＋ 右下鼻甲中、前部切除术，术中见右上颌窦内黏膜稍肥厚，有 5 ～ 6ml 黏液性分泌物。自下鼻甲附着部剪除下鼻甲中、前部约 4cm，牵拉时下鼻甲囊泡破裂，约 1ml 透明黏液性分泌物溢出。见下鼻甲前端有一约 3.0cm×2.0cm×1.5cm 囊腔，骨壁完整，内附黏膜轻度肿胀、光滑。下鼻甲后端正常，中鼻甲压迫萎缩。下鼻甲囊泡内黏膜病理检查报告为黏膜慢性炎症，切口一期愈合。

[**治疗转归**]　术后 3 天抽出鼻腔填塞物，按时回院换药，术腔恢复良好，通气状况明显改善。术后 5 个月及术后 22 个月复查时可见到完整的中鼻甲前端及缩小的下鼻甲残体（图 44）。

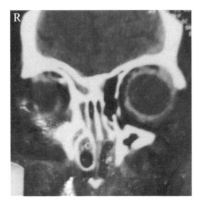
图 43　右侧鼻腔下部来自下鼻甲的空泡样改变

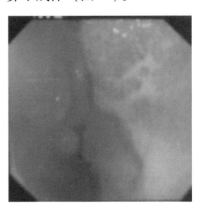
图 44　手术后下鼻甲大部分缺失

病例分析

　　泡性鼻甲（conchabullosa）也称为鼻甲气化，指鼻甲内含有气体（气房），内衬黏膜，其中中鼻甲气化最常见，其次为上鼻甲，下鼻甲气化非常罕见。Zinreich 等于 1988 年首先报道了下鼻甲气化这种变异，此后有少数的个案或短篇报道。中鼻甲及上鼻甲由筛甲突演化形成，而下鼻甲则被认为是一独立骨结构。因此，在鼻腔鼻窦解剖变异中，常见中鼻甲气化、中鼻甲反张、眶下气房等，但下鼻甲气化罕见。

　　鼻甲在鼻腔外侧壁由下到上，依次排列。不同的鼻甲有不同的胚胎学基础。下鼻甲在胚胎期由脊索前板演变而来。胎儿发育到第 6 周时，鼻腔外侧壁开始形成包括下鼻甲在内的所有鼻甲的雏形；5 个月时，鼻腔外侧壁出现软骨性鼻囊，其中下鼻甲有 1 个独立的骨化中心。下鼻甲是 1 块独立的骨结构，表面被覆血管丰富的软组织和假复层纤毛柱状上皮。据文献报道，下鼻甲的长度为 35～58mm，高度为 6～21mm。下鼻甲与筛骨、上颌骨、泪骨和腭骨 4 块骨相连，附着于上颌骨和腭骨的垂直板的鼻面。3 个骨性突起从下鼻甲的上缘发出，最靠前的泪突与泪骨及上颌骨的泪沟相连，参与构成鼻泪管的内壁；上方的筛突附着于筛骨钩突，并且将上颌窦的前囟和后囟分开；外侧的突起为上颌突，连接于腭骨鼻甲嵴、腭骨的上颌突和上颌骨鼻突，参与构成上颌窦的内壁。下鼻道位于下鼻甲的外下方，其前中 1/3 交界处最深，鼻泪管开口于此。

下鼻甲气化的可能机制为：①胚胎时期，下鼻甲软骨支架形成双板层结构，骨化时，上皮长入板层结构内形成气房；②下鼻甲气房的形成与上颌窦密切相关。周兵等曾报道 3 例泡性下鼻甲病例，其中即有 1 例为钩突根部与下鼻甲上部形成的夹角，似一气房。但作者认为严格判断，此非真性下鼻甲气房的本质应是上颌窦。③在下鼻甲水平的上颌窦内壁上，上颌骨鼻突与腭骨上颌突连接处存在缺损，并且各自独立地附着于下鼻甲；在发育过程中，上颌窦可向各方向不同程度的气化，因此也可通过此缺损向下鼻甲气化，轻者呈鸟嘴状，重者可累及整个下鼻甲。

鼻窦冠状位 CT 可更直观地显示下鼻甲气化。Uzun 等根据鼻窦冠状位 CT 显示的下鼻甲气化部位及下鼻甲的形状和结构将其分为板型、致密型、混合型和气化型 4 种类型。Ingram 等将其分为泡状型、板型和弥漫型 3 种类型。Ozturk 则将气化的下鼻甲与同侧的上颌窦相通时称为交通型气化，不相通者称为非交通型气化。根据下鼻甲气化的程度又将交通型分为 3 种类型，仅下鼻甲根部的气化称为“鸟嘴状”气化，累及下鼻甲垂直板上部的气化为不完全型气化，延伸到下鼻甲垂直板下部和/或泡状部的气化为完全型气化。泡状型气化在鼻窦冠状位 CT 上多呈类圆形、椭圆形，边界清楚，大小不一，但不与上颌窦相通。板型和弥漫型气化在冠状位 CT 上常呈弯曲的条带状，多数与上颌窦相通，横断面 CT 显示上颌窦内壁即下鼻甲处大小不一的缺损，腭骨的上颌突与上颌骨鼻突未直接相连，各自独立附着于下鼻甲。该类型下鼻甲气化术中应注意操作，以免引起相应并发症。

下鼻甲气化多见于中年人，通常无明确的临床表现，大多数为鼻窦 CT 检查时偶然发现。气化严重者易造成下鼻甲增大，可出现鼻塞、流涕等症状。与中鼻甲一样，气化的下鼻甲也可发生炎症、囊肿或息肉，可出现较明显的炎性表现。自然开口阻塞可形成黏液囊肿，Zinreich 等曾报道 1 例。偏前气化者也可压迫泪道而出现泪溢。

目前临床上对下鼻甲气化的诊断主要依靠鼻腔鼻窦 CT 检查。鼻内镜检查仅能显示下鼻甲表面的黏膜，而不能显示下鼻甲内部的结构，无法对下鼻甲气化作出诊断，因此，临床上易将下鼻甲气化漏诊或误诊为单纯的下鼻甲肥大。鼻窦 CT 检查通常包括横断位和冠状位两个位置，下鼻甲气化的诊断主要依靠冠状位，横断位仅作为补充，可进一步验证冠状位的诊断，对鉴别诊断也有一定的价值。含气的鼻泪管及鼻泪管的变异（如副泪管等）需与下鼻甲局限型泡状气化鉴别；下鼻甲向外弯曲并靠近鼻腔外侧壁时，冠状面 CT 易将两者围成的假气腔误认为下鼻甲气化；有时筛漏斗的底部明显下陷，甚至达下鼻甲的附着水平，也常被误认为下鼻甲的体部气化。横断面 CT 及多层面图像连续观察有助于与这些假性的下鼻甲气化鉴别。

下鼻甲气化的治疗，如下鼻甲气化程度较轻，患者又无明确相关的临床表现，可随访观察；严重的下鼻甲气化或其内伴有炎症、囊肿等，可行手术治疗。

张庆泉教授点评

泡性鼻甲以中鼻甲气化最常见，其次为上鼻甲，下鼻甲气化非常罕见。Zinreich 等于 1988 年首先报道了下鼻甲气化这种变异，此后有少数的个案或短篇报道。

国内外专家学者对下鼻甲气化做过不同的研究及分类，这说明，泡性下鼻甲不是不存在的，其是下鼻甲气化过度造成，临床医师应该注意。

诊断主要依靠鼻腔鼻窦 CT 检查。鼻内镜检查仅能显示下鼻甲表面的黏膜，而不能显示下鼻甲内部的结构，临床上易将下鼻甲气化漏诊或误诊为单纯的下鼻甲肥大。

临床诊治重点：泡性鼻甲以中鼻甲多见。在国内林尚泽教授首先报道了泡性下鼻甲的病例（《中华耳鼻咽喉科杂志》1980 年第 1 期），我们继而发表了全国第 2 例的患者（《中华耳鼻咽喉科杂志》1996 年第 6 期），但是引起了国内外专家学者的争论，王德辉教授把该文章发给了 stemberg 教授，他回信认为不可能有泡性下鼻甲的病例。我们再次复诊了患者和资料，认定确系泡性下鼻甲，在《中华耳鼻咽喉科杂志》学术争鸣论坛中，我们进行了交流争论，发表了我们的意见（1998 年第 2 期）。后来国内陆续有周兵等教授的病例报告，国外也相继有报道发表，这场争论才平息下来。

参考文献

1. Zinreich SJ, Mattox DE, Kennedy DW, et al. Concha bullosa：CT evaluation. J Comput Assisted Tomogr, 1988, 12（5）：778 - 784.

2. Braun H, Stammberger H. Pneumatization of turbinates. Laryngoscope, 2003, 113（4）：668 - 672.

3. Uzun L, Savranlar A, Beder LB, et al. Enlargement of the bone component in different parts of compensatorily hypertrophied inferior turbinate. Am J Rhinol, 2004, 18（6）：405 - 410.

4. Kantarci M, Karasen RM, Alper F, et al. Remarkable anatomic variations in paranasal sinus region and their clinical importance. Ear J Radiol, 2004, 50（3）：296 - 302.

5. Ozcan C, Görür K, Duce MN. Massive bilateral inferior concha bullosa. Ann Otol Rhinol Laryngol, 2002, 111（1）：100 - 101.

6. 周兵, 韩德民, 王振常, 等. 下鼻甲气化 3 例报告. 耳鼻咽喉头颈外科, 2003, 10（3）：176 - 177.

7. Oztürk A, Alataş N, Oztürk E, et al. Pneumatization of the inferior turbinates：incidence and radiologic appearance. J Comput Assisted Tomogr, 2005, 29（3）：311 - 314.

8. Ingrain WA, Richardson BE. Concha bullosa of an inferior turbinate. Ear Nose Throat J, 2003, 82（8）：605 - 607.

9. Uzun L, Ugur MB, Savranlar A, et al. Classification of the inferior turbinate bones：a computed tomography study. Eur J Radiol, 2004, 51（3）：241 - 245.

10. 杨本涛, 王振常, 刘莎, 等. 下鼻甲气化的高分辨率CT表现. 中华放射学杂志, 2006, 8（40）：837 - 840.

11. 栾建刚, 张庆泉, 文真, 等. 泡性下鼻甲1例. 中华耳鼻咽喉科杂志, 1996, 31（6）：343.

12. 栾建刚, 张庆泉, 文真, 等. 关于泡性下鼻甲的争论. 中华耳鼻咽喉科杂志, 1998, 33（2）：126.

（王丽　文真　陈英　栾建刚　张庆泉）

020 先天性后鼻孔闭锁 1 例

病历摘要

患儿，女，7岁。因自幼张口呼吸、双侧鼻塞、嗅觉丧失，于 2000 年 11 月 8 日入院。患儿自出生后双鼻不通气，流白黏涕，嗅觉丧失，张口呼吸，哺乳困难，吮奶或闭口时呼吸困难加重，张口啼哭时症状明显缓解。查体：鼻中隔居中，双侧下鼻甲不大，双下鼻道后端狭窄，有大量的脓性物堆积。CT 示双侧后鼻孔有骨性及软组织样密度影封闭，左侧重（图 45），后鼻孔与鼻咽部不通。入院诊断：先天性后鼻孔闭锁。

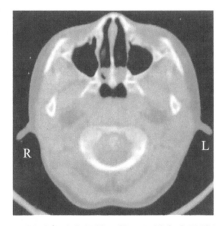

图 45　CT 示双侧后鼻孔有骨性及软组织样密度影封闭，左侧较重

[治疗经过]　于 11 月 21 日在全身麻醉下行鼻内镜下后鼻孔成形术。地塞米松麻黄素溶液收敛鼻腔，导入内镜，以下鼻甲为引导至后鼻孔处，吸净分泌物，双侧鼻腔均无法看到鼻咽部，探针触及后鼻孔处为膜性及骨性封闭。用美国产 Hummer 切吸器先自下鼻道底壁向后钻一小孔洞，可见鼻咽部，沿孔的周边逐渐扩大，使之形成一下至腭骨水平板，内至鼻中隔，上至蝶骨下缘，外至腭骨垂直板和翼内板的光滑骨孔，直径约 1cm，使用同样方法行对侧手术。将直径约 1cm 的硅胶管置入 7 号丝线，沿硅胶管的中央纵行剪开约 1/2 周径，置入双侧鼻腔，使之剪开孔朝向鼻咽部，孔之对侧嵌在

鼻中隔后缘，既便于双侧鼻腔通气，又可使管不易脱落，修剪硅胶管的长度，使之与前鼻孔平齐，将丝线两端引出，固定于前鼻孔处，以防硅胶管滑脱。术后抗生素及对症治疗，2个月后去除硅胶管，通气良好，随访2年未再出现闭锁。

病例分析

先天性后鼻孔闭锁（congenital choanal atresia，CCA）是引起婴幼儿呼吸困难的一种罕见先天性疾病，文献报道其发病率约为1/5000～1/8000，可发生在单侧或双侧。单侧先天性后鼻孔闭锁较双侧更为多见，很少表现出严重的呼吸道梗阻症状，双侧后鼻孔闭锁患儿一般出生后即有严重呼吸困难、发绀，甚至窒息，可能危及生命。

过去曾认为90%的后鼻孔为骨性闭锁，10%为膜性闭锁，而近期研究则指出混合性闭锁更为常见，大约为70%，其余30%为骨性闭锁。先天性后鼻孔闭锁的发生机制目前还不明确，其病因主要有4种学说：①颊咽膜持续存在；②中胚层的异常存留；③鼻颊膜未破；④神经骨细胞的错移及中胚层移位。

先天性后鼻孔闭锁的诊断手段，既往曾经多采用棉絮法、镜面法、导管法等，目前多通过鼻内镜检查进行确诊，CT可以协助诊断后鼻孔闭锁的性质、范围及是否合并其他的结构异常。

手术是治疗后鼻孔闭锁的主要手段。随着鼻内镜技术的发展，目前经鼻内镜后鼻孔成型术已经成为首选。该手术径路方便、视野暴露充分、操作明视化、手术损伤小、术后恢复快且并发症少。文献报道其成功率可达到85.3%。

张庆泉教授点评

先天性后鼻孔闭锁是引起新生儿、婴幼儿呼吸困难的一种罕见先天性疾病，可发生在单侧或双侧。单侧更为多见，很少表现出严重的呼吸道梗阻症状，双侧后鼻孔闭锁患儿一般出生后即有严重呼吸困难、发绀，甚至窒息，可能危及生命。

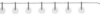

临床诊治重点：手术是治疗后鼻孔闭锁的主要手段。随着鼻内镜技术的发展，目前经鼻内镜后鼻孔成型术已经成为首选。该手术径路方便、视野暴露充分、联合使用动力系统磨削器械使得操作明视化、手术损伤小、术后恢复快且并发症少。但是临床医师一定注意，操作器械沿鼻底、鼻中隔交界面进行手术是避免引发重大并发症的要点，切记切记！！！

参考文献

1. Sadek SA. Congenital bilateral choanal atresia：a novel stenting technique in neonates. Rev Laryngol Otol Rhinol（Bord），2000，121（1）：49 – 51.

2. Brenner KE，Oca MJ，Donn SM. Congenital choanal atresia in siblings. J Perinatol，2000，20（7）：443 – 444.

3. 黄选兆，汪吉宝. 实用耳鼻咽喉科学. 北京：人民卫生出版社，2006：25 – 26.

4. Hengerer AS，Strome M. Choanal atresia：a new embryologic theory and its influence on surgical management. Laryngoscope，1982，92（8ptl）：913 – 921.

5. Ramsden JD，Campisi P，Forte V. Choanal atresia and choanal stenosis. Otolaryngol Clin North Am，2009，42（2）：339 – 352.

6. Dedo HH. Transnasal mucosal flap rotation technique for repair of posterior choanal atresia. Otolaryngol Head Neck Surg，2001，124（6）：674 – 682.

7. Teissier N，Kaguelidou F，Couloigner V，et al. Predictive factors for success after transnasal endoscopic treatment of choanal atresia. Arch Otolaryngol Head Neck Surg，2008，134（1）：57 – 61.

8. Zuckerman JD，Zapata S，Sobol SE. Single – stage choanal atresia repair in the neonate. Arch Otolaryngol Head Neck Surg，2008，134（10）：1090 – 1093.

9. Durmaz A，Tosun F，Yldrm N，et al. Transnasal endoscopic repair of choanal atresia：results of 13 cases and meta – analysis. J Crani ofac Surg，2008，19（5）：1270 – 1274.

10. 陈秀梅，张庆泉，文真. 鼻内镜下 Hummer 治疗后鼻孔闭锁一例. 中华耳鼻咽喉头颈外科杂志，2003，38（6）：433.

（陈秀梅　文真　栾建刚　张庆泉）

笔记

021　鼻腔钩突黏液腺囊肿 1 例

病历摘要

　　患者，男，46 岁。因渐进性右侧鼻塞 5 个月，于 2015 年 6 月 12 日入院。患者 5 个月前因为感冒后发生右侧鼻塞，开始未予注意，后来逐渐加重至右鼻腔完全阻塞，流涕少，有时右侧头痛。查体：心肺腹查体无阳性体征。右侧鼻阈处完全被淡红色略显粗糙的肿块堵塞，触之略韧，黏膜收敛剂无效果，鼻内镜不能进入。鼻窦 CT 检查示右鼻腔中前部被软组织阴影堵塞（图 46），肿块密度均匀，局部略显膨胀性改变，无骨质破坏。患者无高血压、糖尿病、冠心病病史。初步诊断：鼻腔良性肿瘤（右，性质待查）。

　　[治疗经过]　排除手术禁忌证后，于 6 月 15 日在气管插管全身麻醉下行右侧鼻腔肿块探查切除术，手术时因器械进入困难，使用咬切钳牵拉肿块致肿块破溃，流出 5～6ml 乳白色液体，肿块缩小，此时在剥离子的协助下进入鼻内镜，探查肿块蒂部，发现肿块蒂部位于右侧钩突部位（图 47），予以咬切切除（图 48），妥善处理右侧钩突部位残端（图 49），并电灼止血，明胶海绵填塞鼻腔。术后病理报告：黏液腺囊肿。术后 5 天出院。现在已经术后 3 年，鼻腔检查黏膜创面恢复良好。

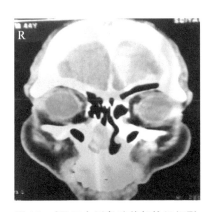

图 46　CT 示右侧鼻腔前部软组织影

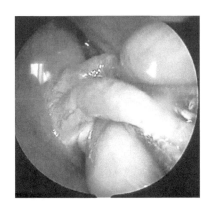

图 47　流出部分囊液，内镜下可见囊肿蒂部位于钩突

笔记

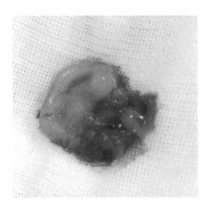

图 48　切除的囊肿组织，可见乳白
　　　色囊液

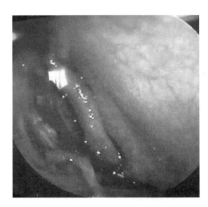

图 49　切除囊肿后可见钩突处创面

病例分析

　　鼻部黏液腺囊肿属于黏膜囊肿，多发生于鼻窦，其中以上颌窦居多，又以上颌窦底和内壁多见。发生于鼻腔黏膜中的黏液腺囊肿，尤其是发生于钩突，临床上较为罕见，至今还尚未见报道。

　　1. **病因**。该病病因尚不完全明确，笔者认为系鼻腔黏膜发生炎症病变或变态反应，使黏液腺腺口堵塞，致黏液在黏液腺内积存，腺腔不断扩大所致。其囊肿壁即为黏液腺管的上皮。亦有人认为是由于息肉囊性变所致。由于囊肿位于黏膜内，故又有黏膜囊肿、黏膜下囊肿或潴留囊肿等名称。

　　2. **诊断依据**。①临床表现。多表现为单侧鼻塞、流脓涕、头痛、面颊部胀痛，有时临床表现较轻，仅表现为病变区的不适感。黏液腺囊肿生长很慢，长到一定程度即停止发展，或自行破裂，流出黄色液体。②CT 表现。发生于鼻腔者，表现为鼻腔内软组织影；发生于鼻窦者，表现为窦腔内局部窦壁向内突起的结节状或半圆形高密度影，边缘清晰、光滑，一般无骨质破坏，病变很少填充整个窦腔，即使囊肿较大填充整个窦腔时，其内也可见半月形的气体影。

　　3. **鉴别诊断**。①黏液囊肿。系各种原因引起鼻窦的开口阻塞，窦腔内分泌物引流受阻，分泌物长期积聚在窦腔内，最后充满整个窦腔所致，其囊腔为整个窦腔，囊壁为鼻窦，也可造成窦腔扩大，窦壁变薄。黏液囊肿以筛窦、额窦多见，其次为上颌窦及蝶窦。临床症状：上颌窦囊肿可使面部局部突出；筛窦囊肿向外累及纸样板，使眼球向外、前方移位；额窦囊肿向外侧侵犯外壁，进入眼眶使眼球向外下方移位；蝶窦外侧壁骨质破坏时，累及视神经，出现突眼、头痛、视力下降等。CT 表现：窦腔内出现略低于鼻息肉及脑组织的密度，窦腔内无感染时密度均匀一致，增强扫描病变无强化，严重者窦壁骨质变薄，甚至出现骨质破坏。②鼻息肉。多见于成人，主要是由于变态反应或慢性炎症所致。变应性鼻炎的患者由于长期受介质的刺激，鼻窦黏膜的毛细血管通透性增加，血浆外渗致黏膜水肿，重力作用逐渐形成息肉；慢性鼻炎的患者由于长期受脓性分泌物刺激，静脉和淋巴管回流受阻致黏膜水肿而逐渐形成息肉。发生于鼻腔或鼻窦、或鼻窦与鼻腔同时出现。鼻腔或鼻窦内见有软组织的密度影或液体密度影，其大小不一，仅附着于窦壁，或充满整个窦腔，鼻窦的窦腔扩大，增强 CT 可见病灶周边呈弧线状强化。③鼻内翻性乳头状瘤。是鼻腔内较常见的肿瘤，在组织学上属于良性肿瘤，呈多发性、匍匐性生长，具有局部浸润、易破坏周围组织、切除后极易复发且有恶变倾向等特点，因此属于良性与恶性之间的边缘肿瘤。组织学特点是上皮向基质内呈内翻性增生，增生的上皮可呈指状、舌状和乳头状等，上皮细胞以移行上皮为多，且基底膜完整。鼻内翻乳头状瘤几乎是单侧发病，双侧发病极少见，仅占 4%，68%~90% 的病例发生于鼻腔外侧壁近中鼻道区域，仅少数病例起源于鼻窦。临床表现：鼻塞、流涕、鼻衄，部分伴有头痛、嗅觉减退。鼻内镜检查：鼻腔内可见新生物，呈粉红色、灰白色或半透明荔枝肉状肿块，表面呈颗粒状或息肉样，质地较硬，触之易出血。病变在 MRI 上多呈分叶状，边界清楚，与邻近肌肉比较，T_1WI 多呈等信号，T_2WI 多呈不均匀高信号；与鼻中隔黏膜比较，病变增强后多为明显不均匀强化。在 T_2WI 或增强 T_1WI 上，病变内部结构多呈较规整的栅栏状，也称为卷曲脑回状。

4. **治疗**。发生于鼻腔的黏液腺囊肿，鼻内镜下手术切除为主要治疗手段。术中应完整切除病变，尽量保留正常的鼻腔黏膜。

综上所述，发生于鼻腔黏膜的黏液腺囊肿，尤其是发生于钩突者，临床上较为罕见，手术切除为主要治疗手段。囊液为乳白色的鼻腔黏液腺囊肿有时在多发性鼻息肉手术时可以同时发现，但是多数体积很小，夹杂于鼻息肉之间。发生的原因可能为鼻息肉的表面黏膜的黏液腺的腺口堵塞而形成，这与多发性鼻息肉黏膜之间互相挤压，使黏膜下的黏液腺腺口堵塞所致。一般鼻腔黏膜没有外伤或手术等原因很少可能发生黏液腺腺口堵塞。该患者没有鼻腔手术史，也没有鼻部的外伤史，所以孤立发生在钩突黏膜的如此巨大的黏液腺囊肿极为罕见。

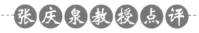

我们认为该例患者的发病原因可能系系鼻腔黏膜炎症病变，使鼻黏膜内的黏液腺腺口堵塞，致黏液在黏液腺内积存，腺腔不断扩大形成囊肿，其囊肿壁即为黏液腺管的上皮。我们认为由息肉囊性变所致较少，多为浆液性渗出形成。

鼻内镜下手术切除为主要治疗手段。

本例因为肿块堵塞鼻前孔，鼻内镜不能进入鼻腔，从而不能窥及肿块蒂部；此外，肿块前部组织较韧，CT 检查显示鼻腔前部肿块密度均匀没有诊断为囊性肿块，直到咬切钳撕破肿块囊液流出才得以诊断。术前如果做一次增强 CT 或 MRI 则可得以初步正确判断。囊内的乳白色液体是黏液腺囊肿的充分依据。

临床诊治重点： 发生于鼻窦的黏液腺囊肿比较多见，而发生于鼻腔的黏液腺囊肿多夹杂在鼻息肉之中，孤立的发生于钩突的单纯的黏液腺囊肿则未见报道，我们遇到的该病例开始也没有诊断黏液腺囊肿，一直到手术切除肿块，剖开肿块有乳白色囊液流出才得以确诊。

参考文献

1. 方印，仁青次旺．副鼻窦的 CT 解剖与疾病诊断．西藏医药杂志，2002，23（4）：69 - 73.

2. MinoviA，KolleaM，DrafW，et al. Inverted papilloma：feasibility of endonasal surgery and long - term results of 87 cases. Rhinology，2006，44（3）：205 - 210.

3. 张庆泉，宋杰，毛成艳，等．鼻相关外科学．吉林，长春：吉林科技出版社，2005：110 - 114.

4. 王春雨，王贝贝，张庆泉，等．鼻腔钩突黏液腺囊肿 1 例．中华医学杂志（英文版），2019，132（5）：604 - 605。

（王贝贝　王春雨　姚小龙　孙玉晓　李志云　张庆泉）

022　鼻腔血管平滑肌瘤 1 例

病历摘要

　　患者，女，61 岁。因 3 个月前左侧鼻腔疼痛不适，于 1986 年 5 月 23 日入院。在当地医院检查发现左鼻腔肿块。入院检查：左鼻腔前部底壁及下鼻道侧壁有一约 1.5cm×1.0cm 紫红色肿块，质略韧，触之无出血。X 线片示左鼻腔下部有密度增高影，无骨质破坏。局麻下沿鼻翼切开，完整切除一 1.5cm×1.0cm×0.5cm 肿瘤，切面灰白色。术后病理诊断为血管平滑肌瘤。术后经过换药等综合治疗，创面逐渐恢复，随访至今未见复发。

病例分析

　　鼻腔的良性肿瘤以纤维瘤、血管瘤、乳头状瘤较常见，而血管平滑肌瘤较为罕见。这与鼻腔内含有极少量平滑肌组织有关。Hachisuga 等回顾血管平滑肌瘤患者 562 例，发生于头颈部患者仅 48 例。而 Maesaka 等于 1996 年才首次报道鼻腔内血管平滑肌瘤。据 Nall 等统计文献仅报道 11 例，大约占鼻腔鼻窦所有良性肿瘤的 1%，11 例中下鼻甲 4 例，鼻前庭 2 例，鼻中隔 1 例，中鼻甲 1 例，前鼻腔底 1 例，上鼻甲 1 例，侵犯上颌窦、筛窦、蝶窦 1 例。Wang 等报道头颈部血管平滑肌瘤 21 例，其中鼻腔 3 例。

　　鼻腔血管平滑肌瘤多表现为无痛性肿块。主要临床表现为鼻塞、鼻出血。鼻腔血管平滑肌瘤的病因尚不清楚。Marioni 等发现 1 例鼻腔血管平滑肌瘤，免疫组化分析孕酮阳性。女性孕期和月经周期时血管平滑肌瘤疼痛加剧提示孕酮受体影响该肿瘤的发展。孕酮受体活性通常依赖雌激素，提示该肿瘤生长可能受激素影响。但 Abbas 等经过相关文献复习发现男女发病相当。在 Kim 等对 7 例鼻腔血管平滑肌瘤的研究中发现，3 例患者的免疫检查孕激素受体免疫阳性，其余 4 例为阴性。因此性激素在鼻腔血管平滑肌瘤的发生发展中是否起着一定的作用，尚存在争议，还需关于此方面的更多

笔记

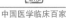

研究去证实。

血管平滑肌瘤来源于血管的平滑肌，常位于下肢软组织中，特别是小腿，其次可位于上肢和头颈部，以 40～60 岁女性多见。病理检查示血管平滑肌瘤呈黄色或淡粉色，境界清楚，质地较坚韧，直径 1～2cm。肿瘤由分化良好的平滑肌细胞组成，无核分裂，肿瘤内含有丰富的管壁，厚薄不一的血管，管腔成裂隙状或扩张。管壁无弹力纤维，靠管壁内层的平滑肌围绕管腔排列，而外层的平滑肌从管壁旋出与周围的平滑肌束融合。根据主要组织学结构，血管平滑肌瘤可分为 3 种亚型：实性型、静脉型和海绵型。实性型的平滑肌束紧密交叉排列，血管数量多，但一般为小的或裂隙状血管。静脉型内有静脉型血管，管壁肌层厚，病变内平滑肌束排列不甚紧密，血管壁外层平滑肌与血管间平滑肌束相混合。海绵型由扩张的血管和少量平滑肌构成，血管壁平滑肌与病变内交织的平滑肌束难以区分。瘤细胞呈梭形胞浆丰富红染，边界清楚，有纵形的原纤维，胞核呈棒状，两端钝圆，无间变及核分裂相，瘤细胞排列成束呈漩涡编织状，肿块表面被覆假复层纤毛柱状上皮及化生的鳞状上皮，往往可见平滑肌从静脉壁向外伸展与血管间平滑肌束融合在一起。血管壁的平滑肌细胞与瘤细胞无明显界限，此种组织形态为该肿瘤所特有的病理表现。镜下可见其由相互交织的平滑肌细胞束组成，这些细胞环绕在衬有正常内皮细胞的血管周围。因此出现了明显的血管性器官样结构，但缺乏血管的弹力纤维层。既无分裂象、也无坏死或出血，但可见灶状的骨化生。在平滑肌纤维之间还可见成熟脂肪形成的岛屿状结构。免疫组化检查示大多数细胞 MSA、Desmin、Vimenfin 均强阳性，HMB45 及 Melan－A 均阴性。在术前诊断方面，超声波、CT、MRI 均无特征性表现，但鼻窦 CT 有助于了解病变范围。病理检查是其诊断的"金标准"。

手术切除是治疗血管平滑肌瘤的最佳方法，首选治疗是沿肿块包膜完整切除，一般预后较好，并且术后复发率低。Hachisuga 等报道的 562 例中有 2 例术后复发，但未提及发生部位。Wang 等报道的 21 例中只有 1 例术后复发。一般来说，血管平滑肌瘤手术时极易出血，故需慎重对待。摘除应尽量完整，可减少术后出血和复发的概率。

张庆泉教授点评

　　鼻腔血管平滑肌瘤较为罕见。与鼻腔内仅含有极少量平滑肌组织有关。

　　鼻窦 CT 有助于了解病变范围。病理检查是其诊断的"金标准"。

　　临床诊治重点：手术切除是治疗血管平滑肌瘤的最佳方法，首选治疗是沿肿块包膜完整切除，一般预后较好，并且术后复发率低。血管平滑肌瘤手术时极易出血，故需慎重对待。摘除应尽量完整，可减少术后出血和复发的概率。

参考文献

1. Hachisuga T, Hashimoto H, Enjoji M. Angioleiomyoma. A clinicopathologic reappraisal of 562 cases. Cancer, 1984, 54（1）：126 – 130.

2. Marioni G, Marchese – Ragona R, Fernandez S, et al. Progesterone receptor expression in angioleiomyoma of the nasal cavity. Acta Otolaryngol, 2002, 122（4）：408 – 412.

3. NallA V, Stringer SP, Baughman RA. Vascular leiomyoma of the superior turbinate：first reported case. Head Neck, 1997, 19（1）：63 – 67.

4. Wang CP, Chang YL, Sheen TS. Vascular leiomyoma of the head and neck. Laryngoscope, 2004, 114（4）：661 – 665.

5. Abbas A, Michael M, Thompson LD, et al. Angioleiomyoma of the Sinonasal Tract：Analysis of 16 Cases and Review of the Literature. Headand Neck Pathol, 2015, 9（4）：463 – 473.

6. Kim AY, Choi MS, Jang DS, et al. A rare case of intranasal vascular leiomyoma. BMJ Case Rep, 2015, 2015：bcr2014208247.

7. 武忠弼，杨光华，主编. 中华外科病理学（上、中、下卷）. 北京：人民卫生出版社，2002：2454.

8. 中华耳鼻咽喉科杂志编委会. 鼻部小见肿瘤. 中华耳鼻咽喉科杂志，1987，22（5）：280 – 282.

　　　　　　　　　　（王丽　王强　姜绍红　陈秀梅　王艳　张庆泉）

023 上颌窦神经鞘瘤 1 例

病历摘要

患者，男，44 岁。因右面部肿块 1 个月，行 CT 检查发现右侧上颌窦肿块收入院。体格检查：右侧面部颧骨下方可触及约 4cm×4cm×3cm 肿块，略韧，无压痛，边界清，活动度尚可。鼻腔检查：双侧鼻腔通畅，黏膜光滑，无充血，无新生物，双侧中鼻道未见明显脓性分泌物。颈部未触及肿大淋巴结。CT 检查显示右侧上颌窦前壁有一大小约 3cm×2cm×2cm 肿块，内有钙化斑块（图 50）。初步诊断：①右上颌窦肿块；②右面部肿块。

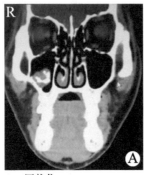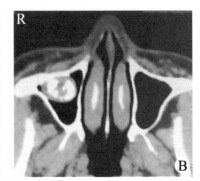

A：冠状位　　　　　　　B：水平位

图 50　CT 示右侧上颌窦前壁肿块，内有钙化斑块

[治疗经过]　入院后完善相关术前检查，在全身麻醉下经唇龈沟切口行右侧面部肿块及右侧上颌窦肿块切除术。首先暴露面部颧骨下肿块，肿块呈淡黄色，与周围组织无粘连，完整切除。上颌窦前壁完整，无破损，凿开右侧上颌窦前壁，探查肿块位于上颌窦前外壁，与眶下神经无相关，予以完整剥离切除（图 51）。术中证实右面部肿块为脂肪瘤，术后上颌窦肿块病理结果：灰红黄色组织约 2.5cm×2.0cm×1.0cm，部分切面灰白色，质硬，部分区域钙化。免疫组化：S-100（＋）、Vimentin（＋）、CK（－）、SMA（－）、EMA（－）、CD34（部分＋）、Ki67 阳性率＜1%，符合神经鞘瘤伴钙化（图 52）。最后诊断：①右上颌窦神经鞘瘤；②右面部脂肪瘤。

笔记

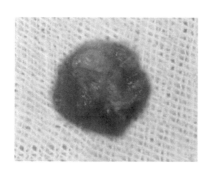

图 51　完整剥离切除的肿块

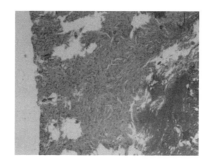

图 52　复合神经鞘瘤（HE×100）

[**治疗转归**]　术后随访 1 年 5 个月，右上颌窦内神经鞘瘤未见复发。

病例分析

神经鞘瘤（schwannoma）又称施万细胞瘤或施万细胞瘤，多起源于周围神经鞘施旺细胞，可发生于全身各处，发生于头颈部神经鞘瘤占 25%～45%，其中鼻腔、鼻窦神经鞘瘤可起源于三叉神经的眼支、上颌支或自主神经等，约占头颈部的 4%。大多数神经鞘瘤呈单发，部分并发于神经纤维瘤病 Ⅱ 型、神经鞘瘤病、Carney 综合征及极少数放疗后的患者。神经鞘瘤病因不明，目前研究认为神经鞘瘤的发病可能与神经损伤后施万细胞过度修复、神经纤维瘤病 Ⅱ 型基因（*NF2*）突变有关，*NF2* 为一种肿瘤抑制基因，其突变后部分程度上诱导肿瘤的发生。

1. **病理**。神经鞘瘤肉眼形态为圆形或卵圆形，表面光滑，色灰白，硬度不一，可有蒂，瘤体外常被神经外膜所包裹，而部分鼻腔鼻窦的神经鞘瘤来自自主神经纤维，缺乏神经周围细胞，因而可无包膜包裹。部分瘤体可有囊性、出血性坏死、钙化等改变。显微镜下，瘤细胞大多呈梭形，其排列有两种典型方式，即束状型（Antoni A 型）和网状型（Antoni B 型）。Antoni A 型肿瘤细胞较多，呈长梭形，细胞质丰富，嗜酸性，界限不清，核长，椭圆形，互相紧密平行排列，呈栅栏状或不完全旋涡状，称 verocay 小体。Antoni B 型细胞稀少，排列稀疏，细胞间有较多液体，常有黏液样

91

或变性改变。神经鞘瘤中两种结构可混合存在，但多以其中一型为主，极少恶变。免疫组化检查可明确肿瘤组织来源，S-100 蛋白存在于人体内多种细胞及组织，其中包括施万细胞，常作为脑肿瘤免疫学标志物，在神经鞘瘤检测中 S-100 蛋白多表现为阳性，结合上皮性标志物，如 EMA 和肌肉来源标志物，如 SMA 表达为阴性，可明确诊断。

2. **诊断**。临床表现：上颌窦神经鞘瘤的症状与发病部位、肿瘤大小有关，如本例中上颌窦神经鞘瘤因面部肿瘤检查发现，并无特殊临床表现。若肿瘤体积增大，上颌窦内神经鞘瘤累及上颌窦各壁，可出现以下几种临床表现：①向内突入鼻腔主要临床症状为持续性鼻塞；②向后发展累及翼腭窝，压迫或侵及三叉神经上颌支，从而引起面部疼痛或麻木感；③累及上壁可出现眼球移位、复视；④累及前壁、下壁，可出现面部、硬腭隆起。体格检查：面部、硬腭有无隆起，眼球是否对称，有无活动障碍、复视等。前鼻镜检查鼻腔内有无肿块，是否通畅等。辅助检查：鼻内镜、鼻咽镜检查，可进一步观察鼻腔、鼻道、鼻咽部、嗅裂等部位情况。CT 表现：单侧鼻腔、鼻窦膨胀性生长局限的软组织肿块，多呈类圆形或椭圆形，边界清晰，平扫肿块密度较低而均匀。肿块内有囊变坏死可呈混杂密度，出现钙化时密度增增高，较大的病灶常压迫邻近结构，骨质受压变薄、局部吸收，也可弧形移位。增强扫描后有轻至中等度的不均匀强化，或表现为多个散在圆形小结节样强化。MRI 表现：平扫 T_1WI 多成等低信号，T_2WI 呈不均匀的等或稍高信号，增强后肿瘤呈不均匀强化，根据肿瘤内囊变、坏死、钙化等不同，有不同信号特征。

3. **鉴别诊断**。需与上颌窦内占位性病变相鉴别。①上颌窦黏膜囊肿。多因黏液腺阻塞，腺体内分泌物潴留导致窦腔内囊肿形成，一般多无明显临床症状。行鼻窦 CT 扫描时偶然发现，多表现为局限性的半圆形软组织影，界线清楚，密度均匀，囊肿较大时同样可伴有骨质受压吸收破坏等，增强扫描可见囊壁强化而囊内无强化。上颌窦穿刺可有黄色液体抽出，以此可与神经鞘瘤相鉴别。术中肿块性状及术后病理检查可进一步证实。②上颌窦内翻性乳头状瘤。好发于 40 岁以上的中老年人。病理特征为上皮细胞向黏膜下结缔组织内部生长。早期症状不典型，常为单侧鼻塞、涕中带血和头部胀痛。对周围骨质可有压迫和侵蚀，鼻窦 CT 多无特殊表现，MRI 可呈"脑回样"征象，术后病理检查可明确诊断。③上颌窦癌。多发生于中老年人，病史短，进展快。由于其解剖部位特殊，早期缺乏特异症状，晚期肿瘤可侵犯眼眶、翼腭窝、硬腭等，出现相应临床表现。CT 示窦内软组织影，密度不均匀，周围骨质可呈浸润性破坏。MRI 检查 T_1WI 多为等信号，T_2WI 多为中等信号，增强时肿块可强化。因神经鞘瘤亦可有周围组织压迫症状及 CT 表现，有时易误诊。组织活检可鉴别。

4. 治疗。 神经鞘瘤对放化疗不敏感，上颌窦神经鞘瘤的治疗首选手术完整切除。手术径路应根据肿瘤部位、范围进行选择。例如本例肿瘤位于上颌窦前壁，采取经柯－陆氏径路行上颌窦肿瘤切除，若病变范围较大，则联合采用鼻侧切开、硬腭径路手术、唇下径路半面中路掀翻术等切除肿瘤。近年来，随鼻内镜手术的开展，其优势，如颜面部无切口、疗效好、手术创伤相对小等受到术者及患者青睐，鼻内镜联合开放式手术或鼻内镜手术治疗逐渐成为治疗鼻窦神经鞘瘤的主要治疗手段。

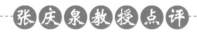
张庆泉教授点评

　　　上颌窦神经鞘瘤的症状体征与发病部位、肿瘤大小有关，本例上颌窦神经鞘瘤因面部肿瘤检查发现，并无特殊临床表现。若肿瘤体积增大，上颌窦内神经鞘瘤累及上颌窦各壁，可出现相应的临床症状。CT 及 MRI 检查有助于诊断。需与上颌窦其他的占位性病变相鉴别。上颌窦神经鞘瘤的治疗首选手术完整切除。

　　　随着鼻内镜手术技术的开展，单纯鼻内镜手术或联合开放式手术逐渐成为治疗鼻窦神经鞘瘤的主要治疗手段。

参考文献

1. Hegazy HM, Snyderman CH, Fan CY, et al. Neurilemmomas of the paranasal sinuses. Am J Otolaryngol, 2001, 22 (3): 215 – 218.

2. Hilton DA, Hanemann CO. Schwannomas and their pathogenesis. Brain Pathol, 2014, 24 (3): 205 – 220.

3. 沈建康, 卞留贯, 孙青芳, 等. 神经鞘瘤的 *NF2* 基因突变分析. 中华神经外科杂志, 2002, 18 (2): 96 – 99.

4. 戴艳红, 窦鑫, 陈骏, 等. 鼻腔鼻窦神经鞘瘤的诊断与治疗. 中国中西医结合耳鼻咽喉科杂志, 2015, 23 (6): 422 – 427.

5. 吴子征, 张键. 神经鞘瘤. 国外医学骨科学分册, 2004, 25 (05): 296 – 298.

6. Perzin KH, Panyu H, Wechter S. Nonepithelial tumors of the nasal cavity, paranasal sinuses and nasopharynx. A clinicopathologic study. XII: Schwann cell tumors (neurilemoma, neurofibroma, malignant schwannoma). Cancer, 1982, 50 (10): 2193 – 2202.

7. 刘会敏, 陈泳莲, 叶挺军, 等. GFAP, S – 100 蛋白及 NSE 在脑肿瘤中的诊断价值. 第二军医大学学报, 1992, 13 (1): 87 – 88.

8. 孟云霄, 陈杰, 卢朝辉. S – 100 蛋白与肿瘤. 临床与实验病理学杂志, 2006, 22 (3): 361 – 364.

9. 汤翠华, 徐艳萍, 黄芳林, 等. 鼻 – 鼻窦神经鞘瘤 12 例临床分析. 临床耳鼻咽喉头颈外科杂志, 2016, 30 (3): 240 – 242.

10. 邹凌, 刘世喜. 鼻腔鼻窦鼻咽翼腭窝巨大神经鞘瘤 1 例. 华西医学, 2005, 20 (3): 573.

11. 余长亮, 余永强, 赵本胜, 等. 鼻腔及鼻旁窦神经鞘瘤的影像学表现. 临床放射学杂志, 2007, 26 (1): 26 – 29.

12. 王振常, 鲜军舫. 头颈部影像学: 耳鼻咽喉头颈外科卷. 北京: 人民卫生出版社, 2014.

13. 牛善利. 上颌窦神经鞘瘤误诊为上颌窦囊肿 1 例. 临床耳鼻咽喉头颈外科杂志, 2001, 15 (11): 498.

14. 胡云兰, 万保罗, 宋秀琴, 等. 鼻腔鼻窦神经鞘瘤 (附 12 例临床分析). 临床耳鼻咽喉头颈外科杂志, 1999, 13 (9): 409 – 410.

15. 毛明荣, 鲍学礼. 鼻腔上颌窦神经鞘瘤 4 例报告. 临床耳鼻咽喉头颈外科杂志, 2003, 17 (2): 112.

16. 赵元阳, 张芬, 王贝贝, 等. 上颌窦神经鞘瘤 1 例. 中国医学文摘耳鼻咽喉科学, 2017, 32 (3): 167 – 168.

(赵元阳　张芬　王贝贝　王小雨　王春雨　李志云　林青　张庆泉)

024. 慢性侵袭性真菌性鼻窦炎并发鼻中隔穿孔 2 例

病历摘要

病例 1：患者，女，78 岁。因右鼻塞 3 年，左鼻塞 6 月余，伴流臭脓涕，渐进性加重入院。高血压、冠心病、2 型糖尿病病史。现血压控制在 145 ~ 155/95 ~ 105mmHg，心功能 II 级（NYHA 分级），空腹血糖控制在 7.5 ~ 8.5mmol/L。查体：鼻腔黏膜充血，右侧鼻腔有淡红色肿块，鼻底处黏脓涕，臭味，左侧鼻腔脓性臭味分泌物，吸净后可见黄褐色脓块。鼻窦 CT 示右侧上颌窦、双侧筛窦、双侧鼻腔连续性密度增高影（图 53），有散在钙化斑点，鼻中隔中后段显示骨质不连续，被由右侧上颌窦、筛窦、鼻腔至左侧鼻腔延续过来的密度增高影替代。CT 诊断为霉菌性鼻窦炎，可疑鼻中隔穿孔。初步诊断：真菌性鼻 – 鼻窦炎（双）；鼻中隔穿孔；高血压病 1 级；冠状动脉粥样硬化性心脏病心功能 II 级；2 型糖尿病。

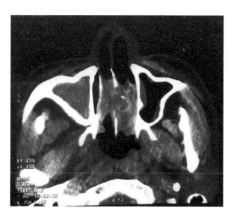

图 53   鼻窦 CT 示右侧鼻腔上颌窦内密度不均增高影，穿过鼻中隔突入对侧鼻腔

[治疗经过]   排除手术禁忌证后，在局部麻醉下行鼻内镜下鼻腔病灶清理术也在心电监护下，鼻腔缓慢分次行丁卡因麻黄素棉片麻醉，先行左侧鼻腔清理术，分次吸净黄褐色脓块，发现左侧鼻腔

的脓块是由右侧鼻腔病灶穿破鼻中隔中后部延伸过来的。后又部分清理右侧鼻腔肿块，发现肿块系黄褐色脓块将鼻腔外侧壁的黏膜组织压迫突出所致，清理大部分脓块，手术历时 40 分钟，妥善止血后用明胶海绵填塞，第 1 次手术结束。经过术后 2 天的观察，患者无不适，于是在第 1 次术后 48 小时行第 2 次鼻内镜下右侧鼻腔鼻窦病灶清理术，动力系统清除突出的淡红色黏膜组织块，见鼻中隔中后部约 3cm×3cm×2cm 的穿孔，冲洗术腔，膨胀海绵常规填塞术腔。术后 48 小时抽出填塞物，术后 5 天出院。病理诊断为曲霉菌病。随访 16 个月未见复发，鼻中隔穿孔同前。

病例 2：患者，男，82 岁。因右鼻塞 2 年，左鼻塞 8 月余，伴流臭脓涕，渐进性加重入院。曾行局部、全身药物治疗，上述症状反复发作。高血压、冠心病病史。血压控制在 135～145/95～105mmHg，心功能正常。入院检查：全身一般情况尚好，心率 68 次/分，血压 144/100mmHg。双肺、腹部检查未见异常。心电图提示 T 波略低。鼻内镜检查：鼻腔黏膜充血，右侧鼻腔有息肉样肿块，表面臭味黏脓性分泌物附着，左侧鼻腔臭味脓性分泌物，可见黄褐色脓块。鼻窦 CT 示双侧鼻腔、右上颌窦密度增高影，有钙化斑，鼻中隔中后段显示骨质不连续（图 54）。报告为霉菌性鼻窦炎，鼻中隔穿孔。初步诊断：真菌性鼻 - 鼻窦炎（双）；鼻中隔穿孔；高血压病 1 级；冠状动脉粥样硬化性心脏病。

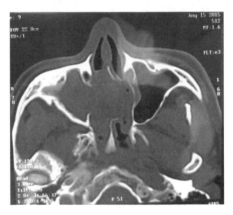

图 54　鼻窦 CT 示右侧上颌窦鼻腔密度增高，鼻中隔破坏至左侧鼻腔

[治疗经过]　在全身麻醉下行鼻内镜下鼻腔鼻窦手术，吸净左侧鼻腔分泌物，见左侧黄褐色脓块是由右侧鼻腔新生物穿破鼻中隔

中后部延伸过来的。继而动力系统清除右侧鼻腔息肉样物，见右侧鼻腔大量黄褐色脓块破坏鼻腔外侧壁的黏膜组织，清理脓块，见鼻中隔中后端约 3cm×2cm×2cm 大小的穿孔，冲洗术腔，常规填塞术腔。术后常规处理，术后 48 小时抽出填塞物，术后第 6 天出院。病理报告：曲霉菌病。随访 15 个月，窦口开放良好，无异常分泌物及新生物，鼻中隔穿孔同前。

病例分析

真菌性鼻-鼻窦炎（fungal rhino - sinusitis，FRS）是一种特异性炎症，临床上根据病理学检查鼻窦黏膜下组织是否被真菌侵犯，分为侵袭性和非侵袭性。非侵袭性 FRS 按其不同的发病机制和临床特征分为真菌球（fungal ball，FB）和变应性 FRS（AFRS）；侵袭性 FRS 按发病的缓急分为急性侵袭性 FRS（acute invasive fungal rhino - sinusitis，AIFRS）和慢性侵袭性 FRS（chronic invasive fungal rhino - sinusitis，CIFRS）。CIFRS 的概念由 Stringer 等于 2000 年首次提出，病程在 4 周以上，可达数年，易复发，预后较差，以慢性化脓性肉芽肿性炎症为主。表现为鼻腔鼻窦黏膜、血管或骨质的慢性进行性侵犯，其与广谱抗生素和激素在细菌性鼻窦炎治疗中的长期不当应用有关。最终诊断依据组织病理等证实真菌侵入组织和骨质。

1. **病因**。CIFRS 引起鼻中隔穿孔，究其原因，与以下因素有关：一是真菌所具有的侵袭性，二是鼻中隔受块状物的长期机械压迫，导致局部缺血、坏死，从而形成穿孔。本组从鼻窦 CT 及鼻内镜检查看，均有密度增高影或黄褐色脓块对鼻中隔的大面积压迫。

2. **诊断**。①症状。反复鼻塞、流涕，涕中带血丝，鼻腔分泌物有臭味，面部疼痛、麻木、牙痛，部分患者伴有严重头痛。有时首发症状仅表现为无痛性及进行性一侧眼球突出，或一侧偏头痛。②鼻内镜检查。鼻腔有灰黄色、黑色块状物，鼻窦内见大量泥石样物，鼻窦黏膜严重肿胀，暗红色，质脆易出血，表面缺血样改变或黑色坏死样改变，并有大量脓性分泌物或血性分泌物。术中吸除分泌物及病变组织，可见鼻中隔穿孔。③鼻窦 CT。病变多发生于单独鼻窦，以上颌窦最为常见，可累及同侧筛窦、同侧蝶窦、同侧鼻腔、鼻中隔、对侧鼻腔。病变鼻窦表现为全部或大部分密度不均匀

笔记

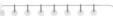

的透光区，向鼻腔或邻近鼻窦膨出，病灶内有团絮状和条状钙化影。晚期当真菌侵入鼻窦黏膜、骨膜或血管，并大量增殖时，鼻窦CT 表现为广泛鼻窦骨质破坏，骨质破坏处常伴有明显海绵状骨质硬化眶内、眶周或颅内可见片状软组织影。④病理。常规 HE 染色时病变组织的真菌检出率为 62.2%，表现为无定型嗜酸性或嗜碱性变应性黏蛋白，其中分布大量的嗜酸粒细胞和夏科 – 雷登（Charcot – Leyden）结晶，但对侵入组织内的真菌检出率极低，大约为 3.8%。而六胺银染色对窦内病变和侵入黏膜组织的真菌检出率为 90.6% ~ 100%。病理证实真菌菌丝侵入到组织和骨质，镜下找到孢子和菌丝，可见大量真菌，鼻窦黏膜和骨质可见真菌侵犯，甚至引起血管炎、血管栓塞、骨质破坏和组织坏死。根据菌种鉴定形态特征：其中包括曲霉菌、毛霉菌及未明确霉菌 3 种。⑤显微镜涂片检查。CIFRS 最常见的致病菌是曲霉菌，但曲霉菌菌丝数量很少，常规染色方法不容易看到，显微镜涂片检查阳性率低。

3. 鉴别诊断。①AIFRS。起病急，是一种致命性疾病，可出现颊部肿胀，眼球突出，眼肌麻痹，视力减退，鼻塞，牙痛等症状，伴剧烈头痛、发热无力，可迅速累及眼眶、颅内和面部、口腔、肝、脾、肺等组织，若不能及时有效的治疗，常在数小时或数天内死亡。检查可见鼻黏膜干燥萎缩，鼻腔结构破坏，鼻中隔或硬腭穿孔，大量黑色坏死结痂。本病常发生于免疫功能严重低下或缺陷的患者中，如慢性肾衰、血液病、晚期艾滋病及器官移植后等。AIFRS 病程通常在数天到数周，进展迅速，病变如果侵犯颅内提示高病死率。CIFRS 则病程缓慢，病程在 4 周以上，可达数年。②鼻腔 – 鼻窦恶性肿瘤。表现为进行性鼻塞、脓血涕、头痛、上颌牙痛、眼痛、面颊及上唇麻木、疼痛、溢泪。晚期侵入眼眶，可出现眼球移位、复视及视物模糊。侵入颅底，可产生颅神经症状。检查见鼻腔内见菜花状新生物，触之易出血。鼻腔或鼻窦肿块活检可明确诊断。③鼻腔及鼻窦乳头状瘤。与 CIFRS 相同之处在于常为单侧发病，具有局部侵蚀破坏力，但乳头状瘤呈桑葚状，诊断仍需病理活检。

4. 治疗。CIFRS 主要治疗原则是手术彻底清除鼻窦内受真菌侵犯的黏膜和骨质，吸尽鼻窦腔内泥石样黏稠脓性物及真菌团块，建立持久通畅的鼻窦引流，从而改变真菌赖以生存的微环境，同时配合全身和局部抗真菌治疗。有学者主张行鼻腔鼻窦清创术加抗真菌药物联合治疗，且口服抗真菌药物的疗程应大于 6 周。李永奇等认为联合治疗的治愈率为 81.8%，单纯行病变清除者治愈率为 0，建议术后口服伊曲康唑 0.1g，2 次/天，持续 0.5~1 个月，同时取二性霉素 B 进行术腔灌洗（50mg 二性霉素 B 加生理盐水 100ml），每周 1 次。但是否需要联合抗真菌药物治疗目前尚存在分歧，也有学者认为，免疫功能正常者，术中病变清理干净，术后窦腔通气及引流通畅，可考虑不予抗真菌药物。本组 2 例 CIFRS 患者均未使用全身或局部抗真菌药物，术后随访十几个月窦口均开放良好，鼻腔未见异常分泌物及新生物。因此，即使对于合并糖尿病的患者，倘若血糖控制可，单纯术中彻底清除病变、开放鼻窦也能达到治愈目的，但本组病例较少，尚需大样本临床试验来进一步研究明确。也有学者主张 CIFRS 患者术后应长期小剂量口服大环内酯类抗生素，Elmorsy 等认为红霉素能够通过调节患者的免疫状态（主要针对 IL-8、IgE 及 sICAM-1）以达到控制真菌性鼻窦炎复发的作用。关于大环类脂类的应用仍存在争议，需进一步研究。合并的鼻中隔穿孔，可不予特殊处理，本组 2 例患者，鼻中隔穿孔的位置均在鼻中隔中后端，因此均未行穿孔修补，术后随访无鼻腔干燥、结痂、鼻出血等不适，与文献报道一致。

综上所述，CIFRS 病程进展缓慢，以鼻腔鼻窦黏膜、血管或骨质的慢性进行性侵犯为特征，其临床上少见，并发鼻中隔穿孔者国内外更是鲜有报道。CIFRS 引起鼻中隔穿孔，与真菌所具有的侵袭性及鼻中隔受块状物的长期机械压迫，导致局部缺血、坏死有关。手术是治疗该病的主要治疗手段，彻底清除鼻窦内受真菌侵犯的黏膜和骨质，吸尽鼻窦腔内泥石样黏稠脓性物及真菌团块，建立持久通畅的鼻窦引流，术后是否全身或局部运用抗真菌药物，目前仍存在争议。

张庆泉教授点评

CIFRS 作为 FRS 的一个分型，其表现为鼻腔鼻窦黏膜、血管或骨质的慢性进行性侵犯。其临床上少见，破坏鼻中隔者更为罕见，国内外仅见个案报道，可发生在免疫功能低下或缺陷的个体（如糖尿病、白血病、长期应用抗肿瘤药物或

笔记

糖皮质激素患者），也可发生在免疫功能正常的患者。本组2例病例，术前、术中吸除真菌团块、分泌物及病变组织，可见鼻中隔穿孔，患者均无鼻部外伤手术史，均为高龄，其中1例为糖尿病患者，另外1例免疫功能正常。

该病的主要治疗原则是手术彻底清除鼻窦内受真菌侵犯的黏膜和骨质，吸尽鼻窦腔内泥石样黏稠脓性物及真菌团块，建立持久通畅的鼻窦引流，从而改变真菌赖以生存的微环境，同时配合全身和局部抗真菌治疗。合并的鼻中隔穿孔可不予特殊处理，本组2例患者鼻中隔穿孔的位置均在鼻中隔中后端，因此均未行穿孔修补，术后随访无鼻腔干燥、结痂、鼻出血等不适。

临床诊治重点：霉菌性鼻窦炎目前临床常见，大多为非侵袭性。而侵袭性又分为急性和慢性两种，急性侵袭性真菌性鼻窦炎极其凶险，而慢性侵袭性真菌性鼻窦炎虽然具有侵袭性，但是发展较为缓慢。慢性侵袭性真菌性鼻窦炎的侵袭性虽不具有严重的破坏性，但是局部侵袭是可以存在的，临床上多发生于老年人，糖尿病患者等，临床医师注意。对于术后是否应用抗真菌药物，目前仍存在争议。

参考文献

1. Stringer SP, Ryan MW. Chronic invasive fungal rhinosinusitis. Otolaryngol Clin North Am, 2000, 33（2）：375 – 387.

2. Siberry GK, Costarangos C, Cohen BA. Destruction of the nasal septum by aspergillus infection after autologous bone marrow transplantation. . N Engl J Med, 1997, 337（4）：275 – 276.

3. Kuo WT, Lee TJ, Chen YL, et al. Nasal septal perforation caused by invasive fungal sinusitis. Chang Gung Med J, 2002, 25（11）：769 – 773.

4. Ruiz N, Femandez – Mafros C, Romero I, et al. Invasive fungal infection and nasal septum perforation with bevacizumab – based therapy in advanced colon cancer. J Clin Oncol, 2007, 25（22）：3376 – 3377.

5. 朱华明，张维天，张玉君. 真菌性鼻–鼻窦炎伴鼻中隔穿孔三例. 中华耳鼻咽喉头颈外科杂志，2012，47（8）：692 – 693.

6. 杜银娟，朱鲁平，陈仁杰. 慢性侵袭性真菌性鼻窦炎致鼻中隔穿孔1例. 中国中西医结合耳鼻咽喉科杂志, 2016, 24 (2): 150 – 151.

7. 王贝贝, 姚小龙, 张芬, 等. 慢性侵袭性真菌性鼻 – 鼻窦炎并发鼻中隔穿孔 2 例. 中国耳鼻咽喉头颈外科, 2017, 24 (5): 271 – 272.

8. Delgaudio JM, Swain RE Jr, Kingdom TT, et al. Computed tomographic findings in patients with invasive fungal sinusitis. Arch Otolaryngol Head Neck Surg, 2003, 129 (12): 236 – 240.

9. Busaba NY, Colden DG, Faquin WC, et al. Chronic invasive fungal sinusitis: a report of two atypical cases. Ear Nose Throat J, 2002, 81 (7): 462 – 466.

10. 李永奇, 李源, 张革华. 慢性侵袭性真菌性鼻 – 鼻窦炎的概念和早期诊断及治疗. 中华耳鼻咽喉科杂志, 2003, 38 (5): 370 – 373.

11. Elmorsy S, El – Naggar MM, Abdel aal SM, et al. Sinus aspirates in chronic rhinosinusitis: fungal colonization of paranasal sinuses, evaluation of ICAM – 1 and IL – 8 and studying of immunological effect of long – term macrolide therapy. Rhinology, 2010, 48 (3): 312 – 317.

12. 张庆泉, 宋杰, 毛成艳. 鼻中隔疾病 (第 1 版). 吉林, 长春: 吉林科技出版社, 2004: 55 – 67.

（王贝贝　姚小龙　孙玉晓　张芬　王春雨　林青　张庆泉）

025　鼻窦胆脂瘤 4 例

病历摘要

病例 1：患者，男，37 岁。右鼻塞脓臭涕伴头痛 6 个月。入院查体：右侧面颊隆起、略压痛，鼻腔有脓性分泌物，鼻腔外侧壁略内移。鼻窦 X 线摄片示右上颌窦密度增高。鼻窦冠状位 CT 见右侧上颌窦椭圆形膨胀，内上有一弧形发丝样高密度影，起于上颌窦外侧壁上端，止于上颌窦内侧壁上端（图 55A）；鼻窦水平位 CT 见右上颌窦内有密度不均匀阴影及钙化点（图 55B）。初步诊断：上颌窦肿块（右）。

［治疗经过］　入院后完善常规术前检查，于气管插管全身麻醉下行柯 – 陆径路联合鼻内镜下手术，术中见右侧上颌窦前壁薄，窦腔内有大量胆脂瘤上皮，清理病变，于窦腔内上方取出光滑弧形薄

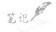

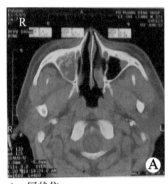
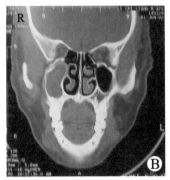

A：冠状位　　　　　　　　B：水平位

图 55　CT 示冠状位水平位均显示上颌窦密度增高，部分呈压迫性改变

骨片，大小约 2cm×2cm。术后唇龈沟切口愈合好，鼻腔恢复好，症状消失并顺利出院。病理切片示胆脂瘤（图 56）。出院诊断：上颌窦胆脂瘤（右）。

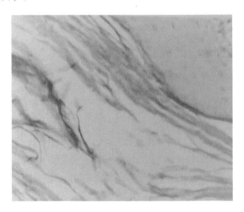

图 56　病理符合胆脂瘤改变（HE×100）

病例 2：患者，男，48 岁。左侧额部隆起伴头痛 1 个月。入院查体：左侧额部隆起，鼻腔未见异常。鼻窦 X 线摄片显示左侧额窦密度增高，窦腔扩大。初步诊断：额窦肿块（左）。

[**治疗经过**]　入院后完善常规术前检查，于气管插管全身麻醉下行鼻外额窦切开联合鼻内镜下手术，术中见左侧额窦内有大量胆脂瘤上皮，窦腔扩大，手术清理病变，并扩大左侧额窦自然开口，并于自然开口放置鼻腔引流管。术后额部切口愈合好，入院症状消失并顺利出院。病理切片示胆脂瘤。术后 1 个月于门诊取出额窦引流管。出院诊断：额窦胆脂瘤（左）。

病例 3：患者，女，20 岁。右侧面部肿痛 1 个月。入院查体：

笔记

右侧面颊隆起、压痛，鼻腔未见异常。鼻窦 X 线摄片示右上颌窦密度增高，窦腔扩大。初步诊断：上颌窦肿块（右）。

[治疗经过] 入院后完善常规术前检查，于气管插管全身麻醉下行柯－陆径路联合鼻内镜下手术，术中见右侧上颌窦内有大量胆脂瘤上皮，清理窦腔胆脂瘤上皮并开放扩大上颌窦自然开口。术后唇龈沟切口愈合好，鼻腔恢复好，症状消失并顺利出院。病理切片示胆脂瘤。出院诊断：上颌窦胆脂瘤（右）。

病例4：患者，男，67 岁。右鼻间歇性鼻塞脓涕10 年，加重2 个月。入院查体：右侧中鼻甲水肿，中鼻道见息肉样组织。鼻窦冠状 CT 见右侧上颌窦筛窦密度增高，鼻腔软组织影，其中筛窦有一大气房，膨胀性，内有钙化点。初步诊断：鼻息肉鼻窦炎（右）。

[治疗经过] 入院后完善常规术前检查，于气管插管全身麻醉下行鼻内镜手术，术中见右侧上颌窦炎症，中鼻道有息肉组织，大气房筛窦中见胆脂瘤上皮，清理胆脂瘤上皮。术后恢复好，症状消失并顺利出院。病理切片示胆脂瘤。出院诊断：①筛窦胆脂瘤（右）；②鼻息肉鼻窦炎（右）。

4 例患者术后均无并发症发生，1 例上颌窦胆脂瘤及 1 例额窦胆脂瘤失访，2 例随诊至今未有复发。

病例分析

胆脂瘤又称角质瘤、珍珠瘤等，多见于颞骨，其他尚可见于肾、皮肤、中枢神经系统、颅顶、眶、下颌骨及鼻窦等部位。鼻窦胆脂瘤少见，由于缺乏认识及典型的临床表现，往往容易漏诊误诊。其中以额窦多见，筛窦次之，上颌窦相对少见，蝶窦胆脂瘤则极为罕见。1916 年 Haeggstrom 首次报道了 l 例额窦胆脂瘤，随后相继出现了其他的鼻窦胆脂瘤报道。

1. **病因**。鼻窦胆脂瘤病因不明，主要有4 种学说：①先天性学说，在胚胎发育过程中外胚层中眼鼻沟处组织发生异位，上皮残余存留在鼻窦内形成；②植入学说，外伤或手术时将有活力的上皮植入鼻窦；③移行学说，鳞状细胞从正常部位移行到鼻窦；④化生学说，在慢性炎症刺激下，鼻窦正常的黏膜化生形成鳞状上皮。先天性学说的可能性最大也被大部分文献所认可。

2. **临床表现**。常单侧发病。特点为局部肿胀、包块、疼痛，

笔记

额、筛窦胆脂瘤主要在额、眉、眶内侧，上颌窦胆脂瘤主要在面颊部及硬腭，蝶窦胆脂瘤主要表现为头痛及眼部症状。因其影像学检查通常为扩张性占位病变，周围骨质破坏较为明显，应注意与恶性肿瘤鉴别。在排除鼻咽纤维血管瘤时，可取活检明确诊断。本组4例患者，多数仅表现为局部隆起，较少伴有其他症状，鼻窦X线摄片及CT也均提示相应的窦腔浑浊、膨胀性扩大，且CT示窦腔内有钙化点，曾有学者指出CT中扩大的窦腔内钙化点为死骨。由于缺乏典型的临床表现，术前均未考虑鼻窦胆脂瘤，均在术中打开窦腔发现胆脂瘤上皮后才考虑是鼻窦胆脂瘤。

3. 病理。与典型的颞部胆脂瘤一样，鼻窦胆脂瘤是一囊性结构，囊壁为内层的鳞状上皮及其外的纤维组织层，囊内为脱落坏死的上皮及角化物质，可伴有慢性炎症，术中窦腔内可见牙膏样或豆腐渣样物，尤其伴有感染时囊壁不明显。目前将鼻窦胆脂瘤向周围组织的扩展破坏归结为胆脂瘤的囊性扩张所致，若合并感染则其更为明显。由于病例少，此过程尚未被证实有如同颞部胆脂瘤一样的酶所起的作用。

4. 治疗。鼻窦胆脂瘤的有效治疗为手术，有效的治疗是根据受累部位选择根治性手术，彻底清理病变和上皮包囊，扩大窦口，通畅引流，防止复发，上皮残留是病变复发的重要因素。

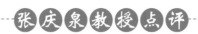

张庆泉教授点评

　　鼻窦胆脂瘤少见，由于缺乏典型的临床表现，往往容易误诊。

　　影像学检查通常显示为扩张性占位病变，周围骨质破坏，应注意与恶性肿瘤鉴别。鼻窦X线片及CT提示相应的窦腔浑浊、膨胀性扩大，且CT中显示窦腔内有钙化点，或CT中扩大的窦腔内钙化点为死骨。大部分病例由于缺乏典型的临床和影像学表现，术前均未考虑鼻窦胆脂瘤，本文报道的病例术前均未得到正确诊断，在术中打开窦腔发现胆脂瘤上皮后才考虑是鼻窦胆脂瘤。

　　手术为本病的有效治疗方式，彻底清理病变和上皮包囊，扩大窦口，通畅引流，防止复发，注意上皮残留是病变复发的重要因素。

参考文献

1. 孙岩，张庆泉，姜蕾．鼻窦胆脂瘤四例．中华耳鼻咽喉科杂志，2004，39（2）：123.

2. 姜小兵，樊杨诗，纪维刚，等．蝶窦胆脂瘤一例．中华耳鼻咽喉科杂志，2000，35（6）：437.

3. Vaz F, Callanan V, Leighton S, et al. Congenital maxillary sinus cholesteatoma. Int J Pediatr Otorhinolaryngol, 2000, 52（3）：283－286.

4. Hopp ML, Montgomery WW. Primary and secondary keratomas of the frontal sinus. Laryngoscope, 1984, 94（5 Pt 1）：628－632.

5. 李淑洁，王玉芝，赵玉莲，等．鼻窦胆脂瘤 2 例报告．中国耳鼻咽喉颅底外科杂志，2003，9（6）：381.

6. 姜小兵，纪维纲．鼻窦胆脂瘤．国外医学耳鼻咽喉科学分册，2002，26（2）：97－100.

7. 王薇，张呼和．上颌窦胆脂瘤 1 例．临床耳鼻咽喉头颈外科杂志，2011，25（8）：380.

（孙 岩 姜 蕾 张庆泉）

026 空窦综合征 2 例

📋 病历摘要

病例 1：患者，男，41 岁。曾因复视 3 年，左眼球突出 2 年且逐渐加重，保守治疗无好转，于 1993 年 9 月 10 日在当地医院神经外科住院治疗，行鼻窦 CT、MRI 等检查诊断为左蝶窦内肿块累及左眶尖、左侧上颌窦（图 57）。于 1993 年 9 月 24 日行双额开颅蝶窦肿块切除术，术后病理报告：慢性炎症、出血性坏死及机化，另见大量黏液。术后复视消失，眼球突出恢复。术后 11.5 年再次出现左眼视力下降，眼球突出，于 2005 年 10 月 6 日来我院就诊。查体发现左侧鼻腔充血，中鼻甲后部膨隆肿胀，堵塞整个鼻腔后上部，黏膜光滑，触之硬。鼻窦 CT 示左侧蝶窦明显的膨胀性改变，压迫左侧眶尖，影响右侧蝶窦、左侧后组筛窦等部位（图 58）。结合原来手术的病理结果，考虑左侧蝶窦囊肿累及左侧眶尖引起复视和视力下降。初步诊断：蝶窦囊肿（左）。

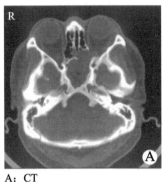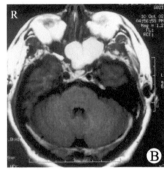

A：CT

B：MRI

图57　1993年影像学检查显示左侧蝶窦膨胀性改变累及后组筛窦和眶内壁后部

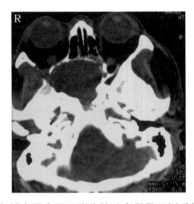

图58　2005年蝶窦再次显示膨胀性改变累及双侧后筛及左侧眶尖

[治疗经过]　入院后经完善的术前检查和准备，于10月22日在气管插管全身麻醉下行鼻内镜下手术。术中在鼻内镜下咬除左侧中鼻甲后部膨隆处，呈鸡蛋壳样改变，随即有黑褐色囊液流出，咬除扩大膨隆的前壁，扩大蝶窦口，充分冲洗窦腔，保留窦腔黏膜，术后常规填塞膨胀海绵及常规治疗。术后48小时取出膨胀海绵，每天鼻腔换药，术后第6天顺利出院。

[治疗转归]　患者出院后在院外吸入冷空气发生左侧头痛和眼痛，鼻内干燥感，喷嚏后有干痂从口内吐出，急回我科行鼻内镜检查，见左侧鼻腔后部的巨大窦腔内有薄的痂皮存在，考虑空窦的问题，即让患者堵塞左侧前鼻孔，症状随即消失，继而嘱患者在房间内可以经鼻腔呼吸，外出时将左前鼻孔堵塞，并同时给予鼻腔温水

笔记

抗生素、糖皮质激素每日 2 次冲洗，症状逐渐减轻。手术后 3 个月复查，患者仍然有吸入冷空气时左侧头痛和眼痛，鼻腔检查可由前鼻孔直视鼻腔后上的巨大腔隙，少许薄痂皮，行鼻窦 CT 检查显示左侧蝶窦、筛窦后上部形成巨大腔隙，黏膜增厚，仍给予以前的保护治疗并观察。2009 年 6 月 20 日门诊复诊，检查左侧鼻腔后部宽大，后部少许干痂，冬季仍有吸入冷空气时左侧头部、眼部不适，轻微疼痛，但较前明显减轻。CT 示左侧蝶窦、筛窦后部形成巨大腔隙，后壁黏膜增厚（图 59）。给予斯迪雷昂鼻腔冲洗，温度明显降低时适度地堵塞左侧前鼻孔。2013 年 2 月 20 日复诊，患者症状明显减轻，但是气温严重降低时，吸入冷空气仍有左侧眼部、头部不适和轻微的疼痛，鼻内镜检查见左侧鼻腔原后组筛窦和蝶窦处形成一个腔隙，黏膜略显干燥，局部少许干痂，未见其他异常（图 60）。CT 检查可见左侧鼻腔至后组筛窦、蝶窦腔至中颅底下方宽大改变，未见其他异常（图 61）。仍在随访观察中。

病例 2：患者，男，39 岁。因左侧鼻腔通气不畅 1 年，于 2011 年 12 月 26 日入院。行鼻窦 CT 检查发现左侧鼻腔鼻窦占位病变，于 12 月 28 日在全身麻醉下行鼻内镜下鼻腔肿块切除及筛窦、上颌窦、额窦开放手术。术后病理示内翻性鳞状上皮乳头状瘤。患者术后顺利出院，定期门诊复诊，自诉偶有左侧内眦处疼痛不适，未在意。2012 年 10 月 23 日患者复诊行鼻内镜检查发现左侧中鼻道新生物，考虑复发（图 62），于 12 月 28 日第 2 次入院。初步诊断：筛窦、额窦内翻性乳头状瘤术后复发（左）。

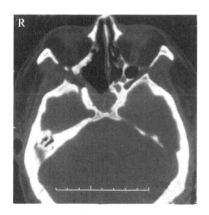

图 59 2009 年鼻窦 CT 示左侧术后改变，蝶窦后壁黏膜增厚

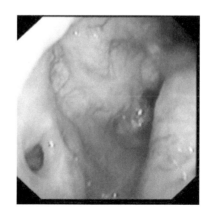

图 60 2013 年鼻内镜检查示宽大的窦腔后下壁见少许痂皮

笔记

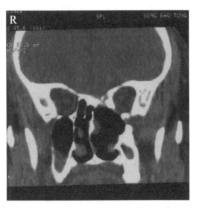

图61　2013年鼻窦冠状位CT示窦腔的顶壁情况

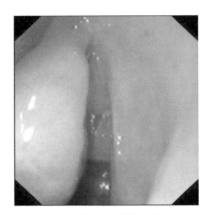

图62　鼻内镜见左侧中鼻道灰白色光滑新生物

[治疗经过]　入院后完善常规术前检查，12月30日鼻窦CT示左侧上颌窦、筛窦、额窦术后改变，左侧筛窦炎（图63）。12月31日于全身麻醉下行鼻内镜左侧额、筛窦肿块切除手术，术中切除筛窦肿块，发现肿块向上生长入额窦内，遂扩大额窦口，动力系统切除额窦内肿块组织。术后病理检查示鼻腔内翻性乳头状瘤。术后48小时取出左鼻腔填塞物，经鼻腔换药后顺利出院。

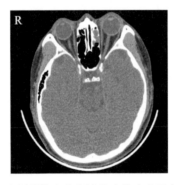
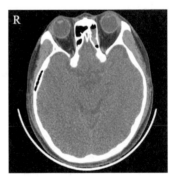

图63　左侧额筛窦内翻性乳头状瘤术后1年，复查鼻窦CT显示左侧筛窦、额窦口有软组织密度影

[治疗转归]　患者出院后吸冷空气时左侧内眦及额部疼痛，鼻内干痂较多，偶有流脓涕，堵塞前鼻孔后症状消失。2013年2月21日门诊复诊，行鼻内镜检查见额窦口宽大，局部黏膜水肿，可见干痂。鼻腔清理后，建议每日用温生理盐水进行鼻腔鼻窦冲洗。5月9日患者门诊复诊行鼻内镜检查见局部黏膜水肿，额窦口

笔记

宽大（图64）。术后5个月电话随访，患者诉坚持每日早晚2次温生理盐水冲洗鼻腔，无需堵塞前鼻孔或戴口罩，吸冷空气时头痛症状缓解，无流涕、鼻塞，一般情况较好，仍在随访观察中。

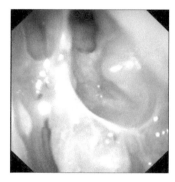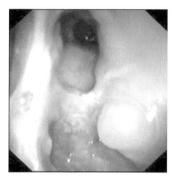

图64　第2次手术后4月余复查，鼻内镜示局部黏膜水肿，额窦口宽大

病例分析

空窦综合征也称为大窦口综合征，是鼻窦手术后少见的并发症。

1. **常见原因**。第一，鼻腔鼻窦解剖结构改变。①鼻腔及鼻窦口宽大，空气气流直接刺激鼻窦黏膜，空气中含有各种致病物质（细菌、病毒、变应原、污染颗粒等）的气流直接进入各窦腔，产生相应的病理效应。②鼻窦开放后，鼻腔鼻窦压力差可能减小或完全消失，气体交换的方式也将随之发生改变。③鼻窦开放术后，鼻腔总鼻道气流量明显减少，中鼻道和开放的筛窦连通区域气流量增加；中鼻道的气流轨迹发生变化，上颌窦、筛窦连通区域和蝶窦内形成大范围涡旋；鼻腔的总体阻力减小，中筛区（中部）的压强减小最为明显；鼻窦内气流变化增加，上颌窦增加最多，蝶窦次之，额窦气流增加不明显。故鼻内镜手术治疗上颌窦病变出现空窦综合征者相对较多。第二，患者的精神心理因素。随着人们生活节奏的加快及工作压力的增加，焦虑症及抑郁症的患病率逐年增加，这些心理障碍患者会表现出不同形式的临床症状，部分患者可表现为鼻部症状，多为鼻塞、头痛、流涕及嗅觉减退等，较常见的疾病有慢性鼻炎、鼻窦炎、鼻中隔偏曲。此类症状通过常规的鼻部用药或手术治疗往往效果不明显，在多次的诊治过程中加重了患者的心理和精神症状，最终或导致焦虑及抑郁的情绪加重。此外，植物神经功能失调及某些神经症的患者也会常常感到头痛，国外文献报道了部分患者在鼻窦手术后仍有头部、面部疼痛，可能与偏头痛或植物神经功能失调有关。

　　病例1发生的原因为囊肿占据了整个蝶窦和后组筛窦，并且向前挤压了中上鼻甲的后部，术中囊肿向前突出的部分组织去除较多，造成开放的腔隙过大而导致患者在吸入冷空气时刺激窦内黏膜，发生头部、眼部、面部或颞部的疼痛等，同时可能伴有鼻内干痛、流涕或有痂皮等。发生该症状的原因为窦口过大，使得窦内黏膜暴露在鼻吸入气流的范围之内，在吸入空气与体温近似时，患者症状不明显，如果吸入的冷空气直接刺激鼻窦黏膜则发生症状，这种临床表现不同于鼻甲组织切除过多致鼻腔过于宽大造成的空鼻综合征，所以称为空窦综合征（或大窦口综合征）是适宜的。本例发生的症状较多，分析原因考虑第1次手术从颅内开放了蝶窦，术后硬脑膜成为蝶窦的上壁，没有了骨性上壁保护；第2次手术去除了蝶窦前壁，原来手术暴露的部分硬脑膜、眶筋膜直接暴露在鼻腔的后上部，尽管手术后鼻腔黏膜上皮可以修复覆盖硬脑膜，但吸入的冷空气可以轻易地刺激没有骨质保护的组织而发生头痛、眼痛的症状。病例2发生的原因为患者第1次住院手术后病理示内翻性乳头状瘤，其有局部浸润生长、易复发和恶变的特征，虽然在解剖学上手术已彻底切除肉眼所见肿瘤，但是无法达到组织学上的彻底切除；且内翻性乳头状瘤有骨浸润的特征，常常合并骨炎表现，因此术后随访发现复发即建议再次手术。因患者的病变位于筛窦和额窦，再次手术既要彻底切除肿瘤，也要保证术后随访便于检查，因此施行鼻内镜下鼻窦开放的范围势必要较第1次手术大，因此术后就出现了额窦口宽大，便于直视额窦内情况。患者吸入的冷空气可以轻易地在鼻腔内上升并进入额窦，刺激额隐窝及额窦黏膜而发生额部头痛、内眦疼痛的症状。

　　2. 诊断。

　　2.1　症状。

　　2.1.1　不同鼻窦的手术，术后出现的症状也不尽相同。①上颌窦手术根据其径路不同表现的症状也不同。如鼻内镜下上颌窦自然开口径路手术，可能表现为面颊部疼痛、颞部头痛、上颌牙痛等，基本都发生于上颌窦开放钩突切除的患者。而单纯行下鼻道开窗的患者发生空窦综合征者较少，可能是下鼻道造口处被下鼻甲前端阻挡，发生的症状也明显减轻，仅表现为面部疼痛不适、鼻干等。②筛窦开放的患者，特别是全筛窦开放者可表现为鼻根部头痛、内眦痛等。③蝶窦开放的患者多因蝶窦囊肿突向鼻腔筛窦，手术充分切除前部的囊壁，术后可能出现以枕部为主的头痛、眼痛等。④行额窦口开放扩大手术的患者，且额窦口在1cm以上的，术后可出现额部头痛、眼眶痛等症状。

2.1.2 不同季节施行鼻内镜手术的患者，此并发症出现的早晚亦不同，一般为术后10天~5个月。①夏季施行鼻内镜手术的患者，因夏季气候炎热、潮湿，即使患者鼻窦口开大，因空气温度接近于体温，故短期内不会出现相应的症状，待秋季天气变凉后才可能出现相应的症状。②秋、冬季施行鼻内镜手术的患者，因气候干冷，患者在术后较早期即可出现症状，可能是患者吸入的空气温度明显低于鼻腔温度所致。

2.2 **病史**。询问既往手术史，是否有精神、心理疾病史，工作性质、工作压力及工作环境等，一般情况，如睡眠、体重、二便情况等。

2.3 **查体**。鼻内镜检查鼻腔鼻窦情况，鼻阻力检测，鼻声反射检测等。

2.4 **影像学检查**。鼻窦CT或MRI检查鼻腔鼻窦情况。

2.5 **其他检查**。心理评分、精神评估等。

3. **鉴别诊断**。①空鼻综合征。是一种医源性疾病，最常见为矛盾的鼻塞，客观上存在于宽阔的鼻腔。空鼻综合征的诊断依据包括：既往鼻甲切除性手术史；临床症状（至少包括鼻塞及鼻腔和/或鼻咽、咽部干燥感，部分患者合并有鼻腔结痂、鼻腔脓涕、恶臭、血性鼻腔分泌物、精神压抑感等）；鼻镜检查（鼻腔黏膜有不同程度的萎缩、干燥或结痂，正常鼻甲结构缺如，鼻腔呈筒状扩大，可直视鼻咽部）。临床表现为矛盾性鼻塞、呼吸困难、鼻及咽喉部干燥、嗅觉减退、抑郁等。②萎缩性鼻炎。是一种慢性、退形性的炎性病变，浆液性和黏液性腺萎缩，纤毛和杯状细胞损失，并有炎性细胞浸润、闭塞性动脉内膜炎和微血管的变化。其特点是鼻腔、鼻窦黏膜和结构萎缩。萎缩性鼻炎的典型症状包括黏厚的结痂，难闻的气味（或恶臭气体）及鼻塞，或称臭鼻症。鼻腔病原微生物培养可发现臭鼻克雷伯菌、金黄色葡萄球菌、变形杆菌和大肠杆菌。③偏头痛。是一种功能性的疾病，属于血管神经性头痛，是由于颅内外血管舒缩功能障碍所引起的反复发作性头痛。其发病机制复杂，由于紧张、压力或精神因素引起的神经功能失调造成的头痛，大多是由长期情绪紧张、焦虑，压力、脑力劳动过度、思虑过度、睡眠差、外界物理性刺激（强光、噪音、异味等）、饮食因素、气候变化等所引起的。偏头痛的治疗主要是有通过药物治疗，中医有一些针灸治疗和推拿治疗，在偏头痛急性发作期、疼痛比较剧烈时需要给予药物治疗，以镇痛或减轻患者疼头痛症状。如果疼痛缓解，可通过针灸、推拿来缓解头痛发作后的一些不适，或预防头痛再发。也可以结合中药治疗。

4. **治疗**。鼻内镜手术后出现空窦综合征，可通过堵塞部分前鼻孔、戴口罩、用温生理盐水或含激素的冲洗液冲洗鼻腔、抗生素抗炎等方法治疗，这些方法可以缓解症状，但至今未发现根治方法。

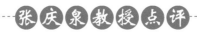

张庆泉教授点评

空窦综合征尚无明确的诊断标准，不同的鼻窦可出现不同的症状，我们自行制定了诊断标准。①发生于上颌窦的空窦综合征：行上颌窦手术者，可以表现为吸入冷空气时同侧面颊部、同侧上颌牙痛，颞部头痛，有时眼眶痛等。②发生于筛窦的空窦综合征：行筛窦开放手术，特别是全筛窦开放者，可以表现为吸入冷空气时发生内眦部、鼻根部疼痛等。③发生于额窦的空窦综合征：行额窦开放手术，充分扩大额窦开口后，术后吸入冷空气时出现眼眶痛、眼痛、额部头痛、颞部头痛等症状。④发生于蝶窦的空窦综合征：行蝶窦手术开放者，术后出现以枕部为主的头痛、颞部头痛、眼痛、眼眶痛等。不论空窦综合征发生于何鼻窦，都有共同的症状，就是伴有鼻内流涕、干痂增多等。随着时间的推移，症状可以逐渐减轻，但部分患者的症状即便改善，有时却不会完全消失。

上述 2 例患者经试验性的保守治疗，即堵塞前鼻孔、戴口罩、用温生理盐水或含激素的冲洗液冲洗鼻腔、抗炎等治疗后，症状可明显缓解。患者发生空窦综合征的症状不一，这与手术的类型、涉及邻近器官暴露的程度有关，也与患者对疾病的关注度、患者的心理精神状态密切相关。并不是所有的窦口开大的患者均出现了空窦综合征。我们认为鼻内镜下鼻窦手术既要防止窦口闭锁和狭窄，又要防止无限度地开大窦口，防止出现空窦综合征。随着人们生活节奏的加快及工作压力的增加，焦虑症及抑郁症的患病率逐年增加，这些心理障碍患者会表现出不同形式的临床症状，临床医师不能一味强调手术治疗，也要学好心理学。

临床诊治重点： 空窦综合征是继空鼻综合征之后的另一个鼻部治疗后的感觉异常病症，目前争论很大。尽管有争论，这些症状是真实存在的，不能因为可能引起纠纷就因噎废食。我们在临床工作中发现了这种病症的发生，很像以前的大窦口综合征的病症，但是又因为所发生鼻窦的不同，症状各异，所以笔者总结了工作中所发生的系列症状的归属，做出了每一个鼻窦所发生的症状的诊断治疗标准，请大家在临床上注意。此外，手术医师必须严格执行手术适应证。

参考文献

1. 刘铭，韩德民，周兵，等．鼻腔－鼻窦手术中的微创外科体会．耳鼻咽喉头颈外科，2002，9（3）：139－141.

2. 张庆泉，王艳，王强，等．巨大蝶窦囊肿手术后发生空窦综合征一例．中华耳鼻咽喉头颈外科杂志，2013，48（9）：767－768.

3. 狄梦阳，高志强，吕威．空鼻综合征的研究进展．中华耳鼻咽喉头颈外科杂志，2012，47（10）：873－876.

4. 张庆泉，宋西成，张华，等．空窦综合征3例并文献复习．山东大学耳鼻喉眼学报，2008，22（4）：333－344.

5. 王轶鹏，刘天懿，曲玉国，等．空鼻综合征．中华耳鼻咽喉科杂志，2001，36（3）：203－205.

6. 刘强，陈登巨．鼻源性头痛临床研究．河北医药，2011，33（2）：238－239.

7. 江广理，许庚．钩突对上颌窦气流交换的影响．中华耳鼻咽喉头颈外科杂志，2009，44（6）：460－463.

8. 许庚．保留或再塑钩突的内镜鼻窦手术．中华耳鼻咽喉头颈外科杂志，2007，

42（1）：3-6.

9. 熊观霞，黎建峰，江广理，等．流体力学方法测量全鼻窦开放对鼻腔鼻窦气流的影响．中华耳鼻咽喉头颈外科杂志，2009，44（11）：911-917.

10. 王艳，张庆泉，宋瑞英，等．鼻内镜手术后并发空窦综合征41例并文献复习．山东大学耳鼻喉眼学报，2015，29（2）：55-57.

11. Nguyen DT，Felix - Ravelo M，Arous F，et al. Facial pain/headache before and after surgery in patients with nasal polyposis. Acta Otolaryngol，2015，135（10）：1045-1050.

12. Nguyen DT，Felix - Ravelo M，Sonnet M H，et al. Assessment of facial pain and headache before and after nasal polyposis surgery with the DyNaChron questionnaire. Eur Ann Otorhinolaryngol Head Neck Dis，2016，133（5）：301-305.

13. 王艳，张庆泉，朱宇宏．空窦综合征一例．临床耳鼻咽喉头颈外科杂志，2014，28（5）：344-345.

（王艳　王强　宋瑞英　吕巧英　刘雪艳　朱宇宏　张华　张庆泉）

027　筛窦囊肿致 ADIE 瞳孔 1 例

病历摘要

　　患者，男，36 岁。因右眼视物模糊，视疲劳 3 个月，于 1993 年 8 月 9 日首次就诊。平时双眼视力正常，无头痛及外伤史，无鼻塞、流涕及鼻窦炎史。3 个月前渐感右眼视物模糊，易疲劳，视近物时明显，伴重影感。远视力：右 1.2，左 1.5；近视力：右 1.0，左 1.5。右侧瞳孔直径 6mm，形圆，直接、间接对光反应极迟钝。左侧瞳孔直径 4mm，形圆，直接、间接对光反应灵敏。辐辏调节后右侧无缩瞳反应，眼球运动及视野检查均正常。用 2% 毛果云香碱点眼右侧瞳孔缩小。神经系统检查无异常，腱反射无减弱。颅脑水平位 CT 扫描示右侧后组筛窦近眶下裂处有一实质性肿块，约 0.8cm×0.8cm，CT 值为 37（图 65）。初步诊断：右眼 Adie 瞳孔、右侧筛窦囊肿。

　　[治疗经过]　入院后完善常规术前检查及准备。局麻下行右侧筛窦囊肿摘除术，术中开放后组筛窦时，发现囊肿位于后组筛窦与

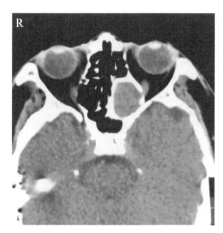

图 65　CT 示左侧筛窦囊肿

蝶窦前壁的交界处，为白色黏液状物。病理检查为黏液囊肿。

[治疗转归]　术后 40 天复查右侧瞳孔直径为 4mm，对光反应仍较弱。术后 6 个月复查见右侧瞳孔与左侧等大，直径 4mm，对光反应灵敏度与左侧相同。患者自诉长时间视物已无疲劳感。

病例分析

Adie 瞳孔又称特发性强直性瞳孔，临床上罕见，若伴有腱反射消失则称为 Adie 综合征（Holmes - Adiesyndrome，HAS），确切病因不明。HAS 在 1931 年由英国人 Adie 首次报道，年发病率约为 4.7/10 万，多见于 30 岁左右年轻女性。该病通常散在发病，没有家族性发病的报道。HAS 患者通常无症状，多在无意中发现。其临床症状无特异性表现，可表现有视近物模糊、眼部绞痛感（通常不严重）、畏光、头痛等。其典型的体征是患侧瞳孔散大，直接、间接对光反射完全或近乎完全消失。另外光 - 近分离也是其特征性的眼部体征，即光反射与调节反射（近反应）分离。近反射的观察一般在明室，检查时应让患者临窗注视无限远后，突然令患者注视眼前约 30cm 的目标，并比较瞳孔的改变。当患者出现对光反射消失、近反射存在，或对光反射减弱、近反射比对光反射强时，即为光 - 近分离，主要见于 Adie 瞳孔、Argyll - Robertson 瞳孔。

裂隙灯检查虹膜卷缩轮的情况是非常必要的。约 90% 的 Adie 瞳孔者可出现蠕虫样运动。Adie 瞳孔者由于其虹膜卷缩轮的丧失呈

笔记

节段性瞳孔麻痹，因此其瞳孔对光刺激有异常运动，表现为保留卷缩轮的虹膜部分收缩，无卷缩轮的虹膜则不收缩，使瞳孔的运动不是正常所见的向心性收缩而表现为钱袋口绳子样运动，称为蠕虫样运动（vermi - formmovements）。因此，瞳孔括约肌的节段性麻痹表现出来瞳孔不再呈圆形而为椭圆形，或出现一些凹凸。约 90% 的 HAS 患者此项体征阳性。随着时间的推移，瞳孔的收缩功能部分可能会恢复，但是仍有大约 10% 的患者瞳孔会永远失去对光或视近物的调节反射。

药物试验：用 0.1% 或 0.0625% 浓度的毛果芸香碱滴入 Adie 瞳孔患者患眼中，30~60 分钟后会出现患眼瞳孔缩小，这是由于去神经支配后过度敏感的结果，一般要起病 2 周后才有此超敏感现象的出现。而这种浓度的毛果芸香碱不会使正常瞳孔收缩。Leavitt 等研究认为使用浓度为 0.0625% 的毛果芸香碱可用来鉴别 Adie 瞳孔和正常瞳孔。

深部腱反射缺失也是 HAS 典型体征之一，其中跟腱反射消失是最常见的体征。这种反射缺失是后天进行性形成的，首先表现在单侧，然后逐渐累积致双侧，并以每年 4% 概率逐渐增加。一旦出现深部腱反射缺失，HAS 就会永久性的存在。

HAS 的主要临床表现为：①单侧瞳孔扩大；②视力正常；③一切瞳孔运动均迟缓；④无上睑下垂及眼外肌麻痹；⑤腱反射消失；⑥滴用稀释毛果芸香碱（0.0625%）30 分钟后瞳孔缩小。符合前 4 项条件即可诊断 Adie 瞳孔，后 2 条可加强诊断。两侧性瞳孔扩大者，②~⑥最好均符合才下诊断。

鼻窦囊肿以黏液囊肿较常见，主要因炎症或解剖异常使鼻窦开口阻塞，致黏液潴留而形成，一般呈膨胀性生长。筛窦囊肿因与眼部解剖关系密切，关于其导致眼部疾病的报道并不少见。主要的原因是：①囊肿可压迫眼眶壁致骨质吸收、破坏，进而突入眼眶使眼球突出；②直接压迫视神经或使血液回流受阻，致视乳头水肿、视力下降或失明；③当囊肿并发感染时，可经血行进入眼眶引起球后视神经炎；④压迫海绵窦，使血液回流受阻，眶内瘀血；⑤压迫动眼、滑车或三叉神经，导致眼外肌麻痹而出现眼球运动障碍、复视等。前组筛窦与眶上壁、内壁和下壁相邻，后组筛窦与眶内壁后部、眶下裂及视神经孔相邻，眶内侧壁厚度仅为 50~200μm，且存在骨间隙、缺损或骨髓小腔，故认为后组筛窦和蝶窦实际上是与视神经管相通的。

张庆泉教授点评

　　筛窦囊肿因与眼部解剖关系密切，筛窦与眼眶、颅底的解剖学关系提示筛窦病变可以累及眶内侧壁，并通过这些骨间隙或缺损直接累及视神经和眶尖，从而引起鼻源性眼部损害。综合以往的病例报道，筛窦黏液囊肿引起的眼部损害主要症状包括视力下降、复视、突眼和头痛等，而以 Adie 瞳孔为表现的报道鲜有发现。

　　目前认为 Adie 瞳孔的发病机制是支配睫状肌和睫状括约肌的节后副交感纤维病变所致。分析此例系筛窦内囊肿刺激，影响了睫状神经节或节后副交感纤维的功能，从而出现上述症状与体征。囊肿摘除后，局部刺激消除，使受累但尚未发生不可逆病变的神经纤维恢复了功能，病变侧瞳孔逐渐恢复正常。

参考文献

1. Adie WJ. Pseudo - argyll robertson pupils with absent tendon reflexes：a benign disorder simulating tabes dorsalis. Br Med J, 1931, 1（3673）：928 - 930.

2. Lowenfeld IE. The pupil：anatomy, physiology, and clinical applications. Detroit：Wayne State University Press, 1993：1085 - 1086.

3. Martinelli P, Minardi C, Ciucci G, et al. Neurophysiological evaluation of areflexia in Holmes - Adie syndrome. Neurophysiol Clin, 1999, 29（3）：255 - 262.

4. 常青，译. 美国威尔斯眼科医院临床眼科图谱和精要. 上海：上海科学技术出版社，2005：251 - 254.

5. Miller NR. The pupil. //Miller NR, Newman NJ, Biousse V, et al. Walshand Hoyt'Sclinicalneuro - ophthalmology：theessentials（2nd ed）. Lippincott Williams & Wilkins：Philadephia, 2007：310 - 311.

6. Leavitt JA, WymanLL, Hodge DO, et al. Pupillary response to four concentrations of pilocarpine in normal subjects：application to testing for Adie tonic pupil. Am J Ophthalmol, 2002, 133（3）：333 - 336.

7. 施殿雄. 实用眼科诊断. 上海：上海科学技术出版社，2005：915 - 929.

8. Loo JL, Looi AL, Seah LL. Visual outcomes in patients with paranasal mucoceles. Ophthalmic Plast Reconstr Surg, 2009, 25（2）：126 - 129.

9. 李源，许庚，张革化，等. 鼻源性视功能损害的诊断和鼻内窥镜手术治疗. 中华耳鼻咽喉科杂志，2000，35（4）：260 - 262.

10. 刘家琦. 实用眼科学. 北京：人民卫生出版社，1984：598.

11. 朱宇宏，孙英. 筛窦囊肿致 ADIE 瞳孔 1 例. 耳鼻喉学报，1996，10（2）：99.

（王丽　朱宇宏　孙英　姜绍红　张庆泉）

117

028　额窦神经纤维瘤致额窦黏液囊肿1例

病历摘要

患者，女，46岁。因右眼球突出10个月入院。患者10个月前右眼球突出，伴头部钝痛，位置不定，无视力下降、复视、血涕、鼻塞、嗅觉障碍及发热等症状，抗炎效果不佳，症状渐加重收住院。无既往史。查体示右眼球外突，眼球活动自如，右额窦前壁略隆起，略压痛，右鼻腔未见明显异常。CT示右额窦内有边缘为弧形的高密度影，眶上壁骨质有破坏，肿块侵及眶内。局麻下行鼻外额窦切开术：于右内眦及眶内上角浸润麻醉，于右鼻侧自眶内上角向下距内眦0.5cm切开皮肤及皮下组织，暴露骨面，见右额窦前下壁隆起，侵及眼眶，骨壁薄，咬骨钳咬除骨性薄壁见额窦内有一直径约1.5cm的囊肿，扩大额窦骨窗，见右侧额窦较左侧发育好并越过中线延伸至左侧，右额窦腔窦口处有一约1.5cm×1.0cm×1.0cm大的新生物，实性，较硬，阻塞窦口，清理病变组织，见额窦后壁完整，于中鼻道前端开放额窦窦口，自鼻腔放置管径1cm的硅胶管于窦口，固定于额部皮肤，缝合切口，鼻腔填塞膨胀海绵。术后予止血抗炎治疗，2天后取出鼻腔填塞物，每日鼻腔换药，术后2个月取出额窦引流管。术后右眼视力无下降，眼球无突出，活动自如，无复视。病理结果：黏液囊肿；神经纤维瘤。

病例分析

神经纤维瘤最早由Verocay报道，是常见的周围神经肿瘤，现多认为起源于神经外胚层演化的神经鞘膜施万（schwann）细胞，原发于鼻部者极少，占鼻部良性肿瘤的2.75%。唐忠怀等在10220例耳鼻咽喉科肿瘤病理标本中，仅发现24例鼻部神经纤维瘤。张瀛等在1815例耳鼻咽喉科肿瘤病理标本中，仅发现6例神经纤维瘤，未发现鼻部神经纤维瘤。神经纤维瘤90%为单发性，仅10%

呈多发性，瘤体无完整包膜，多有压迫疼痛感，为圆形或类圆形软组织肿块，对周围可有压迫性骨组织吸收。鼻窦黏液囊肿常见于筛窦和额窦。其病因主要有窦口阻塞说、黏液腺膨大说与真性肿瘤说。根据本例发病的部位考虑，纤维瘤的神经来源可能是嗅神经的一个小分支。因神经纤维瘤长期阻塞窦口，使窦内引流中断，窦内黏液潴留最终形成额窦黏液囊肿。手术治疗鼻窦神经纤维瘤和鼻窦黏液囊肿均应尽早进行，鼻窦黏液囊肿手术切除囊肿，恢复并扩大了患窦与鼻腔间的引流通道。因神经纤维瘤不易彻底切除，较易复发，并且易恶变为肉瘤（恶变率为 3%～12%），且预后差，故术后须加强随访。

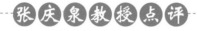

张庆泉教授点评

任何肿瘤堵塞鼻窦窦口都可以造成鼻窦黏液的引流受阻，窦口的神经纤维瘤也是一样。根据本例发病的部位考虑，纤维瘤的神经来源可能是嗅神经的一个小分支。因神经纤维瘤长期阻塞窦口使窦内引流中断，窦内黏液潴留最终形成额窦黏液囊肿。神经纤维瘤发生于耳鼻咽喉器官者较少见，而黏液囊肿较常见，但鼻窦神经纤维瘤导致黏液囊肿未见报道，本病实属少见。

手术治疗鼻窦神经纤维瘤和鼻窦黏液囊肿均应尽早进行，鼻窦黏液囊肿手术引流囊肿，恢复并扩大了鼻窦与鼻腔间的引流通道。因神经纤维瘤不易切除彻底，较易复发，并且易恶变为肉瘤，且预后差，故术后须加强随访。

参考文献

1. 孙岩，宋西成，张庆泉，等．额窦神经纤维瘤致额窦黏液囊肿 1 例报告．山东大学耳鼻喉眼学报，2005，19（1）：34－35.

2. 卜国铉．鼻科学．上海：上海科技出版社，2000：549－551.

3. 刘磊，韩冰，宋玉芬，等．双侧上颌窦神经纤维瘤 1 例．临床耳鼻咽喉科杂志，2003，17（1）：24.

4. 唐忠怀，沈招娣．10220 例耳鼻咽喉科肿瘤的病理分析．中华耳鼻咽喉科杂志，1983，18（2）：107.

5. 张瀛，叶聪俊，葛继红，等．1815 例耳鼻咽喉科肿瘤资料分析．临床耳鼻咽喉科杂志，2002，16（5）：238.

（孙岩 张华 陈良 宋西成 张庆泉）

029　上颌窦炎症性肌母细胞瘤 1 例

病历摘要

　　患者，女，40 岁。于 2002 年 11 月上旬出现左侧头面部疼痛不适，以左侧上颌牙痛为主，伴左眼不适，来我科就诊，CT 诊断为左侧上颌窦炎。于 11 月 16 日行左侧上颌窦根治术，术中见上颌窦内黏膜明显增厚水肿，左下第 4、第 5 牙根尖处有小脓包形成，左侧中鼻道及筛窦有息肉样物，未见明显肿瘤样物体，术中切除病变组织，开放左侧筛窦、上颌窦，术后抗炎治疗，无特殊反应。出院后患者左侧上列牙仍感疼痛，于我院门诊行左上第 5、第 6 牙治疗后症状无明显缓解，并且夜间疼痛症状加重，同时出现左眼突出，左眼视力轻度下降，左外视时有轻度复视，门诊行 CT、MRI 检查发现眶内及左侧上颌窦肿块，于 2002 年 12 月 4 日再次收入院。入院查体：颈部浅表淋巴结未见肿大，左上列第 5、第 6 牙已治疗，无红肿松动。鼻腔未见明显息肉及肿瘤样新生物，左上颌窦区轻压痛。CT 见左侧上颌窦、左筛窦密度增高，左眼眶内下方有肿块隆起，左眼球突出，突出度 11～13（104MM），L/R10，眼球各向活动好，于左眶下可扪及眶内硬性肿块，表面不平，边界不清，质硬，触痛明显，眼底无异常（图 66，图 67）。实验室检查：球蛋白 44.33g/L，白蛋白 32.33g/L；血常规：WBC 为 5.65×10^9/L，

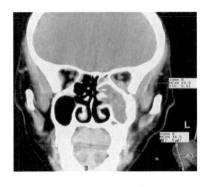
图 66　左侧上颌窦及左侧眶下方有密度增高影，无明显骨质破坏

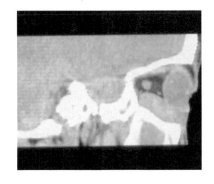
图 67　左侧眶内下方可见肿块影，边界尚清，无明显骨质破坏

NEUT 为 57.2%，HbsAg 阳性。自身抗体检验（ANAENADNA – ALANCA）阴性，ESR 为 70mm/h，IgG 为 22.79g/L，IgA、IgM 正常，C3、C4 正常，细菌培养阴性。请风湿科会诊排除结缔组织病。初步诊断：考虑上颌窦良性肿瘤。

[治疗过程]　完善检查后于 12 月 8 日行局麻下鼻内镜下筛窦、上颌窦探查术，术中见左侧鼻腔中鼻道黏膜轻度水肿，表面光滑，有陈旧性瘢痕，开放筛窦时发现筛窦内组织较硬，开放后见内有少量分泌物，开放上颌窦自然口时，其局部斑痕阻塞致开放困难，后自原口腔内唇龈切口进入上颌窦，清除脓性分泌物后见上颌窦内斑痕组织较多，界限不清，清除窦内组织后开放窦口，气囊压迫止血。术后病理不能确诊，请 301 医院及北京协和医院病理科会诊，诊断为炎性肌纤维母细胞瘤（图 68）。

图 68　切片中可见较多肌纤维细胞，并有大量炎症性细胞浸润（HE×40）

[治疗转归]　该患者确诊后行局部放疗，眼部症状好转，随访 1 年尚无复发及其他转移。

病例分析

炎症性肌纤维母细胞瘤是一种假肉瘤样病变，文献中名称不一，又称炎性假瘤、浆细胞肉芽肿、良性肌纤维母细胞瘤、纤维黄色瘤、黏液样错构瘤、炎症性肌纤维组织细胞增生、炎症性纤维肉瘤等。1921 年 Symmers 首先报道此病，该病变常见的部位主要在肺部，1995 年 Coffin 等分析了 84 例肺外炎症性肌纤维母细胞瘤患者，认为人体多种器官，如脑、眼、鼻咽部、肝脏、膀胱、子宫等均可发病，迄今为止，尚未见原发于上颌窦的病例报道。

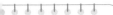 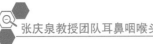

本病的基本病理改变为细长梭形的肌纤维母细胞和成纤维细胞增生，伴有不同程度的慢性炎性细胞浸润，组织来源不明。但是该病的病理学形态变化多样，淋巴细胞、浆细胞、组织细胞及梭形间叶细胞等不同类型的细胞在不同的病变中数量不同，甚至在同一病变的不同部位也不同。该病以肌纤维母细胞增生为主，炎症性细胞较多，主要为淋巴细胞和浆细胞，并可见多量纤维细胞，局部可见在骨小梁之间生长。组织形态学及免疫组织化学染色均支持肌纤维母细胞瘤的诊断。

一般认为该病是良性的，不会发生转移，但可以局部复发，也有人认为这一病变具有侵袭性行为，具有术后复发并向周围组织浸润和远处转移的特征。本例病变原发于左侧上颌窦，肿瘤细胞沿血管神经束间隙侵润到眶内骨面，然后在眶内单独生长，而骨质表现完整，无明显侵润及破坏，生长方式以侵润性生长为主，更加证实了其有局部侵润和转移的特点。

肌纤维母细胞瘤为良性病变，呈侵袭性生长，无明显边界，易复发，行手术治疗往往无法保证术野中无肿瘤细胞残留，而少许残留就可再次复发，并且手术要去掉病变周围大部分组织，损伤大，所以手术不作为首选的治疗方法。

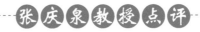

张庆泉教授点评

炎症性肌纤维母细胞瘤是一种假肉瘤样病变，迄今为止，尚未见原发于上颌窦的病例报道。一般认为该病是良性的，不会发生转移，但可以局部复发，生长方式以侵润性生长为主，更加证实了其有局部侵润和转移的特点。

因其为侵袭性生长的良性病变，无明显边界，易复发，行手术治疗往往无法保证术野中无肿瘤细胞残留，少许残留就可再次复发，并且手术损伤大，所以手术不作为首选的治疗方法。该病放疗不如癌组织敏感，放疗量为 65 ~70Gy，行放疗 40Gy 后应间隔 1~2 周再放疗。放疗结束后可用顺铂、环磷酰胺，激素等循环化疗，如 CHOP 方案，要达到完全治愈的目的较为困难。

参考文献

1. 赖日权. 软组织肿瘤病理学. 北京：人民卫生出版社，1998，229-231.
2. Coffin CM, Watterson J, Priest JR, et al. Extrapulmonary inflammatory myofibroblastic tumor (inflammatory pseudotumor). A clinicopathologic and immunohistochemical study of 84 cases. Am J Surg Pathol, 1995, 19 (8)：859-872.
3. Biselli R, Ferlini C, Fattorossi A, et al. Inflammatory myofibroblastic tumor (inflammatory pseudotumor)：DNA flow cytometric analysis of nine pediatric cases. Cancer, 1996, 77 (4)：778-784.
4. 张华，张庆泉，宋西成. 上颌窦炎症性肌母细胞瘤（附1例报告）. 青岛大学医学院学报，2005，62 (1)：79.

（张华　吕巧英　刘雪艳　宫本娜　刘丽萍　宋西成　张庆泉）

030 额窦巨大骨瘤 2 例

病历摘要

　　病例 1：患者，女，27 岁。因右额部隆起伴眼球前下移位 3 年，于 2007 年 6 月 20 日入院。患者 3 年前出现右侧额部隆起伴右眼球前下方移位，逐渐加重，近 3 个月来出现复视。经眼科首诊行 CT 检查，发现额窦骨性占位，遂转诊于我科。体检：右额窦前壁及其偏上方有一硬性隆起，大小约 5.0cm×5.0cm×2.0cm，边缘清楚、无压痛、无波动感。鼻部及颅神经检查未见异常，眼科检查眶距明显增宽，右眼球向前下方移位，视力无变化，复视图像呈现内直肌、上斜肌麻痹状态。头颅 X 线正、侧位片及头颅 CT 均显示额窦前壁有一不规则骨性隆起，向前下方侵及眼眶，向后压迫后壁侵及颅内，范围约 8.5cm×6.5cm×4.0cm。初步诊断：右额窦骨瘤累及眼眶、颅内。

　　[治疗经过]　入院径神经外科、眼科及耳鼻咽喉头颈外科联合会诊后，在全身麻醉下沿头皮冠状位切口切开头皮，将额部皮瓣整个剥离翻转向下至眼眶，尽量保护眶上神经，重点分离右侧皮瓣，见额窦局部隆起骨瘤位于中线偏右侧且侵及眼眶，电钻沿边缘磨开骨质，保留正常骨质，后方侵及颅内大小约 7.5cm×5.5cm×

3.5cm，质硬、边缘清、骨质呈致密型。肿瘤由额窦前壁长出，向后侵及颅内致右额部硬脑膜暴露2.0cm×1.5cm。于骨瘤四周分离，尽量保护眼眶组织和硬脑膜，完整切除骨瘤。刮除额窦黏膜，封闭右侧鼻额管，额窦及骨瘤切除的空腔用保留之骨片及肌肉组织填塞封闭，将眼球复位，异种脱细胞真皮基质修复脑膜，空腔直接填塞封闭，将皮瓣复位，对位缝合。病理报告：额窦骨瘤。

　　[治疗转归]　术后第4天换药见局部略肿胀，第11天拆线，第16天出院。出院后定期随访，患者无其他不适。1年后复查未见骨瘤复发。

　　病例2：患者，男，62岁。发现右侧额部隆起及右眼球移位1个月，偶伴有头痛。专科检查：右眉弓部骨性隆起，触之坚硬，鼻腔黏膜轻度充血，右侧下鼻甲肿大。鼻窦CT诊断为额窦骨瘤（图69）。初步诊断：额窦骨瘤。

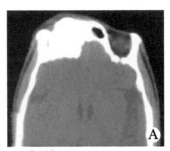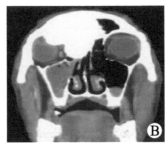

A：水平位　　　　　　　　　　B：冠状位

图69　鼻窦CT示右侧额窦内有形态不规则的骨性致密影，向对侧额窦、同侧筛窦以及后上方扩展，右额叶脑组织受压向后移位

　　[治疗经过]　2009年2月12日全麻下做右侧额部冠状切口，深达骨膜，妥善止血，皮瓣从额骨表面向前下分离至眉弓处见额部明显隆起，右侧眉弓处尤为明显，将皮瓣进一步向下分离右侧眶上神经血管，充分暴露额骨鼻突及鼻骨。于右侧额窦前壁眉弓处磨开额窦骨皮质，见骨皮质薄如蛋壳，其下为质地坚硬的骨瘤组织，扩大骨窗见肿瘤范围较广，向上至眉弓上缘约3.0cm处，肿瘤左右径为7.5cm，蒂位于右额窦内侧壁向下达鼻骨中部，鼻骨骨质变薄向下后累及前组筛窦、筛顶及额窦后壁。鼻腔内应用导航定位予以暴露突至筛窦鼻腔的骨瘤，周边分离清楚。磨除和凿除肿瘤组织约5.5cm×3.5cm×3.5cm（图70），额窦后壁硬脑膜至右筛顶硬脑膜暴露约3.0cm×2.0cm，有脑脊液溢出（图71），刮除窦腔内残余

黏膜，取明胶海绵及脱细胞真皮基质修复膜、颞肌修补硬脑膜缺损，封闭脑脊液漏，耳脑胶黏附，封闭鼻额管，将额部皮瓣复位，依次缝合骨膜帽状腱膜及皮肤。病理报告：骨瘤（坚质型）。

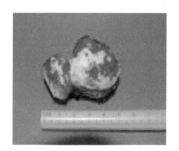

图 70　切除的骨瘤组织

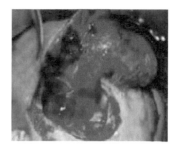

图 71　骨瘤切除后脑膜暴露，
　　　　发生脑脊液漏

[**治疗转归**]　术后患者取平卧位，应用抗生素、脱水剂，术后第 3 天头痛症状消失，术后第 8 天拆线，切口 I 期愈合，无脑脊液鼻漏及颅内感染等并发症出现。6 个月后复查，患者一切正常。

病例分析

　　鼻窦骨瘤是最常见的鼻窦良性肿瘤，好发于男性，骨瘤生长极慢，青年期发病率占 50%，到成年后可自行停止发展。本文男、女各 1 例，第 1 例为 27 岁；第例 2 则为 62 岁老人，可能发病在青春期，有部分病症一直持续缓慢发展，以至于造成眼球移位等症状。骨瘤发生部位以额窦者最多，筛窦次之，上颌窦及蝶窦极少发生，也有鼻腔偶发者。由于发生部位及发展方式不同，可分为内生骨瘤及外生骨瘤两种类型。外生骨瘤发生极少，即使发病也以上颌骨多见，但有时亦会向窦内及窦外两个方向生长。

　　1. **病因**。原因不详，有胚胎残留、外伤、感染、内分泌紊乱及遗传学说。但多数专家支持倾向于胚胎残留学说，并认为在发生学上，两种不同组织的交接部位都可能发生肿瘤。颅骨各部，或为膜内成骨，或为软骨内成骨。即在发生学上，颅骨在发生骨化之前，须经过 2 个阶段的变化：侵入脑泡的间充质增厚为膜，继转化为软骨。凡由软骨发生骨化者，为软骨内成骨，如除额骨眶部及蝶骨大翼外侧部位的所有颅底各骨。凡未经软骨阶段，直接由膜发生骨化者为膜内成骨，如除枕骨的一部分外的所有构成颅穹窿的颅骨。形成鼻腔各壁者基本属软骨内成骨，因而有称之为鼻软骨内成骨。骨瘤好发于额骨与筛骨之间、蝶骨小翼与额骨眶板之间或上颌骨内。骨瘤来源于膜性组织者，发展成坚质型骨瘤，来源于软骨组织者，发展为松质型骨瘤，同时来源于两种组织者（如上颌骨），发展成为混合型骨瘤。本文 2 例均为坚质型，应该来源于膜性组织。

2. **病理**。鼻部骨瘤均发生在鼻窦或鼻腔的骨壁上，表面为黏膜所覆盖呈球形或结节状，表面光滑、质硬，带蒂或广基。单发较多，多发极少。其组织结构可分 3 型：①坚质型（compactform），即象牙型（ivoryform），由成骨的致密骨板组成，质坚硬似象牙；②松质型（spongyform），即海绵型，其结构由骨化的纤维组织组成，骨组织排列不规则于其中，有时可见成骨细胞，表面为很坚硬的骨囊所包囊；③混合型（mixedform），发病较高，肿瘤的大部分或周缘部分常为坚质型，核心或基底部分为松质型。

3. **临床表现**。鼻窦骨瘤小者，一般无临床表现，常在鼻窦影像学检查时偶然被发现。逐渐增大的骨瘤，依其所在部位及侵犯的范围而引起各种临床症状。发生于额窦的骨瘤，可因额鼻管受阻出现头痛；发展入眶，则在同侧眶内角或内上角出现硬性隆起，眼球发生移位、复视等；发展入颅则压迫脑部，引起颅内症状，或诱发颅内感染。本文 2 例均是以眼球移位、复视及头痛等症状就诊，检查时发现眼球前下移位，额部隆起。

4. **诊断**。主要依靠临床症状和表现，应及时进行鼻窦 X 线片和 CT 检查。影像学检查是诊断鼻窦骨瘤的重要手段，坚质型骨瘤 CT 呈密度增高性改变，而松质型则为密度疏松样改变，混合型则可为骨壳呈密度增高性，而内部则呈疏松样改变。坚质型额窦骨瘤一般体积小，本文 2 例均属坚质型，质地坚硬，体积大且突向眼眶、颅内，位于右侧额窦内侧壁和前壁，而且突向眼眶、颅内，其中 1 例合并颅内积气临床更为罕见。

5. **手术方式**。额窦小的骨瘤可以通过许多方式切除，如鼻内镜下或依靠影像导航定位进行。经鼻内手术切除困难者可以采取眉弓及内侧小切口进行，巨大骨瘤应该进行扩大切口切除，本文 2 例因骨瘤体积大，故在去除骨瘤时额窦前壁骨窗应足够大，使用全冠状切口和半冠状位切口可使术野更为清楚，后者因为侵及筛窦和鼻腔，鼻腔筛窦部分应用影像导航系统予以定位分离，术中同时修补脑膜缺损和脑脊液鼻漏及缺损的前颅底。术中在凿除或磨除骨瘤时，操作应与前颅底平行以免损伤脑组织。应用耳脑胶黏附颞肌修补缺损的脑膜处，使手术保险系数更大。根据骨瘤的大小和位置，采取合适的手术径路和手术方法是必要的，第1例患者因为是女性且有瘢痕体质，行头皮内的全冠状位切口，避免了面部瘢痕的形成，第2例患者要求手术方便，所以进行了半侧冠状位的局部切口，且使用了影像导航技术定位鼻内和筛窦病变。术后应保持合理的体位，及时应用抗生素，适度应用脱水剂，必要时可以脑细胞营养药物，对于防止颅内感染、脑脊液鼻漏的发生有积极作用。

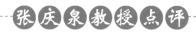

张庆泉教授点评

　　额窦骨瘤较为少见，巨大的额窦骨瘤更为少见。本文2例均是以眼球移位、复视及头痛等症状就诊。诊断主要依靠临床症状和体征以及影像学检查，影像学检查是诊断鼻窦骨瘤的重要手段，本文2例均属坚质型，质地坚硬，体积大且突向眼眶、颅内，位于右侧额窦内侧壁和前壁，而且突向眼眶、颅内，1例并颅内积气临床更为罕见。根据骨瘤的大小和位置，采取合适的手术径路和手术方法是必要的，术后应保持合理的体位，及时应用抗生素，适度应用脱水剂，对防止颅内感染、脑脊液鼻漏的发生有积极作用。

参考文献

1. 唐成忠，刘建敏，黄英. 额窦巨大骨瘤1例. 四川医学，2009，30（6）：987.
2. Van Lindert E，Pemeczky A，Fries E，et al. The supraorbital keyhole approach to supratentorial aneurysms：concept and technique. Surg Neurol，1998，49（5）：489 – 490.
3. 张天振，张庆泉，王锡温，等. 眉弓切口鼻内镜下眶内壁骨折整复术. 中国耳鼻咽喉头颈外科，2004，11（4）：256.
4. 孔锋，王宁宇. 巨大额窦骨瘤伴颅内积气一例. 中华耳鼻咽喉科杂志，1998，33（4）：254.
5. 宋西成，陈丽艳，张庆泉，等. 影像导航辅助鼻内镜下筛窦骨瘤切除术. 中华耳鼻咽喉头颈外科杂志，2011，46（2）：91 – 95.
6. 张天振，张庆泉，王锡温，等. 脑脊液鼻漏的手术体会. 中国耳鼻咽喉颅底外科杂志，2007，13（2）：145 – 146.
7. 张庆泉，孙岩，赵昕. 额窦骨瘤. 中国医学文摘耳鼻咽喉科学，2011，26（3）：145 – 146.

（张华　张述华　张艳红　孙岩　赵昕　张庆泉）

031 上颌窦牙源性表皮样囊肿1例

病历摘要

患者，男，35岁。6个月前无明显诱因出现右侧鼻塞，流清涕，偶有黄色脓涕，无臭味，伴右侧面部胀痛，无鼻痒，无打喷嚏，无咳嗽、咳痰，曾到烟台某医院就诊，给予抗感染、理疗等治疗后无明显效果。为行进一步治疗，于我院门诊就诊，以"上颌窦肿块（右）"收入院。查体一般情况好；心肺听诊无明显异常，腹部平软，无明显压痛、反跳痛。专科检查见右侧鼻腔黏膜苍白水肿，左侧鼻腔黏膜充血水肿，双侧下鼻甲肥大，鼻腔狭窄，右侧鼻腔见脓性分泌物。上列牙整齐，牙龈无肿胀、充血，无触痛。2018年2月21日鼻窦CT示右侧上颌窦占位并周围受累，有牙齿影（图72）。鼻内镜检查示侧鼻腔黏膜苍白水肿，左侧鼻腔黏膜充血水肿，双侧下鼻甲肥大，鼻腔狭窄，右侧鼻腔见脓性分泌物。鼻咽部未见明显新生物。初步诊断：鼻窦肿块（右侧上颌窦）；慢性鼻窦炎。

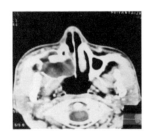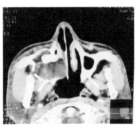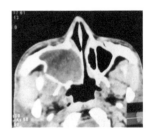

图72　CT示右侧上颌窦含牙的囊肿膨胀样改变

[治疗经过]　入院后完善相关检查。腹部B超检查示肝囊肿，肝内血管瘤。血常规、尿常规、大便常规、CRP、术前四项、凝血五项、肝功能、肾功能、血糖、血脂、电解质、胸片、肺功能、心电图检查均未见明显异常。排除手术禁忌后，于2月24日在气管插管全麻下行鼻内镜下右侧上颌窦肿块切除+上颌窦开放+右侧下鼻甲部分切除术。术中见右侧下鼻甲肿大，并向鼻腔内侧隆起，剥离子于右侧下鼻甲隆起处刺入，见下鼻道内大量白色豆腐样新生物，质脆。切除新生物后，切除部分下鼻甲，开放右侧上颌窦，见

右侧上颌窦腔内大量白色豆腐样新生物，质脆，给予切除牙齿固定较硬，未予拔出。奥硝唑注射液冲洗术腔。术后给予阿莫西林克拉维酸钾静滴抗感染治疗，二乙酰氨乙酸乙二胺静滴止血，氨溴索注射液静滴促进上颌窦分泌物外排，并给予补液治疗。术后病理结果为右侧上颌窦表皮样囊肿。术后 3 天抽出鼻腔填塞的膨胀海绵，右侧上颌窦见血痂及明胶海绵，给予清理，鼻腔及上颌窦窦腔见少许渗血。术后 2 个月复诊见右侧上颌窦腔内大量黄色结痂，伴臭味，每天给予术腔清理后见黄色结痂下方见脓性分泌物，并头孢呋辛钠静滴抗感染治疗 4 天，生理海水右侧鼻腔喷鼻，保持鼻腔湿润，鼻腔臭味逐渐消失。随诊 3 个月，患者右侧上颌窦窦腔上皮化良好，无结痂，无脓性分泌物，无鼻腔臭味，无复发（图 73）。

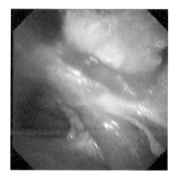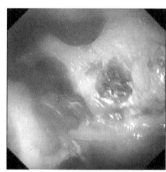

图 73　术后 3 个月术腔改变

病例分析

　　鼻窦囊肿以鼻窦的黏液样囊肿、浆液性囊肿及鼻窦气囊肿、牙源性囊肿比较多见，但是鼻窦的表皮样囊肿比较罕见，目前国内国外的相关资料报道也较少。皮样囊肿（dermoidcyst）或表皮样囊肿（epidermoidcyst）大多数好发于口底、颏下、眼睑、额、鼻、眶外侧及耳下等皮肤和黏膜。

　　1. **病因**。表皮样囊肿起源于皮肤外胚层的异位胚胎残余组织，由胚胎早期时皮肤外胚层细胞的移行异常发展而形成，也可由损伤或手术过程中上皮细胞植入深层组织内而形成。表皮样囊肿囊壁仅有表皮结构，不含皮肤附件，囊内常含有脱落上皮、角蛋白、角化细胞、鳞屑、胆固醇及干酪样物等成分。

笔记

2. **诊断**。李春福等报道过 60 例表皮及皮样囊肿，并总结了这些病例临床表现。但是针对上颌窦表皮样囊肿的临床表现描述较少。根据罗峰、孟文慧报道的相关病例及本科室病例的临床表现可归纳为：①临床表现。患侧面部胀痛、麻木，随着窦腔内囊肿的逐渐增大可引起患侧面部膨隆，患者伴或不伴上列牙龈肿胀。有的患者可有鼻塞、流涕、嗅觉减退等症状，合并感染时可出现脓涕。向上侵犯眼眶可引起眼部症状，与鼻窦黏液腺囊肿表现相似，如眼球移位、溢泪、复视、头痛、眼痛等症状。②查体。患侧鼻腔外侧壁向鼻腔内隆起，伴或不伴中鼻道脓性分泌物，患侧面部隆起，可有压痛，检查患侧牙龈，伴有感染时可出现牙龈肿胀，压痛，但检查无瘘管形成。手术中见上颌窦内豆渣样新生物，囊壁不明显，并与上颌窦壁无明显边界，容易侵犯周围骨质。③CT 检查。窦腔扩大，并见低密度影，伴周围骨质破坏，窦腔内可见部分高密度影。常容易与上颌窦黏液样囊肿相混淆。

3. **鉴别诊断**。①鼻窦骨瘤。鼻窦骨瘤为鼻窦常见肿瘤之一，额窦多见，次为筛窦，上颌窦较少，蝶窦最少。该病多见于青年期，男性较多，生长缓慢。小者无症状，大者可有头痛，超出窦腔可引起鼻眼症状及面部疼痛。X 线摄片可见肿瘤大小及部位。手术切除为主要治疗方法。②鼻窦黏液样囊肿。鼻窦囊肿指原发于鼻窦内或来源于牙或牙根并向上颌窦内发展的囊性肿块。鼻窦黏液囊肿为鼻窦囊肿中最常见者，多发于筛窦，其次为额窦，上颌窦较少见，原发于蝶窦罕见。本病多见于青年和中年人，10 岁以下儿童不患此病。本病多为单侧。早期可无任何不适，以后逐渐增大，压迫囊壁，可引起头痛。施行鼻窦囊肿切除术，并在受累鼻窦与鼻腔间建立宽畅的通道，以利引流，防止复发。③上颌窦含牙囊肿。含牙囊肿好发部位依次为下颌第 3 磨牙区、上颌尖牙区、上颌第三磨牙区和下颌前磨牙区。早期无症状，较大时出现颌骨膨隆，骨质变薄，若囊肿增大、颌骨膨胀明显可扪及乒乓球感，除来源于多余牙者外，一般囊肿部位有牙齿缺失，囊液多为草黄色或草绿色，清亮，感染后则囊液混浊或呈白色脓性稀薄液。囊肿在 X 线片上可显示出一清晰圆形或卵圆形的透光阴影，边缘清晰，周围有白色骨质反应线，同时见到含有完整牙，牙冠朝向囊肿，囊壁连于牙冠与牙根分界处。含牙囊肿应行手术治疗，手术原则为完整摘除囊肿和挖除埋藏的牙齿。

4. **治疗**。手术切除可治愈。囊肿的去除可通过完整切除，如果未能去除完整的囊壁，囊肿可能复发。上颌窦腔内的表皮样囊肿与窦腔骨质密切相连，无明显界限，手术中应完全清除，紧从牙龈近路无法完全清除，避免面部近路引起瘢痕形成，影响面容，现均可鼻内镜下鼻腔径路，切除鼻腔外侧壁，完全暴露上颌窦腔，利于手术完全清除病灶及引流，防止术后复发。继发感染的表皮样囊肿同时给予抗生素治疗。

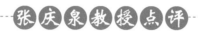

张庆泉教授点评

　　上颌窦牙源性表皮样囊肿可表现为患侧面部胀痛、麻木，随着窦腔内囊肿的逐渐增大可引起患侧面部膨隆，伴或不伴上列牙龈肿胀，可有鼻塞、流涕、嗅觉减退等症状，合并感染时可出现脓涕。向上侵犯眼眶可引起眼部症状如眼球移位、溢泪、复视、头痛、眼痛等症状。

　　手术切除可以治愈。上颌窦腔内的表皮样囊肿与窦腔骨质密切相连，无明显界限，手术中应完全清除，多采用柯陆氏径路手术可清除囊肿。现也可行鼻内镜下洞前窝径路，切开鼻腔外侧壁，根据情况判断是否切除鼻腔外侧壁或者部分切除，充分暴露上颌窦腔，利于手术完全清除病灶及引流，防止术后复发。继发感染者同时给予抗生素治疗。牙齿可以同时拔出；若坚固不予拔出，开放术腔即可。

参考文献

1. 艾松涛，余强，孙明华，等．全身多发巨大型表皮样囊肿 1 例报告．复旦学报（医学版），2007，34（6）：921.

2. 李春福，苗凤源，徐冠杰．表皮样囊肿及皮样囊肿在耳鼻咽喉科的表现（附 60 例报告）．北京第二医学院院报，1982，3（2）：140 – 142.

3. 罗峰．上颌窦表皮样囊肿 1 例报告．实用口腔医学杂志，1986，2（2）：123 – 124.

4. 孟文慧，满一，哈德提·别克米托夫，等．上颌窦内巨大表皮样囊肿 1 例报告．医学理论与实践，2005，18（8）：914 – 915.

（张芬　王贝贝　张伟　孙怡　张彦　林青　李志云　张庆泉）

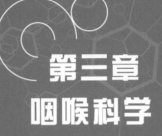

第三章 咽喉科学

032 鼻咽部副耳 1 例

📋 病历摘要

患儿，男，4 岁。因自幼睡眠打鼾，发现咽部肿块 1 天，于 2006 年 7 月 9 日入院。患儿出生时即发现张口呼吸，鼻腔通气差，睡眠时打鼾，吃奶时不能经鼻呼吸，出现反复呛咳，经过 10 余天后进食好转，睡眠打鼾持续存在，当时未就诊，1 天前患者出现发热，高达 39 度，伴全身斑丘疹，来我院就诊，诊为病毒疹，行咽部检查时发现鼻咽部肿块，转入我科，以鼻咽肿块收入院。入院查体：一般情况好，面部躯干手足掌等可见散在的米粒大红斑丘疹，耳廓对称无畸形，鼻咽检查咽后壁可见自鼻咽部垂下淡黄色条索状新生物，表面黏膜光滑，无红肿，与咽后壁无粘连，悬雍垂居中，咽反射正常。鼻咽部 CT 示左侧鼻咽部可见软组织密度影，颅底骨质未见明显破坏（图74）。入院诊断：鼻咽部肿块。

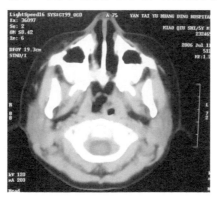

图74　鼻咽部副耳的CT图像

[诊疗经过]　入院后完善检查给予抗病毒药物治疗，患者全身斑丘疹消退，于2006年7月25日在全麻下行鼻咽部肿块切除术，术中见左侧咽后壁一淡黄色肿块自鼻咽部垂下，呈条索状，表面光滑，无异常搏动，鼻咽顶后壁可见肥大的增殖体，肿块蒂部位于软腭鼻咽面与鼻咽侧壁交界处，与增殖体无明显关系，电刀沿肿块附着处烧灼肿块蒂部，将肿块完整切除，并切除肥大的增殖体，见切除肿块为实性，呈条索状，质韧，约3.5cm×1.5cm×1.0cm（图75），表面皮肤光滑，剖开可见其内为软骨（图76）。术后患者睡眠打鼾及鼻塞消失。术后病理：光镜下可见病变中心为弹性软骨，表面为皮肤覆盖，病变组织符合副耳。顺利出院。

[治疗转归]　术后患者鼻腔通气改善，睡眠打鼾消失，进食无鼻腔反流。

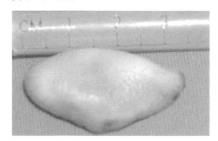

图75　副耳的外观图

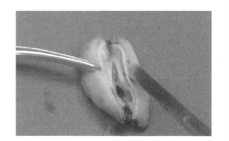

图76　副耳剖开所见

病例分析

人类的外耳发生自第1鳃沟的背侧端，围绕着第1鳃沟的周围,在第 1 鳃弓和第 2 鳃弓背侧端的间充质增生隆起,各形成 3 个耳结节,这 6 个耳结节发育融合形成耳廓。第 1 鳃弓的第 1 耳结节(位于腹侧端)形成后来的耳屏,第 2、第 3 耳结节(位于背侧端)形成后来的耳轮脚。第 2 鳃弓的 3 个耳结节形成后来的耳轮和对耳屏。副耳来源于第 1 鳃弓。陈金华等研究发现含有软骨的副耳远比不含软骨的副耳要多,表明副耳和正常耳廓的组织结构相同,大多是来源于外胚层的皮肤和中胚层的软骨及结缔组织。但所有副耳患者的耳廓形态和大小,以及耳屏、耳轮脚、耳垂等各结构的形态和大小均正常,每个副耳与其邻近的耳屏、耳轮脚等耳廓的正常结构都界限分明,表明副耳与正常耳廓的发育并无直接联系,只是第 1 鳃弓上与正常 3 个耳结节邻近(多在 3 个耳结节前方)的间充质及其表面覆盖的外胚层过度增生形成额外的耳结节,而后发育形成副耳。

副耳是一种先天性发育畸形,多表现为耳屏前生后即有的单个或多个赘物。形状各异,可以是柱状、球形、分叉状等。副耳多位于耳屏前方,亦可移至颊部或颈部,发生于鼻咽部的副耳较为罕见。1964 年 Schuring 报道 1 例发生于鼻咽部的副耳,是由迷走神经的耳廓原基发展而来,实属罕见。本病例术前诊断鼻咽部肿块,考虑先天性疾病的可能性大,亦未考虑到鼻咽部副耳,术中所见及术后的病理证实为副耳。

有关副耳遗传的文献甚少,国内在 1987 年以前尚无报道。彭玉成对副耳家族进行遗传学分析,发现大部分家族的发病特点符合常染色体显性遗传规律,但是有的家族有隔代遗传现象,可能由于致病基因受到内外环境或其他基因的制约作用,抑制了其表现型反应,可用常染色体显性遗传中的不规则显性来解释。从遗传学角度来看,本病为单基因遗传病,是由于某种因素引起控制耳廓发育的某一基因发生突变造成的,属常染色体显性遗传,有时有不规则显性遗传的表现方式,即外显不全。本患者家系中为个体发病,无明显遗传倾向。

副耳的诊断必须依赖于详细的病史及组织病理学检查,以便与其他皮肤表面赘生物和肿块鉴别,如毛囊滤泡痣等。发生于鼻咽部的副耳,因位置隐蔽,术前往往不易与鼻咽部的其他肿块,如脊索瘤、神经纤维瘤等鉴别,需完善的辅助检查及术后病理检查确诊。副耳肉眼观察为有蒂或无蒂的息肉状物。光镜下可见病变中心为弹性软骨核心。弹性纤维包绕在孤立的软骨细胞。周围为脂肪组织及 1 层纤维血管组织。表面被角化上皮覆盖。角质层通常薄而紧凑,

笔记

但有时排列疏松或呈网织样排列，颗粒层细胞由 1 层到 4 层。偶尔表而有轻度皱褶。但通常外形轮廓是光滑的。

副耳的治疗主要采取手术切除的方法，从美学角度将副耳切除。需注意有时副耳与下方的肌肉、软骨或骨相连，切除时要彻底。本患者副耳位于鼻咽部，切除后患者鼻塞睡眠打鼾等临床症状消失。

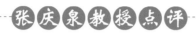

张庆泉教授点评

　　副耳是一种常见的先天性发育畸形，发生于鼻咽部的副耳较为罕见。本例术前诊断鼻咽部肿块，考虑先天性疾病的可能性大，但未考虑到鼻咽部副耳，术中所见及术后的病理证实为副耳。本患者家系中为个体发病，无明显遗传倾向。

　　临床诊治重点：鼻咽部占位性病变出现的几个共同症状有鼻塞的症状、打呼噜的症状，有时出现中耳炎的症状等。鼻咽部副耳和其他的占位一样，确诊的检查有鼻内镜检查和影像学检查，因为发病率极低，所以即使有以上两项检查，临床上也很难考虑到鼻咽部副耳的可能，直到手术切除观察类似了耳廓的形状，才可虑鼻咽部副耳。

参考文献

1. K. L. 穆尔，著；何泽涌，主译. 人体发生学·面向临床的胚胎学. 北京：人民卫生出版社，1982：357.

2. 刘斌，高英茂. 人体胚胎学. 北京：人民卫生出版社，1996：490.

3. 陈金华. 118 例副耳的形态结构特点分析及胚胎发育初探. 山东大学耳鼻喉眼学报，2009，23（3）：28 - 29.

4. Schuring AG. Accessory auricle in the nasopharynx. Laryngoscope，1964，74：114.

5. 姜绍红，张庆泉，张华. 鼻咽部副耳一例. 中华耳鼻咽喉头颈外科杂志，2007. 42（9）：021.

6. 杜传书，刘祖洞. 医学遗传学（第 1 版）. 北京：人民卫生出版社，1983：507 - 510.

7. 彭玉成. 附耳遗传方式分析与诊治（摘要）. 中华耳鼻咽喉科杂志，1994，29（4）：250.

8. Kenna MA. Embryology and development alanatomy of ear//Bluestone CD, Stool SE. Pediatric otolaryngology (2nd ed). Philadelphia：WB Saunders，1990：77 - 80.

（姜绍红　张华　宫本娜　张述华　刘丽萍　张庆泉）

033 自发性扁桃体出血 3 例

病历摘要

病例 1：患者，女，11 岁。因咽痛发烧 10 余天，咳血 3 天，加重 1 天，于 1998 年 10 月 3 日 19 时紧急转诊入院。3 天内咳血 10 余次，前 2 天每次咳血 10～30ml，入院当天咳血 4 次，每次约 100 毫升。既往无特殊病史。入院查体：体温 37.6℃，脉搏 120 次/分，血压 80/50mmHg。面色苍白，口唇发绀，心肺腹部无异常发现。口咽黏膜充血，左侧扁桃体大部分溃烂，仅下极小部分完好，右侧扁桃体Ⅰ°，略充血。扁桃体窝内血块堆积，无活动性出血。急查血常规：白细胞计数 20×10^9/L，中性粒细胞占比 96%，血红蛋白 70g/L。急查凝血：凝血酶原时间 13.6 秒，国际标准化比值 1.2，活化部分凝血活酶时间 32 秒，纤维蛋白原 2.5g/L，均正常。初步诊断：自发性扁桃体出血。

[治疗经过] 给予紧急输血输液，于 21 时急诊手术，在气管插管全身麻醉下，探查左侧扁桃体窝，清除血块后，见下极扁桃体残体偏上有渗血，无搏动性出血。给予扁桃体窝的上下前后做预置缝线各 2 根，窝内填入止血材料，表面铺入凡士林纱条铺底，填入碘纺纱条打包固定。同时给予左侧颈外动脉结扎术。术后输液，应用抗生素及对症处理，血压稳定在 100～110/60～70mmHg。体温在 37.5℃左右。术中取咽部溃烂处分泌物做细菌培养显示，无细菌生长。术后 72 小时拆除咽部打包，左侧扁桃体窝内已经形成假膜，术后 7 天拆除颈部缝线，切口愈合。此时左侧扁桃体窝内假膜开始脱落，未再发生出血。术后 9 天出院。

[治疗转归] 出院后每周随访至 1 个月，扁桃体窝内黏膜恢复好，白细胞总数降至 8.5×10^9/L，血红蛋白升至 110g/L。

病例 2：患者，男，52 岁。因左侧咽痛伴发热 5 天，咯血 2 天，于 2016 年 3 月 20 日入院。咯血先后共发作 6 次，2 次量较多，每次 60～80ml。否认高血压、糖尿病等病史。入院查体：体温 37.1℃，血压 130/85mmHg，全身情况可，面色无苍白，心肺检查无异常。专科检查：口咽部黏膜充血，右侧扁桃体Ⅰ°，左侧扁桃

笔记

体Ⅱ°，充血较重，无分泌物，上极有血迹，少许假膜。鼻腔、喉腔、外耳道鼓膜未见异常。血常规：红细胞计数 $4.5 \times 10^{12}/L$，血红蛋白120g/L，白细胞计数 $9.8 \times 10^9/L$，中性粒细胞占比72%，嗜酸性粒细胞占比25%。凝血4项：凝血酶原时间13.2秒，国际标准化比值1.3，活化部分凝血活酶时间30秒，纤维蛋白原2.2g/L，均正常。初步诊断：自发性扁桃体出血。

［治疗经过］ 入院后给予左侧扁桃体上极假膜处涂片做细菌培养，报告为金黄色葡萄球菌。给予头孢呋辛钠、甲硝唑静脉滴注，应用止血药物，局部雾化吸入，局部喷洒凝血酶。治疗5天后局部假膜脱落，未再发生出血，7天后出院。

［治疗转归］ 观察至今未再出血。

病例3：患儿，男，7岁。因反复咽痛0.5个月，伴吐血1天，于2018年1月8日入院。先后吐血3次，每次5～10ml。既往体健。入院查体：体温36.5℃，口腔黏膜正常，悬雍垂居中、充血，双侧扁桃体Ⅲ°，略充血，局限性血管扩张，少许血迹（图77）。恶心反射较重，间接喉镜无法检查。血常规：白细胞计数 $8.31 \times 10^9/L$，中性粒细胞计数 $5.4 \times 10^9/L$，C反应蛋白0.98mg/L。抗链球菌溶血素16.0IU/ml，类风湿因子9.3IU/ml，均在正常范围。超敏C反应蛋白16.25mg/L，凝血酶原时间15.6秒，活动度63.7%。初步诊断：自发性扁桃体出血。

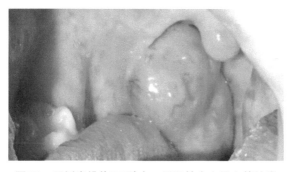

图77 双侧扁桃体Ⅲ°肿大，局限性充血及血管扩张

［治疗经过］ 给予阿莫西林克拉维酸钾静滴抗感染、凝血酶注射止血治疗7天，复查凝血酶原时间13.70秒，活动度77.10%，均在正常范围内。查体见双侧扁桃体Ⅱ°肿大，悬雍垂无充血，好转出院。

［治疗转归］ 观察至今未复发。

病例分析

自发性扁桃体出血是指扁桃体出血持续时间超过 1 个小时或时间不足 1 个小时但出血量超过 250ml。

1. **病因**。该病目前病因不明，常见病因包括急性扁桃体炎、慢性扁桃体炎、传染性单核细胞增多症、凝血功能异常、高血压、扁桃体肿瘤等。急、慢性扁桃体炎为自发性扁桃体出血的常见病因。炎症侵犯扁桃体内血管，引起扁桃体局部出血。3 例患者结合临床表现及细菌培养结果，均考虑为急性扁桃体炎引起。病例 1 患者有咽痛、发热病史，查体见左侧扁桃体大面积溃烂，白细胞总数 20×10^9/L，中性粒细胞占比 96%，符合急性扁桃体炎表现。病例 2 患者有咽痛、发热病史，查体见左侧扁桃体上极血迹，而急性扁桃体炎可侵犯扁桃体包膜表面血管，引起局部出血。细菌培养为金黄色葡萄球菌进一步明确确诊。病例 3 患儿反复咽痛病史，凝血酶原时间变长，活动度降低，考虑患者为溶血性链球菌感染引起。链球菌为是患儿常见的病原体之一，其产生的链激酶能使血液中的纤维蛋白酶原转化为纤维蛋白酶，可溶解血块或阻止血浆凝固，造成凝血障碍。

2. **诊断**。①询问病史。临床表现为咯血或呕血，工作中，患者常常因为血液吞入胃内，而出现呕血等症状前来就诊。接诊时需详细询问病史，若应用护胃相关治疗后仍未见好转，需考虑本病。②体格检查。诊断主要依据病史及查体，重点观察口咽部扁桃体。查体可见扁桃体鲜血或血凝块，清理后可见出血点。③血常规检查。炎症时可见白细胞总数、中性粒细胞占比升高，C 反应蛋白升高。还可进行其他相关炎症指标检验，包括降钙素原等。④凝血相关检验。凝血功能异常时可见指标异常，对于炎症引起的自发性扁桃体出血，凝血功能可为正常。⑤免疫相关物质检测。包括抗链球菌溶血素 O、类风湿因子等。⑥细菌培养。留取扁桃体分泌物进行细菌培养，可以明确致病菌，并根据药敏结果及时调整治疗方案。⑦影像学检查。对于扁桃体恶性肿瘤的患者，行增强 CT 或 MRI 检查，肿瘤可见强化。

3. **鉴别诊断**。①扁桃体血管瘤。扁桃体血管瘤以海绵状血管瘤为主，临床表现可有咽异物感、咯血、咽痛等症状。检查见血管

笔记

瘤基底较宽、无蒂、表面光滑、柔软、有弹性或囊性感。穿刺可抽出血性液体。②扁桃体恶性肿瘤。包括鳞癌、淋巴肉瘤、网织细胞肉瘤、血管内皮瘤等，早期可无症状或仅有轻微的咽部不适、异物感等，症状严重时可出现咽部疼痛、吞咽困难、出血，晚期可出现颈部转移的肿大淋巴结，活检或手术切除后行病理形态学检查及免疫组织化学检查可明确诊断。

4. 治疗。急性扁桃体炎所致出血的治疗方法有病因治疗及对症治疗。可根据微生物学检查结果选取合适的抗生素或抗病毒药物，酌情应用止血药物，包括局部外用及全身应用。对于保守治疗无效的患者，可行手术探查，明确出血部位，达到止血目的。方法包括微波、双极电凝、低温等离子烧灼、局部缝合、扁桃体切除术，颈外动脉结扎术、选择性动脉造影及栓塞术等方法。病例2和病例3的患者主要考虑细菌性扁桃体炎，给予抗生素及止血药物保守治疗，恢复良好。病例1患者病情紧急，出现低血容量性休克的表现，除紧急扩容外，需行进一步手术探查止血，术中见扁桃体糜烂，止血困难，故而选择行局部压迫止血加颈外动脉结扎术，术后予药物对症治疗，恢复好。有条件者也可以行选择性动脉造影栓塞术等介入治疗。

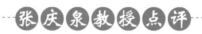

张庆泉教授点评

　　自发性扁桃体出血是指无明显外伤、手术的原因而发生的扁桃体出血。症状可轻可重，轻者可以在急性扁桃体炎发作时咳痰带血或小量出血，病例2和病例3就是如此。重者可以溃烂性炎症腐蚀较大血管发生致命性大出血，病例1就是溃烂性的扁桃体的感染，以至于发生较多的出血，在此种情况下，一定要注意在纠正休克的同时，保证呼吸道的通畅，然后处理相关血管。可以选择介入治疗，但是在紧急情况下不一定适合。气管插管全身麻醉下的扁桃体局部探查及颈动脉系统的探查处理是必要的，因为咽部的供血主要是颈外动脉，这就给手术控制相关血管提供了条件。该病临床少见，当患者出现原因不明的吐血现象，注意与本病鉴别，勿漏诊。对于急性扁桃体炎引起的出血，根据病情急缓，保守治疗无效时可考虑手术，并予止血、抗感染等对症治疗。

参考文献

1. 李宇玥，姚小龙，朱宇宏，等．自发性扁桃体出血3例．中国医学文摘耳鼻咽喉科学，2018，33（3）：297-298.

2. Grimes WS, Wotowic PW, Wildes TO. Spontaneous tonsillar hemorrhage. Laryngoscope, 1988, 98 (4): 365-368.

3. Kumra V, Vastola AP, Keiserman S, et al. Spontaneous tonsillar hemorrhage. Otolaryngol Head Neck Surg, 2001, 124 (1): 51-52.

4. Dawlatly EE, Satti MB, BohligaL A. Spontaneous tonsillar hemorrhage: an underdiagnosed condition. J Otolaryngol, 1998, 27 (5): 270-274.

5. Shatz A. Spontaneous tonsillar bleeding: secondary to acute tonsillitis in children. Int J Pediatr Otorhinolaryngol, 1993, 26 (2): 181-184.

6. 吴泽斌，潘宏光，滕以书，等．儿童自发性扁桃体出血的病因和治疗．中华耳鼻咽喉头颈外科杂志，2017，52（3）：225-227.

7. 王华静，周晓红．自发性扁桃体出血误诊上消化道出血1例报告．长春中医学院学报，2002，18（3）：33.

8. 邹华，王振英，刘翔，等．自发性扁桃体出血（附2例临床分析）．岭南急诊医学杂志，2008，13（4）：266-267.

（李宇玥　姚小龙　孙玉晓　朱宇宏　董蕾　刘大伟　张庆泉）

034. 扁桃体癌放疗后会厌粘连1例

病历摘要

　　患者，女，52岁。患者于22岁时因患有扁桃体鳞状细胞癌而行⁶⁰Co放射治疗，放射剂量不详，放疗后一直随访观察，除鼻咽、喉部干燥和左耳轻度听力下降外，未出现其他症状。患者于3年前出现开放性鼻音，饮水时有时反流鼻腔，2年前开放性鼻音加重，吞咽困难，夜间鼾声，并呈渐进性加重，近1个月来只能进流食，鼾声加重，于2008年3月28日就诊。体格检查：患者颈部较细，触之较韧，色泽正常。平静时呼吸较粗，活动后加重。口咽部检查见咽部黏膜略显干燥，右侧软腭与右侧舌腭弓粘连，双侧扁桃体处瘢痕形成，腭咽闭合不全。电子喉镜检查见会厌尖黏膜光滑，右侧会厌边缘完全与右侧喉咽侧后壁粘连，左侧会厌边缘部分与喉咽侧壁粘连，中央偏左仅有一缝隙与喉腔、喉咽腔下部相通（图78），使用3mm的电子纤维喉镜由缝隙进入，见喉腔、梨状窝正常。

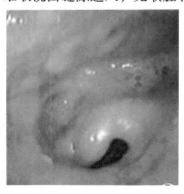

图78　右侧整个会厌边缘与右侧喉咽侧后壁粘连，左侧会厌边缘与左侧喉咽壁粘连，中央偏左有缝隙通向喉腔、喉咽腔

[治疗经过]　入院后常规检查未见异常，于4月3日行气管切开颈前径路会厌粘连切开分离松解术，术中游离会厌的两侧边缘，左侧边缘粘连较轻予以旷置，右侧边缘粘连较重，分离粘连后将右侧喉咽侧后壁应用脱细胞真皮基质修复膜进行修复，术后26天进食正常，电子喉镜检查喉咽腔黏膜基本修复（图79），待呼吸正常后拔出气管套管，气管切开处封闭后出院。出院后15天因颈部切口处裂开二次入院，电子喉镜检查会厌边缘尚有假膜形成，脱细胞真皮基质修复膜修复处状态较好，经过局部换药处理10天，颈部伤口愈合出院。出院后3个月随访，会厌两侧基本黏膜化（图80）。随访4年，咽喉部功能基本正常，无吞咽困难和呼吸困难，开放性鼻音仍然存在。

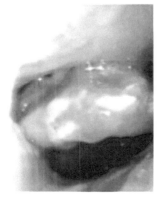

图79　手术分离粘连后26天，显示假膜形成

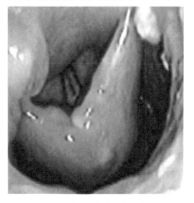

图80　喉咽腔术后3个月

病例分析

扁桃体癌是头颈部最常见恶性肿瘤之一，主要为鳞癌。单纯外照射是治疗扁桃体癌的主要手段之一。本例患者放疗后已经生存 30 年，达到了根治的效果。但扁桃体癌放疗后最常见的后遗症为腮腺功能损伤导致口干，咀嚼肌和颞颌关节损伤后导致张口困难，以及会厌、喉、食道等吞咽结构放射性损伤带来的吞咽困难等。这些器官、组织的功能下降或丧失，严重影响了患者的生存质量，特别是远期的并发症是持续存在的。本例在放疗 27 年后开始出现开放性鼻音，预示着软腭粘连的存在，28 年后吞咽困难、憋气等症状的出现提示着会厌粘连的发生和加重。尽管目前放疗技术及防护设施水平有所提高，并发症发生得以减轻，但在一定的时期内仍是存在的，需要引起临床医师的注意。

会厌粘连的治疗方向应该是分解粘连，手术尽量保留会厌的软骨外的组织，防止软骨的暴露，喉咽侧后壁的组织切除后可用脱细胞真皮基质修复膜进行修复。本例在分离粘连后对黏膜组织缺损比较重的右侧喉咽侧后壁使用脱细胞真皮基质修复膜进行修复，位置裸露，经过观察修复膜修复处明显恢复较好。

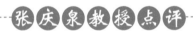

张庆泉教授点评

扁桃体的鳞状细胞癌的治疗首选是放射治疗，临床效果很好，该患者放疗后存活 30 余年，但是放射治疗的不良反应最后 30 多年展现出来，尽管进行了手术治疗，解除了粘连引起的相关症状，但随访期间患者又发生咽部广泛弥漫性恶性肿瘤浸润，病例性质不明，患者辗转全国，最后不治而亡。所以我们的治疗措施都是双刃剑，在获得好的疗效的同时，又发生了其他的问题，临床医师一定要考虑周全。

参考文献

1. 高雪梅. 扁桃体癌^{60}Co 体外放射治疗. 医用放射技术，2007，29（3）：45 – 46.

2. 布洁，高黎，徐国镇．扁桃体癌的放射治疗．国际肿瘤学杂志，2000，27（6）：362 – 364.

3. Foote RL, Sehild SE, hompson WM, et al. Tonsil cancer. Patterns of failure after surgery alone and surgery combined with postoperative radiation therapy. Cancer, 1994, 73（10）: 2638 – 2647.

4. 张庆泉，孙岩，宋西成，等．异种脱细胞真皮基质修复膜修复喉黏膜缺损的临床动态观察．中华耳鼻咽喉头颈外科杂志，2009，44（7）：561 – 564.

5. 张庆泉，王强，孙岩，等．扁桃体癌放疗后会厌粘连一例．中华耳鼻咽喉头颈外科杂志，2013，48（8）：691.

（文真　孙岩　王强　姜绍红　柳忠禄　刘菲菲　张庆泉）

035 带蒂扁桃体移植治疗腭咽闭合不全1例

病历摘要

患者，女，23 岁。患先天性唇腭裂。后经手术修补，虽愈合良好，但言语不清，遂入院行手术治疗。入院检查：上唇有手术修补瘢痕，硬腭及软腭正中有纵形瘢痕，软腭游离缘较薄，中部近乎透明，发"啊"音时腭咽闭合不全，说话呈开放性鼻音。扁桃体Ⅱ°，无充血及分泌物。

[治疗经过]　1997 年 8 月 1 日在全身麻醉下行手术治疗。手术在右侧前、后弓，扁桃体下极作弧形切口，扁桃体钳夹持下极，由下向上将扁桃体分离至上极处留蒂，在咽弓切口处平软腭游离缘水平的咽后壁，由外向内作 1.5cm 的横行切口（图 81），切至椎前筋膜处，向上、下分离呈窝状创面，将扁桃体旋转 90°，移植于咽后壁切开形成的创面内，固定缝合（图 82）。扁桃体创面拉拢缝合，扁桃体移植后已至咽后壁中线。同法行左侧手术，双侧扁桃体在咽后壁中线处相接。术后 7 天拆线，试发音开放性鼻音消失；术后 10 天扁桃体在咽后壁中线的缝隙约 1mm；术后 1 年多，双侧扁桃体在咽后壁中线的缝隙 2 ~ 3mm，开放性鼻音消失。

笔记

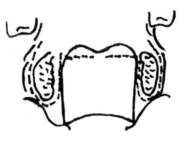

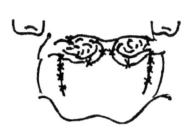

图81　切口示意图　　　　　　　图82　扁桃体转移后示意图

病例分析

我们设计的利用带蒂扁桃体转位移植于软腭游离缘水平的咽后壁内手术，使患者鼻咽腔缩小，开放性鼻音消失。手术时应注意双侧扁桃体最好能在咽后壁中线处相接触，咽后壁切口中线处应留1cm的距离，勿使切口相连。扁桃体移植后陷窝口应向咽腔，勿使陷窝口阻塞以致引流不畅。

带蒂扁桃体移植的手术适应证：①扁桃体为Ⅰ°、Ⅱ°，无萎缩，陷窝内无分泌物；②肿瘤切除时未影响扁桃体及其上部血运。

带蒂扁桃体移植治疗腭咽闭合不全方法尚未见文献报道，一般腭咽闭合不全的手术治疗都采用咽后壁黏膜瓣移植的方法，但是此种手术方法对软腭比较薄的患者却不适合，需要采用一种不切开软腭黏膜的手术方法。因此我们根据实际情况，设计了以上极为蒂的扁桃体组织移植于咽后壁的两侧，位置在软腭的游离缘水平，较好地封闭了部分鼻咽腔，解决了腭咽闭合不全而造成的开放性鼻音的问题。

咽部肿瘤切除术后影响发音和进食时，修复就很重要。腭瓣、颞肌皮瓣、胸锁乳突肌皮瓣、咽后壁瓣转移等修复方法各有利弊。应尽量避免用远距离的组织修复，尽量利用周围组织做一期修复。如果扁桃体上极未受到很大的影响，就可以将扁桃体从下极切开转位于鼻咽侧后壁，封闭创面。如有可能，扁桃体的一部分边缘可以和软腭的创面缝合，也可以多带一些前弓和后弓的黏膜，扩大带蒂扁桃体组织的面积，尽量两层或多层缝合，避免手术后裂开。

扁桃体的血液供应主要是颈外动脉的分支，例如从下极来的咽升动脉的分支、面动脉的分支、舌背动脉的分支。从上极来的主要是颌内动脉的分支－腭降动脉，这是从上极来的主要的供血动脉，在手术中应尽量保护好这一动脉，以免供血受到影响而引起扁桃体的缺血坏死。

带蒂扁桃体移植手术后的处理很重要，在 5～7 天的时间内一定要避免经口进食，需要鼻饲流质，以免过早进食引起切口开裂而致手术失败，必要时可以鼻饲 10 天左右。口腔护理亦很重要，移植的位置护理要顺切口的走行，不能横行处理。不能过早拆线，也可以不拆线，使其自然脱落。手术后酌情应用抗生素 5～7 天。患者应避免咳嗽，防止呼吸道感染，以保证移植物顺利成活。

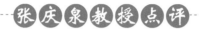

张庆泉教授点评

　　腭咽闭合不全以往主要依靠环咽缝扎术或咽后壁瓣来治疗，效果不佳。我们接诊的患者扁桃体Ⅱ°，无炎症表现，所以设计了利用带蒂扁桃体转位移植于软腭游离缘水平的咽后壁内手术，使鼻咽腔缩小，开放性鼻音消失。

　　临床诊治重点：腭咽闭合不全或软腭肿瘤切除后的修复比较困难。带蒂咽后壁黏膜瓣或环咽结扎术出现的问题太多，其他部位的黏膜瓣转移创伤很大，效果也不理想，所以临床治疗比较困难。我们在给这个患者检查时发现，软腭既有点薄，根本不适合咽后壁瓣的修复和环咽结扎手术，但是患者的扁桃体Ⅱ°，经过会诊讨论，我们决定把扁桃体上移于腭咽水平的咽后壁上，将腭咽缩小，减少进食反流鼻腔和开放性鼻音，手术后也证实了效果可靠，鼻腔反流和开放性鼻音消失，我们对该类患者实行了 10 余例手术，取得了良好的临床效果，证实了扁桃体带蒂移植的可靠性。

参考文献

1. 张庆泉，朱宇宏，宫向荣．带蒂扁桃体移位治疗腭咽闭合不全．中国眼耳鼻喉科杂志，2000，5（1）：34.

2. Gullane PJ. Changing concepts in soft tissue repair of oral and oropharyngeal defects. Arch Otolaryngol Head Neck Surg, 2000, 126 (7): 912 - 913.

3. 张庆泉，张天振，宋西成，等．带蒂扁桃体移植在咽部手术中的应用．中华耳鼻咽喉头颈外科杂志，2006，41（8）：625 - 626.

（文真　宫向荣　陈秀梅　朱宇宏　张庆泉）

036　先天性会厌裂 1 例

病历摘要

　　患者，女，26 岁。剧烈活动后易呛咳 20 余年，于 2011 年 4 月 14 日就诊。患者诉自有记忆即发现自己做剧烈活动时容易出现呛咳，但进食饮水正常，无咽痛、发热、咳嗽，平素不易出现上呼吸道感染。近期因嫌自己体型肥胖，每晚在家跳绳运动，发现疲劳时易出现呛咳，较前明显且频繁，进食饮水仍正常，呼吸平稳，遂来就诊。门诊检查：全身检查未见异常，无呼吸困难，眼、耳、鼻未见异常，咽部黏膜轻充血，侧弓充血显著，咽后壁淋巴滤泡增生，软腭黏膜光滑，活动好，扁桃体Ⅰ°。间接喉镜检查示会厌不完整，呈分叉样畸形，分叉裂至会厌根部。声带光滑，闭合好。声带光滑，闭合好。电子纤维喉镜检查可见会厌黏膜光滑，无红肿，会厌从尖部中央裂开至会厌根部（图 83A），近会厌根部中央有增生的肉球样组织（图 83B），吞咽时杓会厌皱襞内收，双侧分叉会厌及增生的肉球样组织下移遮盖声门，声带光滑，运动良好，声门下未见异常（图 83C）。因为减少运动后呛咳明显减少和消失，故未进行治疗。

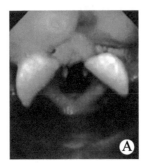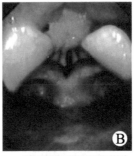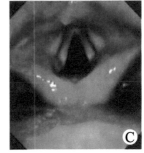

A：会厌从中央尖部裂至根部　　B：会厌根部黏膜组织增生呈肉球样改变　　C：声门区、声门下正常

图 83　会厌裂患者电子纤维喉镜检查

病例分析

　　会厌位于甲状软骨的后方，近似树叶形，会厌主要有阻止食物

进入喉腔和助音的作用。先天性会厌畸形有先天性会厌缺如、先天性小会厌、先天性会厌裂等，临床罕见，其病因不明，可能与遗传有关，也可能因母亲在妊娠期前 3 个月患过病毒性感染或药物不良反应所致。也有人认为与缺失维生素 A 有关。会厌畸形临床可分为：① 会厌软骨未发育，即先天性会厌缺失，会厌缺失（absentepiglottis）为喉部极为罕见的先天性畸形疾病，可以伴有程度不同的声门下狭窄；②会厌软骨发育不良，即会厌软骨已发育，但较正常短小，即先天性小会厌；③会厌软骨畸形，会厌软骨发育始于胚胎第 5 周时，第 3、第 4 鳃弓未能自两侧向中线生长融合，发生会厌分叉或两裂（先天性双会厌），呈蛇舌形，又称先天性会厌裂，蛇形会厌或会厌分叉畸形。双会厌多很柔软，吸气时易被推向喉入口，引起呼吸困难，会厌过大的患者，因其会厌柔软，而向后倾，吸气时被吸至喉入口，引起吸气时软骨塌陷导致喉鸣和阻塞性呼吸困难。会厌过小者，一般无症状，无需治疗，但饮食不宜过急，以防呛咳。该患者追问病史，其出生及成长发育期间无特殊感染，身体健康，母亲怀孕期间正常，由于没有会厌过软情况，故无喉鸣及呼吸困难，但因其遮盖喉腔功能和协调功能稍差，因此容易出现阵发性呛咳情况。会厌畸形的患者如果没有症状，不需要手术治疗，但是相当一部分患者合并声门下、气管狭窄和全身其他畸形，应该引起注意。

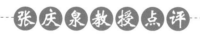

张庆泉教授点评

　　先天性会厌裂临床罕见，其病因不明。该患者出生及成长发育期间无特殊感染，身体健康，母亲怀孕期间正常，由于没有喉鸣及呼吸困难，仅因其遮盖喉腔功能和协调功能稍差，因此进食、饮水容易出现阵发性呛咳情况，因症状轻微未予处理。会厌畸形的患者如果没有症状，不需要手术治疗，但是一部分患者合并声门下、气管狭窄和全身其他畸形，应该引起注意。

　　临床诊治重点：先天性会厌裂是一种罕见的先天性疾病，国内外报道的少数病例与其他疾病同时存在，而单独发生的会厌裂则未见报道，该例患者因为症状较轻，也未注意，直到偶然的机会行电子喉镜检查才得以诊断，因为症状轻微，所以未行处理。

笔记

参考文献

1. 赖莉芬，冯华松．会厌软骨发育不良1例．人民军医，2007，50（9）：528.

2. 李春德，罗世祺，马振宇，等．Pallister - Hall 综合征一例报告并文献复习．中华神经外科杂志，2004，20（3）：232 - 234.

3. Da Rocha AJ，Rosa Junior M，Arita FN，et al. Teaching NeuroImages：isolated hypothalamic hamartoma vs Pallister - Hall syndrome：imaging and clinical correlation. Neurology，2012，79（9）：950 - 951.

4. 文真，张庆泉．先天性会厌裂一例．中华耳鼻咽喉头颈外科杂志，2014，49（2）：156.

（文真　姜绍红　陈秀梅　刘菲菲　王艳　张庆泉）

037　会厌化脓性肉芽肿1例

病历摘要

　　患者，男，34岁。因咳血反复发作1个月，进食梗阻感3周，于2008年3月23日入院。患者于1个月前进食面饼时感咽部刮伤，刺痛，出现咯血，量不多，自止，后未再出现类似症状。3周前感有轻微进食阻碍感，未加以诊治。晨起进食面包时再次出现咽部刮伤感，疼痛并咯血，量较首次明显增多，每次咳痰均可见血性分泌物，遂来医院，门诊经纤维喉镜检查后以"会厌肿瘤"收入院。自生病以来，呼吸平稳，精神好，饮食睡眠好，大小便正常，体力体重无明显改变。专科检查：间接喉镜检查可见会厌充血，喉面可见淡红色不光滑肿块且覆盖白色假膜，抬举差。纤维喉镜检查示会厌喉面见新生物（图84），表面粗糙不平，有少量血迹；声门区有血迹；声带运动及闭合正常，未见新生物。入院后于3月25日行支撑喉镜下会厌肿瘤活检术，术中见肿块位于会厌喉面，呈淡红色，表面粗糙，取之质脆，易出血。术后病理示化脓性肉芽肿（图85）。5天后再次行支撑喉镜下会厌肉芽肿消融术，术后抗炎治疗7天出院，随访6个月未见复发。

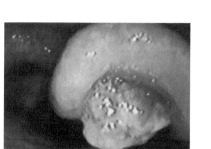

图84　喉镜下显示会厌喉面的肉芽
　　　样改变

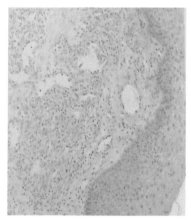

图85　病 理 显 示 化 脓 性 肉 芽 肿
　　　（HE ×100）

病例分析

　　喉肉芽肿分为伴有结核、梅毒等特异性炎症的特异性肉芽肿和非特异性肉芽肿，非特异性肉芽肿又分为继发于气管内插管的插管性肉芽肿和特发性肉芽肿，本文病例为极其少见的发生于会厌的特发性肉芽肿。

　　1. **概况**。喉肉芽肿并非罕见疾病，特异性肉芽肿常继发于全身或气道的特异性炎症，作为其中的一部分，在喉形成肉芽样病变。此病常发生于会厌、声带、室带等处，诊断靠对原特异性炎症的检查，确切诊断要靠喉病变处的组织学检查。非特异性肉芽肿相对多见，几乎所有的肉芽肿都位于声门后部的声带突附近。化脓性肉芽肿又称为毛细血管扩张性肉芽肿、分叶状毛细血管瘤，是一种常由轻微损伤引起的皮肤黏膜毛细血管和小静脉分叶状增生而形成的息肉状损害。本病与感染无关，也非真正的肉芽肿。

　　2. **临床表现**。化脓性肉芽肿可发生于任何年龄，但以青少年多见。多为单个发生，早期损害为鲜红色或暗红色小丘疹，缓慢或迅速增大，形成有蒂或无蒂结节，有的呈短棒状，直径 0.5 ~ 1.0cm，表面多光滑并呈小分叶状。质软、易脆，以至轻微创伤可引起明显出血，也可因此坏死、溃疡、表面结棕黄色或黑色痂。无自觉症状，无压痛等。但若继发细菌感染时可见损害及基底红肿、疼痛、触痛。外伤与化脓性肉芽肿之间的关系已受到普遍关注，由

笔记

149

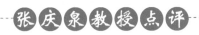

于组织外伤及某些外源性有害物质也能诱导炎症反应，并引起局部产生大量的血管形成因子，因此，外伤可能是多发性化脓性肉芽肿发病机制中的一个重要环节。会厌肉芽肿的患者多有会厌损伤病史，最可能的为进食硬物或气管插管。表现为咽痛、少量咯血，当肉芽肿增大时可出现吞咽异物感。

3. **病理特征**。血管高度增生形成类似肉芽组织，可见血管内皮增殖，形成无数毛细血管。血管之间见结缔组织水肿。有较多的中性粒细胞、浆细胞和淋巴细胞浸润。若形成溃疡，则可见病变表面有纤维素性渗出物覆盖。病变趋向痊愈时，则血管减少，细胞成分也减少，纤维增多。

4. **鉴别诊断**。由于会厌化脓性肉芽肿极其少见，所以临床医师很少能够想到此病。因肉芽肿的表现为表面呈分叶状，不光滑，非常容易误诊为恶性肿瘤、喉结核等。故需与这两种疾病鉴别。

5. **治疗**。化脓性肉芽肿的治疗可以用激光疗法或手术切除疗法，一般可根治。由于肉芽肿的表现与喉恶性肿瘤极其相似，所以容易误诊为喉癌（声门上型）。

张庆泉教授点评

　　本病例为发生于会厌的化脓性肉芽肿，极为少见。所以临床医师很少能够想到此病，应该注意。

　　化脓性肉芽肿的治疗可以用激光、等离子、彭氏电刀等手术切除。本文患者就诊时我们即考虑为恶性肿瘤，但联系到患者年轻，且亦无烟酒等不良嗜好，为防误诊，建议先取活组织检查，若为恶性肿瘤可再行二次手术扩大切除，避免了盲目任凭经验造成直接行喉部开放性手术的恶果。

　　该患者不但让我们首次认识了会厌化脓性肉芽肿，也通过对此次治疗敲响了警钟，即一定要在有病理证实为恶性肿瘤的情况下再行喉部开放性手术，避免盲目自信对患者造成不可弥补的伤害，从而以最合理的方式更好的为患者解除病痛。

笔记

参考文献

1. 徐学庆. 喉肉芽肿的治疗. 日本医学介绍, 2000, 21 (12): 568.

2. Premalatha S, Thambiah AS. Pyogenic granuloma following the trauma of nose – boring. Br J Dermatol, 1979, 100 (4): 455 – 458.

3. Ceyhan M, Erdem G, Kotiloğlu E, et al. Pyogenic granuloma with multiple dissemination in a burn lesion. Pediatr Dermatol, 1997, 14 (3): 213 – 215.

4. 陈秀梅, 张庆泉. 会厌化脓性肉芽肿 1 例//韩德民, 主编. 临床病例会诊与点评 – 耳鼻咽喉头颈外科分册 (第 1 版). 北京: 人民军医出版社, 2009: 67.

（王森　陈秀梅　柳忠禄　刘菲菲　姜绍红　张庆泉）

038　新生儿会厌囊肿 1 例

病历摘要

患儿, 男, 12 天。患儿出生后阵发性呼吸困难, 深吸气时发生喉鸣, 睡眠时加重, 在当地医院检查治疗未见好转, 于 2006 年 6 月 16 日转入我院小儿科。入院后小儿科检查未见明显异常, 入院第 2 天邀请耳鼻咽喉科会诊, 患儿呼吸尚可, 在吸气时发生轻微喉鸣, 深吸气喉鸣加重, 吃奶时可有哭闹。家属述晚上熟睡时喉鸣声更重, 颈部、胸部出现凹陷, 未见明显口唇发绀。检查时正在睡眠, 有喉鸣发生, 无发绀, 三凹征（+）。咽部黏膜略充血, 扁桃体 I°, 未见其他异常。深压舌根, 患儿恶心时发现有蓝褐色囊性肿块突出, 平静时不能窥见囊性肿块。初步诊断: 会厌囊肿。患儿当日转入耳鼻咽喉科。转科后邀请麻醉科、呼吸科、小儿科、重症监护室会诊。于 6 月 18 日在手术室行新生儿会厌囊肿穿刺术, 咽部喷入 0.5% 的地卡因, 在麻醉科和小儿科医师严密监控下, 用可视麻醉喉镜挑起舌根, 显露囊肿, 位于会厌舌面, 应用弯曲的穿刺针, 穿破囊肿, 囊液流出, 约 2ml, 囊肿塌陷, 因患者尚小, 未作进一步处理。手术后, 喉鸣消失, 手术后 4 天出院。手术后 2 个月复诊, 患儿有时偶尔有喉鸣。考虑囊肿复发, 收入院检查完备后, 在全身麻醉下应用可视麻醉喉镜, 暴露会厌, 发现有约 1cm 的囊性肿块，使用彭氏电刀行囊肿突出部分的切除术，手术顺利，手术后症状完全消失，出院后随访3年，未见有喉鸣症状及囊肿复发。

病例分析

　　新生儿先天性会厌囊肿较为少见，是喉部发育异常性疾病。囊肿起源于胚胎期的内胚层和中胚层细胞。常发生于会厌舌面、会厌溪或杓会厌皱壁，为黏液腺导管阻塞后形成囊腔所致。

　　本病的症状特点因囊肿的大小、部位、位置而异。囊肿小者可无症状或仅有喉鸣，容易误诊为打呼噜；囊肿大者可有呼吸困难及吞咽困难，喉鸣加重，易并发窒息或因为呛咳引发肺炎，临床应该注意。本病极易误诊，普通的咽部检查不易发现，但是因为新生儿的会厌位置较高，如果囊肿发生于会厌，在深压舌根或患儿恶心时可以发现灰白色或蓝褐色的突出的光滑肿块，即可确诊。如果诊断不清，可以使用电子纤维喉镜检查确诊。

　　多篇报道因未能及时确诊而延误诊断治疗，主要原因是对该病的特点缺乏认识，在病情发生时没有及时会诊分析原因，忽略了喉部较少见的先天性疾病。对出生后或出生后不久即发生吸气性喉鸣的患儿，在考虑先天性喉喘鸣的同时，无论是否有呼吸困难，都应重视喉部的检查，以便早期发现，避免延误诊治。

张庆泉教授点评

　　普通的咽部检查不易发现新生儿会厌囊肿，但新生儿的会厌位置较高，如果囊肿发生于会厌尖，在深压舌根或患儿恶心时可以发现灰白色或蓝褐色的光滑肿块，即可确诊。如果诊断不清，可以使用电子纤维喉镜检查来确诊。

　　治疗要根据病情的轻重，如果症状较轻，可以暂缓手术，严密观察下在3月龄后施行手术。如果症状较重或伴有呼吸困难，可以在麻醉师的严密监控下，使用可视麻醉喉镜，用弯曲的粗穿刺针将囊肿刺破，吸出囊液，症状即可消失，但是不久即可复发，一般在患儿3~6月龄进行二次手术将囊壁切除或破坏，术后应及时随访，避免复发。此病预后良好。

参考文献

1. 许小明，应宁宁，唐丽娜，等．新生儿先天性会厌囊肿 1 例．中国法医学杂志，2014，29（2）：163 – 164.
2. 姚红兵．新生儿先天性会厌囊肿．中国医药导报，2008，5（4）：168.
3. 戴戈异．新生儿先天性会厌囊肿 1 例．临床耳鼻咽喉科杂志，2004，18（1）：56.
4. 任永社，王庆龙．新生儿先天性会厌囊肿致呼吸困难 1 例．临床军医杂志，2007，35（6）：896.
5. 张劲，唐亮，张瑾，等．新生儿会厌囊肿误诊误治分析．中华耳鼻咽喉科杂志，2002，37（6）：470.
6. 李兰，梁振江，张德伦，等．新生儿阻塞性呼吸困难上午病因分析及治疗．中国医学文摘耳鼻咽喉科学，2007，21（2）：64 – 66.
7. 文真，宋西成．新生儿先天性会厌囊肿一例．山东大学耳鼻喉眼学报，2006，20（2）：187 – 188.

（文真　姜绍红　朱爱梅　宋西成　张庆泉）

039　喉透明细胞癌 1 例

病历摘要

　　患者，男，49 岁。咽异物感 2 年，讲话含物音 6 个月。患者 2 年前"感冒"后出现咽部异物感，自服清咽药物症状无改善。6 个月前咽部异物感加重，讲话含糊不清，呈含物音，无其他不适。患者既往有慢性胃炎病史，未正规治疗。患高血压 8 年，规律服用降压药，血压控制满意。吸烟 30 年，平均 20 支/天，未戒烟。查体：一般情况良好，心肺听诊无异常，腹部平软，无压痛，各浅表淋巴结未扪及肿大，双扁桃体Ⅱ°，光滑，会厌舌面及舌根可见一球形巨大肿块，表面光滑但不平整，呈暗红色。纤维喉镜示会厌舌根巨大肿块（图 86）。肝胆胰脾肾 B 超检查未见异常，心电图、胸片检查未见异常，颈部增强 CT 检查示左侧会厌部局部见一类圆形肿块影，直径约 4cm，咽腔间隙明显变窄，病灶部分边界与邻近结构分界欠清晰，增强后动脉期明显不均匀强化，CT 值 42～77HU，静脉期及平衡期强化程度减弱（图 87）。初步诊断：喉肿瘤；高血压。

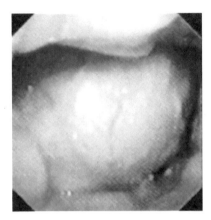

图 86　电子纤维喉镜示会厌巨大肿瘤，表面光滑

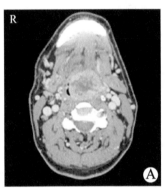 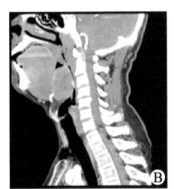

A：水平位　　　　　　　　　　B：矢状位

图 87　颈部增强 CT

[治疗经过]　入院后经常规术前检查及准备后，于 2009 年 8 月下行全麻气管切开 + 咽前切开会厌舌根恶性肿瘤切除 + 喉成形术，术中见肿瘤原发于会厌舌面，累及会厌前间隙及舌根，约鸡蛋大小，占据整个舌面，堵塞咽腔，肿瘤左侧与会厌软骨结合紧密有粘连。肿瘤质硬，包膜尚完整，未累及喉腔。术后病理示透明细胞癌（图 88），免疫组化：CK +、P63 +、S - 100 蛋白、Syn（突触素，Synapophysin）-、GFAP（神经胶质纤维酸性蛋白，glialfibrillaryacidicprotein）-、Desmin（结蛋白）-、Vimentin（波形蛋白）-、HMB45（抗黑素瘤特异性单抗）-。

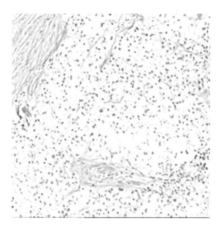

图88　喉透明细胞癌（HE×100）

[**治疗转归**]　术后患者行放射治疗，随访5年未发现复发及转移征象。

病例分析

　　原发性喉透明细胞癌少见，并具有一定的侵袭性，目前关于此病的报道较少。透明细胞癌可分为良性、交界性和恶性，良性极少见，交界性也比较少见。头颈部透明细胞癌包括腺源性、牙源性和转移性3类，其中腺源性透明细胞癌多来源于甲状腺和唾液腺；牙源性透明细胞癌主要发生于颌骨；转移性透明细胞癌绝大多数来源于肾脏和甲状腺，从远处转移的喉癌非常少见，可从皮肤恶性肿瘤、消化道腺癌、肾上腺癌、肺癌等转移而来。透明细胞癌原发肿瘤超过3cm时可出现转移，经血流转移的最常见器官是肺、肝、骨骼，仅有6%的患者出现头颈部的转移。国内外均有报道肾透明细胞癌通过血运途径转移到喉部，引起继发性喉透明细胞癌。而原发性喉透明细胞癌为喉部恶性肿瘤中罕见类型，多发于中老年男性。目前文献均认为此肿瘤来源于喉黏膜内小唾液腺上皮或导管上皮，喉黏膜内有大量混合性腺体，特别在会厌根部的舌面、杓会厌襞的前缘和喉室小囊等处较为丰富。本例免疫组化结果示P63＋，考虑肌上皮来源可能性大。

　　喉透明细胞癌是一种喉的腺源性肿瘤，多表现为无痛性肿块，表面可出现溃疡，少见疼痛、麻木等感觉异常。结合国内外的报道，喉透明细胞癌多发生于会厌、喉室及声门区黏膜，与周围组织

笔记

界限不清，切面呈灰白色，质地中等。临床主要表现为声嘶、吞咽困难、颈部淋巴结肿大、痰中带血等。喉部增强 CT 检查表现为强化明显且不均匀。喉部 MRI 检查表现为明显的不均匀强化。

由于此肿瘤与肾、肺透明细胞癌有相似的组织学特征，故诊断之前应排除转移癌可能。有研究表明肾细胞癌转移到头颈部的高达13%，且许多涎腺肿瘤中均含有数量不等的透明细胞，包括黏液表皮样癌、肌上皮瘤（癌）、上皮肌上皮癌、腺泡细胞癌、皮脂腺腺瘤（癌）、嗜酸细胞腺瘤等。而发生于喉部的鳞癌、黏液表皮样癌、肌上皮癌、腺泡细胞癌及富含糖原的腺癌等也具有透明细胞的组织学特征。因此在确诊透明细胞癌时，首先要排除其他含透明细胞的肿瘤。

原发性喉透明细胞癌局部复发率低，颈部淋巴结及远处转移少见，病死率低。但有极少数透明细胞癌全身转移导致死亡的报道。而国内外报道的 11 例，多倾向于喉透明细胞癌是一种高度侵袭性肿瘤，具有高度复发性，预后极差，病死率高。

1. 常见原因。喉透明细胞癌的病因未明。其发病可能与吸烟、接触某些化学物质、放射（包括游离性辐射品，如铀、镭、紫外线）、职业（如石油、皮革、石棉等产业）等有关。

2. 诊断。确诊主要依靠病理检查。①询问病史。包括症状及病情发展过程，既往手术史，个人史，是否有烟酒嗜好，职业，是否接触过有毒、化学物质等，家族中是否有类似病史。②体格检查。包括一般查体和耳鼻咽头颈部专科查体，还需纤维喉镜检查鼻腔、鼻咽、喉咽、喉部。③影像学检查。首先应排除全身其他脏器的肿瘤或病变，行颈部 B 超检查颈部淋巴结是否增大或转移，甲状腺 B 超检查甲状腺情况，胸部 X 线或 CT 检查肺部，腹部超声检查肾脏等。喉部增强 CT 检查和/或 MRI 检查病变的大小、范围及周围浸润情况等。

3. 鉴别诊断。①肾透明细胞癌。发生于肾的上皮细胞，组织学形态上与鼻腔、咽喉部原发性透明细胞癌相似，因此必须与肾透明细胞癌鼻腔、咽喉部转移相鉴别。临床表现可有血尿、腰痛、腹部肿块，或无症状，部分患者可出现副瘤综合征，即高血压、贫血、体重减轻、恶病质、发热、肝功能异常、高钙血症、高血糖、血沉增快、神经肌肉病变、淀粉样变性、凝血机制异常等改变。在肾脏透明细胞癌中，免疫组化 EMA、CKpan、CK18、低分子量角蛋白和波形蛋白通常阳性，而 CK7、S - 100、HMB45、高分子量角蛋白阴性，CD10 表达于肾小管上皮细胞刷状缘。腹部 B 超和 CT 检查可发现肾占位性病变，病理可明确诊断。②甲状腺透明细胞癌。原发甲状腺透明细胞癌临床十分罕见，其为原发于甲状腺滤泡或滤泡旁 C 细胞的肿瘤。发病机制可能是强促甲状腺激素持续刺激甲状腺而致。甲状腺滤泡性癌中若 75% 以上为透明细胞者属此型。临床表现无特异性，绝大多数以无痛性肿块出现，病程发展缓慢，不易引起患者的注意，故诊断非常困难。病理示透明细胞大，多角形，胞浆丰富，水样透明，细胞境界清楚，核深染。细胞构成梁索状，其间由纤维组织分隔。但多取材及多切片可找到甲状腺滤泡和胶质，免疫组化显示 PCK + ，Vimentin + ，Tg + ，TTF - 1 + ，CD56 + ，Ki67 + 等。甲状腺 B 超、颈部增强 CT 检查或 MRI 检查可发现甲状腺肿瘤，病理可明确诊断。③上皮 - 肌上皮癌。又称润管癌，是一种好发于腮腺的低度恶性肿瘤，由两种细胞呈不同比例构成（胞浆粉红染的立方或低柱状上皮性细胞，构成腺管状，位于内层；透明的圆形或多角形肌上皮细胞，位于外层），典型者形成导管样结构，可能是透明细胞癌的一个亚型。肌上皮细胞通常呈多层，胞浆丰富透明，含多少不等的糖原，胞界清楚。上皮 - 肌上皮成分常紧密成片并被基膜样物质所分隔。免疫组化染色管腔上皮性细胞 CK（细胞角蛋白）及 EMA 阳性，透明细胞肌上皮具有肌上皮的免疫表型超微结构特征。肌上皮标记 SMA（平滑肌动蛋白）、P63、S - 100、HHF35、GFAP 及 Actin 等呈不同程度阳性表达，能够比较容易地与其他肿瘤鉴别。④恶性肌上皮瘤。又称肌上皮癌，多见于老年人，是人类最常见的一类恶性肿瘤。肿瘤常以浸润性生长为主，故与周围组织分界不清。其由非典型的肿瘤性肌上皮细胞构成。组织形态学示透明细胞呈团片状排列，细胞多边形，胞浆透明或微嗜酸性，大小不等，可见核分裂象及瘤巨细胞，并见鳞状化生及团块中心坏死，瘤细胞异型性明显。⑤腺泡细胞癌。又称为浆液细胞腺癌，是一种较少见的涎腺肿瘤。目前大多认为是低度恶性肿瘤。腺泡细胞癌发生部位以腮腺最多，但发生在颌下腺、舌下腺及小涎腺者也有报道。此病病程较长，从几个月到数十年不等。此肿瘤从少年到老年均可发病，但以 40 ~ 60 岁的人群最多见，女性较男性多见。来源于腺泡细胞和小导管上皮的恶性肿瘤，肿瘤可呈实体状、微囊状、腺泡状、乳头状囊性和滤泡状结构，有薄的纤维血管间质。肿

笔记

瘤细胞主要有 3 型：涎腺浆液性细胞；透明细胞；类似小导管的立方或柱状上皮细胞。常为无痛性肿块，偶尔有疼痛和面神经受累症状。肿瘤多为圆形、实质性，可有结节，中等质地或稍偏硬，少数呈囊性改变、活动，与皮肤无粘连。晚期可转移，以颈淋巴结转移最常见。可行涎腺造影、CT、B 超及放射性同位素扫描等临床检查。治疗首选手术，病变较广泛而有可疑残留时，可考虑做放射治疗。由于此瘤可能发生远处转移，有人主张后续行化疗。⑥黏液表皮样癌。主要发生于腮腺的一种恶性肿瘤，凡有小涎腺的器官和组织（如鼻腔、鼻窦、鼻咽等，上呼吸道、食管、支气管、肺等）均可发生，但少见。其来源于腺管的上皮细胞，发生于上呼吸道小涎腺者常破坏黏膜，形成溃疡。临床表现为无痛性肿块，生长缓慢，肿瘤侵犯面神经时，可出现面瘫。肿瘤大小不等，边界可清或不清，质地中等偏硬，表面可呈结节状。发生在腮腺者，腮腺造影可见侵蚀性破坏，导管缺损或中断，远端导管出现部分或完全不充盈，管壁不光滑，也可能出现分支导管破坏，碘油外漏等恶性肿瘤表现。CT 检查可见边界不清楚的肿块，腮腺腺体破坏或被挤压移位。组织形态学及病理可见这类肿瘤由黏液细胞、鳞状上皮细胞和中间细胞三种类型的瘤细胞混杂在一起组成，存在具有细胞间桥的多层化鳞状细胞灶，却不见角化珠，部分病例癌细胞胞质可透明。治疗以手术为主，术后可复发，但颈部淋巴结转移率低，血道转移更为少见。

4. **治疗**。透明细胞癌的治疗还没有统一的标准，参考恶性肿瘤治疗原则，治疗以手术切除为主，辅以放射治疗。近些年开展的立体定向放疗、三维适形放疗和调强适形放疗对复发或转移病灶能起到一定的控制作用。有转移者，需行化疗或其他治疗。

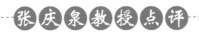

      喉透明细胞癌是一种喉的腺源性肿瘤，多表现为无痛性肿块，表面可出现溃疡，少见疼痛、麻木等感觉异常。临床主要表现为声嘶、吞咽困难、颈部淋巴结肿大、痰中带血等。喉部增强 CT 表现为强化明显且不均匀。喉部 MRI 表现为明显的不均匀强化。原发性喉透明细胞癌局部复发率低，颈部

淋巴结及远处转移少见，病死率低。但有极少数透明细胞癌全身转移导致死亡的报道。而国内外报道多倾向于喉透明细胞癌是一种高度侵袭性肿瘤，具有高度复发性，预后极差，病死率高，本文患者手术后经过放疗，随访已经 10 余年，目前存活良好，与国外报道不同。

参考文献

1. 王强，沈毅，孙坚. 唾液腺透明细胞癌的诊断与治疗. 中国口腔颌面外科杂志，2008，6（4）：266 - 269.

2. 林肠，陈仁杰. 原发性甲状腺透明细胞癌 1 例. 江苏医药，2006，32（8）：742.

3. Lieder A, Guenzel T, Lebentrau S, et al. Diagnostic relevance of metastatic renal cell carcinoma in the head and neck: an evaluation of 22 cases in 671 patients. Int Braz J Urol, 2017, 43 (2): 202 - 208.

4. 王宏伟，陆江阳，王晓虹，等. 喉透明细胞癌 1 例报道并文献复习. 诊断病理学杂志，2003，10（3）：169 - 170.

5. Testa D, Galli V, deRosa G, et al. Clinical and prognostic aspects of laryngeal clear cell carcinoma. J Laryngol Otol, 2005, 119 (12): 991 - 994.

6. 王艳，张庆泉，宋西成，等. 原发性喉透明细胞癌一例. 中华耳鼻咽喉头颈外科杂志，2011，46（12）：1049 - 1050.

（王艳　张华　王丽　孙岩　宋西成　张庆泉）

040　喉疣状癌 1 例

病历摘要

患者，女，70 岁。因声嘶渐加重 2 年，近期憋气，于 1991 年 1 月 2 日入院。无喉咽痛、吞咽困难、咯血，无憋气、呼吸困难，有吸烟史。入院查体心、肺、肝、脾无异常。喉体无膨隆，有磨擦音，颈部淋巴结无肿大。间接喉镜检查见右侧声带表面有乳头状、灰白色肿块占据声带全长，但声带运动正常，喉其他部位无异常。

初步诊断：喉肿瘤。

[治疗经过]　入院后经常规术前检查及准备后，行直达喉镜活检，病理诊断为疣状癌。后在全麻下行喉裂开声带扩大切除术，术后半个月拔管，呼吸、发音好，痊愈出院。术后病理镜下见：鳞状上皮呈乳头状增生，细胞可见间桥，部分区域基底膜有轻度突破，间质可见角化珠及条索状瘤细胞浸润。

[治疗转归]　手术后顺利出院，术后随访 5 年未发现复发及转移征象。

病例分析

疣状癌是高分化鳞状细胞癌的一种亚型。1941 年 Friedeel 和 Rosenlhal 描述了发生于口腔的疣状癌，1948 年 Ackerman 命名并描述了此肿瘤的特性，故又称 Ackerman 瘤。1972 年 VamNostrand 和 Olofsson，1980 年 Feflito 和 Keeher 等先后报道此病多发于口腔、外阴、子宫、鼻咽，但少见于喉腔。1966 年 Kraus 和 Perez – Mesa 首先报道了喉疣状癌。此肿瘤占喉恶性肿瘤的 1%～3%，多发于 60～70 岁，男多于女。其生物学特性为生长缓慢，通常以推压方式局部浸润。通常不发生区域性淋巴结转移或远处转移。病理检查见肿瘤表面布满棘状突起，镜下见鳞状细胞上皮形成垂直的皱褶伸入肿瘤深处，上皮过度角化，常有良好的玻璃样基底膜。此肿瘤易误诊，病理学家有时报告为角化过度，因此，活检组织块取材要大，病理检查结果应与临床检查密切结合，以免误诊漏诊。

1. **常见原因**。疣状癌的发生机制尚不完全清楚，可能与吸烟、人类乳头状瘤病毒感染、饮酒和咀嚼槟榔（口腔病变）等有关。

2. **诊断**。喉疣状癌的诊断标准是常见于老年男性，好发于声门区；组织形态学表现为呈蕈样外生性，肿块表面有大量棘状突起，突起间充满变性角质，突起中可见囊样变化；病理表现为细胞高度分化，恶性肿瘤的形态学特征不明显，有边界清楚的挤压边缘，基质中有显著的慢性炎症反应，主要是淋巴细胞和浆细胞，上皮珠和角化物周围有异物肉芽肿，无转移倾向。①询问病史。包括症状及病情发展过程，既往手术史，个人史，是否有烟酒嗜好，职业，是否接触过有毒、化学物质等，家族中是否有类似病史。②体格检查。包括一般查体和耳鼻咽喉头颈部专科查体，还需行纤维喉镜检查鼻腔、鼻咽、喉咽及喉部。③影像学检查。行颈部 B 超检查颈部淋巴结是否增大或转移，胸部 X 线检查或 CT 检查肺部，腹部超声检查肾脏等。喉部增强 CT 检查和/或 MRI 检查病变的大小、范围及周围浸润情况等。

3. 鉴别诊断。①黏膜白斑。此病以过度增生为主要表现，有时伴有上皮发育不良，疣状白斑在组织学上与疣状癌相似，鉴别点是疣状癌的棘突伸向基底下层。②乳头状瘤与乳头状瘤样病。此系外生性肿块，伴有皱状上皮或棘皮症，偶尔呈过度增生，另外缺乏典型细胞，与疣状癌相比此瘤侵蚀性很低。③假性上皮瘤样增生。此瘤的特征是上皮突不均匀、细长、凹凸不平，方向不一致。而疣状癌的深部边缘是由成排的、方向一致的鳞状上皮组成的球状上皮突组成，细胞分化好。④疣状增生症。此病与疣状癌最难鉴别。疣状癌的棘突发生于基底膜平面，而疣状增生无此现象。疣状增生可能是疣状癌的早期形式。⑤高分化鳞癌。此种肿瘤易与喉疣状癌混淆，喉疣状癌中可见空泡样变，在病变的基部有大量的球状上皮突，而喉鳞癌有明显的恶性肿瘤的组织学改变。⑥角化棘皮瘤。常发生于皮肤的暴露部位，表皮呈疣状或乳头状生长，中央呈充盈角质的火山口样凹陷。在光镜下角化棘皮瘤中心常为大团角质栓，瘤旁鳞状上皮萎缩并与肿瘤界限分明；而疣状癌中央无大团角质栓，癌旁上皮很少萎缩。70%以上有增生，其不全角化层形成宽大的角质栓嵌入高度增生的上皮钉突内。角化棘皮瘤亦好发于老年人，在临床与组织学上类似鳞癌，但可自愈。是一种皮肤假性肿瘤，其病因学同样与病毒感染有关。

4. 治疗。喉疣状癌治疗主要是手术切除，手术的局部控制率为 77% ~ 100%，手术 5 年生存率高达 90%。手术方法可行喉裂开声带切除、喉部分切除、全喉切除等。此外，可以通过局部冷冻、激光手术治疗此病。对于 T_1 期患者可行支撑喉镜下 CO_2 激光切除术，T_2 期可做部分喉或喉裂开声带切除术，T_3、T_4 期做全喉切除术，除非有明确的淋巴结转移，一般不主张行颈淋巴结清扫术。喉疣状癌分化程度高，对放疗不敏感，单独放疗病变局部控制率仅43% ~ 65%，5 年生存率仅 66%，且放疗可能引起细胞间变。因此，各报道对放疗有不同意见，有的学者认为病变范围大者可行姑息治疗，肿瘤晚期可选择手术加放疗综合治疗。也有学者认为范围大的复发病例或不能手术的晚期病例可行化疗，常用的药物有氨甲蝶呤、氟尿嘧啶、博莱霉素等。

笔记

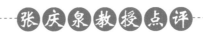
张庆泉教授点评

喉疣状癌治疗主要是手术切除，可行喉裂开声带切除、喉部分切除、全喉切除等。T_1期患者可行支撑喉镜下CO_2激光切除术，T_2期可做部分喉或喉裂开声带切除术，T_3、T_4期做全喉切除术，除非有明确的淋巴结转移，一般不主张行颈淋巴结清扫术。

喉疣状癌分化程度高对放疗不敏感，且放疗可能引起细胞间变。因此各报道对放疗有不同意见，有的学者认为病变范围大者可行姑息治疗，肿瘤晚期可选择手术加放疗综合治疗。也有学者认为范围大的复发病例或不能手术的晚期病例可行化疗。

参考文献

1. Perez CA, Kraus FT, Evans JC, et al. Anaplastic transformation in verrucous carcinoma of the oral cavity after radiation therapy. Radiology, 1966, 86 (1)：108 – 115.

2. Ferlito A. Diagnosis and treatment of verrucous squamous cell carcinoma of the larynx：a critical review. Ann Otol Rhinol Laryngol, 1985, 94 (6)：575 – 579.

3. Lbekue AO, Duvall E. Verrucous carcinoma of the larynx：problems of diagnosis and treatment. J Laryngol Otol, 1988, 102 (1)：79 – 82.

4. 陈岚，唐怀忠. 喉疣状癌———一种特殊喉鳞癌. 国外医学耳鼻咽喉科学分册，1989, 13 (5)：390.

5. Schfader M, Laberker HG. Differential diagnosis of verrucous carcinoma in the oral cavity and larynx. J Laryagol Otol, 1988, 102 (8)：700 – 703.

6. 姚玉建,张杰,曹卫彬. 喉疣状癌一例报告. 耳鼻喉学报,1994,8(4):243 – 244.

7. 黄素红，彭解人，蔡翔，等. 喉疣状癌的临床分析. 山东大学耳鼻喉眼学报，2006, 20 (4)：289 – 291.

8. Torrente MC, Rodrigo JP, Haigentz MJr, et al. Human papillomavirus infections in laryngeal cancer. Head Neck, 2011, 33 (4)：581 – 586.

9. 吕丹，杨慧，朱远志. 喉疣状癌的诊断与治疗（附1例报告及文献复习）. 临床耳鼻咽喉头颈外科杂志，2013, 27 (9)：486 – 488.

10. Sonalika WG, Anand T. Oral verrucous carcinoma：a retrospective analysis for clinicopathologic features. J Cancer Res Ther, 2016, 12 (1)：142 – 145.

11. Sciubba JJ, Helman JI. Current management strategies for verrucous hyperkeratosis and verrucous carcinoma. Oral Maxillofac Surg Clin North Am, 2013, 25 (1)：77 – 82.

笔记

（王艳　张华　孙岩　姚玉建　张庆泉）

04.1　茎突异常并发舌咽神经痛 1 例

病历摘要

　　患者，女，53 岁。因右侧咽部异物感 2 年，加重伴右侧咽部、舌根区疼痛不适 3 个月入院。2 年前患者无明显原因出现右侧咽部异物不适感，空咽时明显，进食无阻挡感，无咽部疼痛及呼吸困难，来我院就诊，行纤维喉镜检查咽喉未见明显异常，行茎突正侧位片示茎突过长，右侧长约 4.2cm，左侧长约 3.5cm，茎突内倾角 55°，大于 40°（颅骨正位片上，以茎突长向为轴，与颅底平面垂直成一夹角，正常为 30°左右，内倾角 >40°或 <20°认为是茎突方向异常），考虑为茎突综合征（右），建议手术治疗。患者因个人原因未行手术治疗，上述症状持续存在。近 3 个月来患者咽部疼痛，以右侧舌根、扁桃体区及咽喉部疼痛为主，向右侧耳根部及下颌后部放射，疼痛剧烈，阵发性，且具有明显扳机点，张口、说话、吞咽或刷牙时可诱发疼痛，服用卡马西平，疼痛可缓解，再次就诊，行咽部触诊时再次诱发右侧咽部及舌根区的疼痛，且于右侧扁桃体窝区可触及质硬条索状物，考虑为茎突综合征合并舌咽神经痛（右）。

　　[治疗经过]　入院后完善检查，全麻下行口内径路茎突切断术，术中切除右侧扁桃体，术后妥善止血，用手指触摸扁桃体窝，即可触及硬性隆起，确定茎突末端的位置，并于咽缩肌筋膜处分离查找舌咽神经末梢支，予以切断。继在该处纵形切开咽上缩肌，分开所附筋膜和肌肉等软组织，直达茎突末端，离断茎突尖端肌肉韧带，剥离子向茎突根部剥离，用筛窦刮匙自尖端套入，尽可能多的暴露茎突，后用血管钳夹住分离暴露茎突根部，将其折断取出。术后患者无咽部出血感染等并发症，患者咽部异物不适感及右侧舌咽神经通的症状消失。观察半年，患者前述症状消失，临床治愈。

病例分析

　　茎突综合征的病因复杂，临床表现也各不相同，常见症状有单侧咽痛、咽喉部异物感、下颌角或颈部疼痛、耳痛、头痛、转颈痛等症状。

茎突位于颞骨岩部的底面和乳突部相连处，亦即起源于茎乳孔的前内方，呈细长圆柱状。茎突上除有茎突舌肌、茎突舌骨肌和茎突咽肌起始外，其末端尚有茎突下颌韧带和茎突舌骨韧带起始。茎突、茎突舌骨韧带、舌骨小角和舌骨体共同组成茎突舌骨链。茎突尖端前为扁桃体窝，若茎突舌骨链骨化或茎突过长，可在扁桃体窝周围触及骨性突起，茎突与寰椎横突之间有舌咽神经、迷走神经、副神经和舌下神经通过，茎突周围的这些解剖结果正是茎突过长、角度异常及茎突舌骨韧带骨化引起临床症状的解剖学基础。

1. **病因**。许多临床事实证明，茎突过长是导致茎突综合征的一个重要因素，国人茎突普遍长度为2.5cm，也有2.5～3cm。国外有报道2cm和2～3cm的。茎突方位异常可以压迫颈内动脉、颈外动脉、舌咽神经等组织，是导致茎突综合征的另一个重要因素。卢永德等认为茎突综合征除了与长度有关外，还与茎突附着的韧带或肌肉发生止端腱鞘炎及茎突周围组织产生炎性疼痛或激惹症状等有关。我们认为，在所有诱发茎突综合征的原因中，茎突过长是最主要的因素。因为过长的茎突势必更易激惹其邻近肌肉、韧带及神经等，尤其是使邻近的颈动脉受压或牵拉，而颈动脉窦有迷走神经及舌咽神经的分布，故茎突综合征可合并舌咽神经痛，截短茎突后即可消除这种刺激。

2. **临床症状**。茎突综合征合并舌咽神经痛的临床症状包括咽痛及咽部异物不适感。①咽痛可以发生在扁桃体区、舌根部或舌骨区，咽痛性质因人而异，有的钝痛、胀痛、刺痛，有的是剧烈疼痛、撕裂痛、刀割痛；可以是阵发的、闪电性的，也可以是持续性的；可以因为吞咽、说话、转动颈部而激发或加重。②咽部异物感或梗阻感可以导致频繁吞咽、吞咽困难，特别是在空咽时异物感明显加重。有人在扁桃体切除后，始终感觉咽部伤口未愈合，或鱼刺刺激感。以上症状多为单侧。

3. **治疗**。茎突综合征并舌咽神经痛的患者常规行口内径路切除扁桃体的茎突切断术。优点是手术切口小，于茎突隆起处切开黏膜，钝性分离深部的咽缩肌，即可暴露茎突尖端，损伤面积小，操作过程中不必暴露颈部大动、静脉和神经，较安全；手术时间短，出血少；无颈部瘢痕。缺点是术野小且位置深从而使茎突暴露不佳，无法尽量接近茎突根部，且易发生折断后茎突残留于颈部肌肉内不易再度寻找，导致术后复发。口内路径在术中要分离咽缩肌，支配咽缩肌的神经由舌咽神经和迷走神经的分支在舌骨大角平面之上 1~2cm 处混合组成，此支供应咽上缩肌和咽中缩肌。术中要切除舌咽神经的末梢分支。

　　茎突异常并非全都引起咽部异常感觉，对于茎突异常和咽部异常感觉的患者应该仔细检查，综合分析，明确诊断。患者有典型的临床症状，包括咽痛及咽部异物不适感，且查体于扁桃体周围可触及条索状或刺状突起并有压痛，局部利多卡因注射，症状可消失，且茎突的影像学检查显示茎突长度超过 2.5cm 才能诊断茎突综合征。患者如需手术治疗，对于口内能触及茎突尖端的，应提倡口内径路截短茎突，尽量保留扁桃体，减少咽部的瘢痕；对口内未触及茎突的应行颈外径路倒 L 形切口的茎突截短术，注意防止并发症。

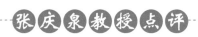

张庆泉教授点评

　　我们认为，在所有诱发茎突综合征的原因中，茎突过长是最主要的因素，但是也不能忽视了茎突方位异常。因为过长或方位的异常茎突势必更易激惹邻近肌肉、韧带、神经等组织，尤其是使邻近的颈动脉受压或牵拉，而颈动脉窦有迷走神经及舌咽神经的分布，故茎突综合征可合并舌咽神经痛。

　　对于茎突异常和咽部异常感觉的患者应该仔细检查，综合分析，明确诊断。患者有典型的临床症状包括咽痛及咽部异物不适感，且查体于扁桃体周围可触及条索状或刺状突起并有压痛，局部利多卡因注射，症状可消失，并且茎突的影像学检查显示茎突长度超过 2.5cm 或有方位的异常才能诊断茎突综合征。患者如需手术治疗，对于口内能触及茎突尖端的应提倡口内径路截短茎突，在切除扁桃体后，尽量先在扁桃体后外侧的被膜处分离查找舌咽神经末梢支，予以切断，然后切除异常的茎突。

参考文献

1. 林筱周．茎突综合征//萧轼芝．耳鼻咽喉科全书·咽科学（第 1 版）．上海：上海科技出版社，1979：85-94.

2. 张庆泉，宋西成，王强，等．外科治疗茎突异常的疗效分析．中华耳鼻咽喉头颈外科杂志，2006，41（10）：759-762.

3. 姜绍红，张庆泉，宋西成，等．口内径路保留扁桃体的茎突截短术．山东大学基础医学院学报，2005，19（2）：113-114.

4. 黄选兆，汪吉宝．实用耳鼻咽喉科学（第1版）．北京：人民卫生出版社，1998：417-420.

5. 邱大学，施建辉，曹文建，等．颞骨茎突的测量及其临床意义．解剖学杂志，2002，25（1）：76-77.

6. Kaufman SM, Elzay RP, Irish EF. Styloid process variation. Radiologic and clinical study. Arch Otolaryngol, 1970, 91（5）：460-463.

7. 卢永德，陈忠，黄南桂，等．茎突综合征35例（附茎突骨折1例）．耳鼻咽喉头颈外科，1995，2（1）：17-20.

8. 张庆泉，迟作强．茎突综合征的诊断和治疗．中华耳鼻咽喉头颈外科杂志，2009，44（3）：262-264.

9. 张庆泉，王春雨．茎突异常继发舌咽神经痛8例．中华耳鼻咽喉头颈外科杂志，2017，52（6）：466-467.

（姜绍红　迟作强　王春雨　陈秀梅　宋西成　孙岩　张庆泉）

042　茎突舌骨韧带骨化1例

病历摘要

患者，男，48岁。因头晕伴左颈部及肩部疼痛、麻木不适6年，加重2个月，于2009年5月20日收入院。6年前患者无明显原因的出现间歇性头晕伴左颈部、肩部疼痛、麻木不适，曾就诊于多家医院，行颈椎CT、颅脑CT等检查，诊断为左侧耳后韧带钙化，行物理疗法，头晕及左颈部、肩部疼痛无缓解。近2个月来患者前述症状明显加重，被迫左侧头低位，且影响生活，来我院就诊。门诊行茎突CT检查后以"茎突综合征（左）"收入院。查体：头被迫向左前方倾斜，双侧扁桃体均Ⅰ°，左侧扁桃体窝可触及质硬条索状物，触之患者即出现左颈肩痛及头晕。茎突CT示双侧茎突增长，左侧为著，长约7.6cm，茎突明显增粗，局部结节样膨隆，左侧茎突走形与颈动脉鞘邻近，下至舌骨上方水平，位于左梨状窝上方（图89，图90）。初步诊断：茎突综合征（左）。

笔记

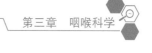
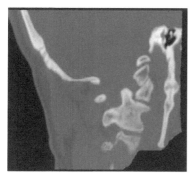

图89 茎突 CT 轴位

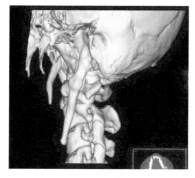

图90 茎突三维重建显示茎突全貌

[**治疗经过**] 入院后完善检查，于 5 月 22 日全麻下行颈外径路左侧茎突截短术，术中自左侧下颌角下方 1cm 处至舌骨平面左弧形切口长约 8cm，自颌下腺的深面二腹肌的外侧向深面钝性分离，扪及茎突，刮除茎突表面骨膜及附着的韧带，见茎突粗大，深达舌骨大角，充分暴露茎突，舌骨剪剪断，取出茎突约 4.7cm（图 91），术后给予抗感染治疗，病理报告为茎突成熟骨组织。术后患者头晕及左侧颈肩痛消失，于 5 月 30 日出院。

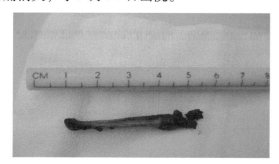

图91 术中切除的茎突

[**治疗转归**] 出院后随访 1 年，患者头晕伴左颈部及肩部疼痛、麻木不适感消失。

病例分析

茎突发生于人类胚胎第 2 鳃弓的舌骨弓软骨，这一软骨的前下基部则发展成舌骨。此基部的两端，各有 1 条软骨链与每侧颞骨相连，每一条软骨链有 4 段，即骨舌段（茎突根部）、茎舌段（茎突体部）、角舌段（茎突舌骨韧带）和下舌段（舌骨小角），借纤维组织相连接，这些连接可以骨化形成骨性融合，融合处出现膨大，

笔记

167

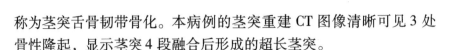

称为茎突舌骨韧带骨化。本病例的茎突重建 CT 图像清晰可见 3 处骨性隆起，显示茎突 4 段融合后形成的超长茎突。

　　茎突上除有茎突舌肌、茎突舌骨肌和茎突咽肌起始外，其末端尚有茎突下颌韧带和茎突舌骨韧带起始。茎突、茎突舌骨韧带、舌骨小角和舌骨体共同组成茎突舌骨链。茎突尖端前为扁桃体窝，若茎突舌骨链骨化或茎突过长，可在扁桃体窝周围触及骨性突起，茎突与寰椎横突之间有舌咽神经、迷走神经、副神经和舌下神经通过，茎突周围的这些解剖结构正是茎突过长、角度异常和茎突舌骨韧带骨化引起临床症状的解剖学基础。姜绍红等认为，茎突过长是导致茎突综合征的一个重要因素，茎突方位异常可以压迫颈内动脉、颈外动脉、舌咽神经等组织，另外血管神经的畸形、异位靠近茎突引发症状。我们认为，在所有诱发茎突综合征的原因中，茎突过长是最主要的因素。截短茎突后即可消除这种刺激，故茎突截短术治疗茎突综合征的疗效是确切的。

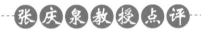
张庆泉教授点评

　　本病例茎突舌骨韧带骨化导致茎突过长，茎突尖端与舌骨大角相贴，且茎突纵轴与颈动脉鞘相邻，过长的茎突能够刺激颈动脉、迷走神经、副神经和舌下神经等，导致患者出现反复头晕及左侧颈部、肩部疼痛、麻木，手术切除茎突长达 4.7cm，术后可消除这些刺激，患者临床症状消失。

参考文献

1. 林筱周．茎突综合征//萧轼芝．耳鼻咽喉科全书·咽科学（第 1 版）．上海：上海科技出版社，1979：85 – 94.

2. 邱大学，施建辉，曹文建，等．颞骨茎突的测量及其临床意义．解剖学杂志，2002，25（1）：76 – 77.

3. 姜绍红，张庆泉，孙岩，等．茎突舌骨韧带骨化一例．中国耳鼻咽喉头颈外科，2011，18（1）：24.

4. 张庆泉，宋西成，王强，等．外科治疗茎突异常的疗效分析．中华耳鼻咽喉头颈外科杂志，2006，41（10）：759 – 762.

5. 姜绍红，张庆泉，宋西成，等．茎突舌骨韧带骨化的临床诊治．山东大学耳鼻喉眼学报，2014，28（6）：7 – 8.

（姜绍红　孙岩　王强　张华　刘雪艳　刘丽萍　张庆泉）

笔记

04.3　茎突骨不连接 1 例

📋 病历摘要

患者，男，53 岁。因咽部异物不适感 2 年入院。2 年前患者无明显原因的出现咽部右侧异物不适感，伴右侧咽部疼痛，偶有耳痛，无明显时间规律，无头晕、耳鸣，无进食阻挡感，无咳嗽及咳痰带血。查体：口咽黏膜均有不同程度的慢性充血，扁桃体右侧Ⅰ°，左侧Ⅱ°，间接喉镜下见会厌无红肿，梨状窝清晰，无新生物。咽部触诊示右侧扁桃体处可触及硬性隆起，稍用力即发现硬性隆起不明显。影像学检查：CT 检查示茎突骨质不连接；CT 三维容积重建（volumereconstraction，VR）进一步证实茎突骨质不连接的改变，显示右侧茎突骨不连接，中断较大，左侧茎突骨不连接，中断较小，形成假关节改变（图 92 ~ 图 94）。诊断：茎突综合征，骨不连类型。

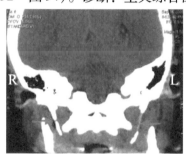

图 92　CT 多平面重建检查显示右侧茎突体骨质中断较大，左侧中断较小形成假关节（箭头示）

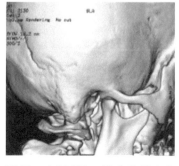 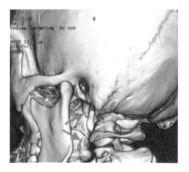

图 93　左侧 CT 三维容积显示茎突中断（箭头示），形成假关节　　图 94　右侧 CT 三维容积显示茎突中断较多（箭头示意不连接的上下端）

笔记

[**治疗方法**]　入院后完善检查，全麻下行经口径路扁桃体切除＋茎突部分切除术，术中切除术茎突的末端约2cm，手术经过顺利。术后患者临床症状消失。经过3年的随访，患者咽部异物感消失，前述症状无复发。

病例分析

茎突发生于人类胚胎第2鳃弓的舌骨弓软骨，舌骨弓软骨的下基部则发展成为舌骨，此基部的两端各有1条软骨链与每侧颞骨相连。每条软骨链有4段，即鼓舌段、茎舌段、角舌段和下舌段，均以纤维组织相连。每侧的茎突根部、体部、茎突舌骨韧带和舌骨小角之间均有纤维组织连接，构成一条茎突舌骨链。两侧茎突舌骨链各段的骨化过程与连接情况既不相同，也不对称。各段之间保持纤维组织的连接，可形成假性关节或骨性融合，如果发育成熟，茎突根部与茎突体部融合成为茎突后，这两段之间仍为纤维组织连接，或形成假性关节，就是茎突骨不连。

过去临床上较少注意茎突形态与连接异常和茎突综合征的关系。茎突形状的弯曲偏扭对茎突的方位是有影响的，但有的茎突形态或连接的异常不属于方位异常的范畴。本例患者，手术时发现茎突体与茎突根部之间尚有纤维组织联系，故茎突能随头颈部的运动而摆动，且茎突细小如梭形，尖端很尖锐，所导致的症状很复杂，患者出现了咽部异物感、咽痛、头痛、头昏、耳痛等症状，曾被诊断为咽炎、咽异感症等，经多次治疗未见好转，最后CT检查才确诊为茎突骨不连，经手术切除摆动的茎突尖部后上述症状消失。

本例患者除了前述较特殊的症状外，相对于其他类型的茎突综合征患者，总体症状较轻，特别是咽部异物感，用力吞咽时症状明显减轻，越是在轻微吞咽时症状越明显。触诊的特点是咽部可以触及硬性隆起，稍微用力硬性隆起就不明显，这与骨不连有关，因为连接的纤维组织可以移动。

影像学检查是诊断茎突骨不连的重要手段。手术治疗是治疗茎突综合征的主要方法，也是治疗茎突骨不连的主要方法，但是由于茎突骨不连咽部触诊具有时有时无的特点，要注意触摸硬性隆起的手法。手术方式十分重要。采用经口内径路行扁桃体切除＋茎突部分切除，当遇到茎突长度过长伴有骨不连的患者时，可根据情况选择从颈部进行手术。近几年我们采取扁桃体前外侧切开掀翻径路切除茎突，然后将扁桃体复位缝合，效果满意。一般认为，如果茎突长度在4cm以内，可以考虑由口内径路手术，如果超过4cm，应考虑由颈外径路手术。

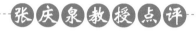

张庆泉教授点评

　　茎突的形态异常是茎突综合征的特殊类型，其中包括2种情况，第1种是茎突舌骨韧带骨化，第2种是茎突骨不连。相对于其他类型的茎突综合征患者，茎突骨不连总体症状较轻，特别是有咽部异物感的患者，用力吞咽时症状明显减轻，越是在轻微吞咽时症状越明显；触诊的特点是咽部可以触及硬性隆起，稍微用力硬性隆起就不明显，这与骨不连有关，因为连接的纤维组织可以移动。

　　影像学检查是诊断茎突骨不连的重要手段。手术治疗是治疗茎突综合征的主要方法。

参考文献

1. 姜绍红，张庆泉，孙岩，等．茎突舌骨韧带骨化1例．中国耳鼻咽喉头颈外科，2011，18（1）：24．

2. 林筱周．茎突综合征//萧轼芝．耳鼻咽喉科全书·咽科学（第1版）．上海：上海科技出版社，1979：85－94．

3. Beder E，Ozgursoy OB，Karatayli Ozgumoy S. Current diagnosis and transoral surgical treatment of Eagle's syndrome. J Oral Maxillofac Surg，2005，63（12）：1742－1745．

4. 张庆泉，宋西成，王强，等．外科治疗茎突异常的疗效分析．中华耳鼻咽喉头颈外科杂志，2006，41（10）：759－762．

5. 张庆泉，迟作强．茎突综合征的诊断与治疗．中华耳鼻咽喉头颈外科杂志，2009，44（3）：262－264．

6. 张庆泉，姜绍红，陈秀梅，等．扁桃体前外侧径路茎突切除术．中华耳鼻咽喉头颈外科杂志，2014，49（5）：412－413．

7. Wong E，Lee G，Mason DT，et al. Temporal headaches and associated symptoms relating to the styloid process and its attachments. Ann Acad Med Singapore，1995，24（1）：124－128．

8. Murtagh RD，Caracciolo JT，Fernandez G. CT findings associated with Eagle

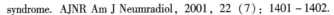

syndrome. AJNR Am J Neumradiol, 2001, 22 (7): 1401 – 1402.

9. 赵勇，李慎江，朱峰，等. CR 和 DR 图像后处理技术在活体茎突解剖学观测中的意义. 中国临床解剖学杂志，2010，8（1）：58 – 60，62.

10. Muppara M, Robinson MD. The mineralized and elongated styloid process: a review of current diagnostic criteria and evaluation strategies. Gen Dent, 2005, 53 (1): 54 – 59.

11. Ghosh LM, Dubey SP. The syndrome of elongated styloid process. Auris Nasus Larynx, 1999, 26 (2): 169 – 175.

12. 姜绍红，张庆泉，王强，等. 颈外径路与口内径路治疗茎突综合征的对比分析. 临床医学工程，2011，18（3）：343 – 344.

13. Raychowdhury R. The extra – tonsillar approach to the styloid process. Br J Oral Maxillofac Surg, 2011, 49 (6): 40 – 41.

14. 姜绍红，张庆泉，宋西成. 口内径路保留扁桃体的茎突截短术. 山东大学基础医学院学报，2005，19（2）：113 – 114.

15. Buttura da Prato E, Albanese M, Trevisiol L, et al. Eagle's syndrome secondary surgical treatment. Report of a case. Minerva Slomatol, 2004, 53 (9): 527 – 534.

16. 张庆泉，王强，陈秀梅，等. 茎突骨不链接 16 例诊治分析. 中华耳鼻咽喉头颈外科杂志，2014，49（10）：866 – 867.

（姜绍红　王强　陈秀梅　孙岩　宋西成　张庆泉）

044. OSAHS 突发呼吸停止抢救成功 1 例

病历摘要

患者，男，48 岁。因睡眠时突发昏迷来院就诊，体质指数（BMI）33。长期夜间睡眠打鼾，无心脏病等慢性疾病病史。2011 年 1 月 7 日患者入睡 1 小时后，家属发现其鼾声消失，面色发绀，呼叫及推搡无应答，遂紧急拨打我院急救电话。约 15 分钟后患者被接至我院，检查见患者深度昏迷，叹息式呼吸 10 次/分钟，脉搏 120 次/分钟，血压 110/60mmHg，血氧饱和度 60%。

[治疗方法]　立即给予面罩吸氧，发现患者气道阻力极大，无

笔记

法有效人工通气；拟行气管插管时，发现患者舌体肥厚，舌根后坠，咽腔软组织堆积，多次尝试无法完成气管插管决定行气管切开。气管切开准备过程中患者突发心脏停搏，呼吸停止，血氧饱和度降至0，血压检测不到。给予紧急电复律、体外心脏按压，并迅速经口咽置入麻醉喉罩接呼吸机辅助呼吸。15分钟后患者心跳、呼吸恢复，血氧饱和度升至90%以上。行常规气管切开术，更换气囊型气管套管接呼吸机辅助呼吸。次日患者意识恢复，自主呼吸恢复良好，无明显缺氧性脑病表现，遂撤除呼吸机，更换金属气管套管，并转入ICU继续治疗。

完善相关检查，口咽部检查见患者软腭松弛低垂，舌根肥厚。气管切开后2周尝试堵管行PSG监测，观察患者入睡后血氧饱和度波动于60%~90%，于血氧饱和度低值时出现口唇发绀。为防止意外发生，监测约1小时后应用伟康双水平呼吸机（型号IN710S）给予持续正压通气（continuous positive airway pressure，CPAP）治疗，CPAP治疗过程中患者耐受良好，气管插管堵管状态下，血氧饱和度稳定于95%以上。下载睡眠监测数据，显示患者CPAP治疗前呼吸暂停低通气指数（AHI）59，最低血氧饱和度60%，CPAP治疗后AHI为3，最低血氧饱和度92%。气管切开术后3周，患者拔管出院，院外继续戴呼吸机治疗，随访至今，戴机效果良好，无严重并发症发生。

病例分析

阻塞性睡眠呼吸暂停低通气综合征（obstructive sleep apnea - hypopnea syndrome，OSAHS）是指患者睡眠时上气道塌陷阻塞引起的呼吸暂停和通气不足，伴有打鼾、睡眠结构紊乱、频繁发生血氧饱和度下降、白天嗜睡等症状，成年人群中发病率为2%~4%，且具有众多的合并症。在由OSAHS引起的合并症中，心血管合并症最为常见且后果最为严重，由此引起的心脏骤停导致猝死也多有报道。刘向等观察8例OSAHS院外抢救患者，其中3例猝死，未死亡5例，患者有并发症时心电图显示异常者4例。Roche等观察147例心律失常患者，其中66例患有OSAHS，并且由OSAHS导致的心跳骤停明显增多。

1. **病因**。OSAHS的直接致病原因为上气道的阻塞，对于

OSAHS 导致心跳骤停的机制，部分学者认为 OSAHS 导致血氧饱和度下降从而使迷走神经兴奋性增高，引起阻滞性心律失常等因素有关，也有部分学者认为 OSAHS 导致心跳骤停为呼吸暂停导致心肌缺血缺氧，最终导致心电活动紊乱所致。

2. 诊断。综合病史、查体及辅助检查，考虑本例患者为 OSAHS 致心跳骤停。诊断依据：①既往长期夜间睡眠打鼾史，近期查体无心脏病等慢性病史；②BMI 为 33，舌体肥厚，舌根后坠，咽腔软组织堆积；③PSG 监测，患者入睡后血氧饱和度波动于 60%~90%，于血氧饱和度低值时出现口唇发绀。

3. 治疗。OSAHS 的主要治疗方式，如手术治疗及呼吸机治疗等，目的都是为了通过扩大上气道从而改变上气道的阻塞状态。对于危重 OSAHS 患者，及时建立人工气道则更加关键。但是，相对于正常人，OSAHS 患者往往具有体型肥胖、咽腔狭窄、下颌短小、颈短粗等困难气道的特征，从而导致气管插管的困难。对于昏迷或处于麻醉肌松状态下的 OSAHS 患者，由于其肌张力的严重下降，更加剧了上气道的梗阻，从而导致气管插管的困难。另外，气管切开术在 OSAHS 抢救过程中也常常由于 OSAHS 患者上述特殊的体型特点而难以迅速完成。相比之下，在 OSAHS 患者的早期抢救阶段，麻醉喉罩可迅速通过患者上气道的梗阻部位，在气管插管、气管切开困难的情况下及时有效的开放上气道，从而为早期的抢救争取时间。同时，对于围手术期患者，麻醉及复苏期间麻醉喉罩的配备对于预防麻醉诱导后及拔管后出现的呼吸困难也是至关重要的。

气管切开术作为最早应用于治疗 OSAHS 的手术方式，通过旁气道的建立，大大减小了上气道狭窄造成的通气阻力，减少了呼吸做功，从而有效地改善 OSAHS 患者的缺氧状态。但是，气管切开术造成的生活质量的下降也是一个无法回避的事实。即使重症 OSAHS 患者，也极少能够主动接受气管切开的治疗方式，从而使气管切开更多的成为了 OSAHS 导致严重并发症后的补救措施。

经过近 30 年的发展，CPAP 治疗已成为公认的治疗 OSAHS 的有效方式。CPAP 治疗对于重度 OSAHS 患者及围手术期患者的治疗效果也得到了大多数学者的认可。但是，CPAP 患者耐受性较差的问题仍然存在，从而使其临床应用受到了一定的限制。目前，对于 OSAHS 患者是否在长期的缺氧过程中提高了对缺氧的耐受性，尚缺少相关临床资料。然而，对于缺氧耐受的基础研究已有诸多的进

笔记

展，并有大量动物实验证明长期慢性间断性缺氧能够有效地提高实验动物对缺氧的耐受能力。本病例中，重症 OSAHS 患者心跳骤停后15分钟心肺复苏成功，建立人工气道后约10小时意识恢复良好，标志脑复苏成功，已大大超出了心肺脑复苏"黄金8分钟"的时间概念。其原因是否与 OSAHS 患者在长期反复缺氧状态下对缺氧的耐受增强有关，尚待进一步临床研究证实。

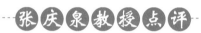

张庆泉教授点评

　　OSAHS 具有众多的合并症，其中心血管合并症最为常见且后果最为严重，而由此引起的心脏骤停导致猝死也多有报道。

　　对于危重 OSAHS 患者，及时建立人工气道非常关键。气管插管和气管切开术在 OSAHS 抢救过程中也常常由于 OSAHS 体型特点而难以迅速完成。而在 OSAHS 患者的早期抢救阶段，麻醉喉罩可迅速通过患者上气道的梗阻部位，在气管插管、气管切开困难的情况下及时有效的开放上气道，从而为早期的抢救争取时间。

　　本病例重症 OSAHS 患者心跳骤停后15分钟心肺复苏成功，建立人工气道后约10小时意识恢复良好，标志脑复苏成功，已大大超出了心肺脑复苏"黄金8分钟"的时间概念。其原因是否与 OSAHS 患者在长期反复缺氧状态下对缺氧的耐受增强有关尚无依据。但无论如何应该采取积极地治疗抢救态度。

　　临床诊治重点：重度的 OSAHS 患者因为长期的缺氧，可以造成全身机体的各个部位的病变，经常有患者发生心跳骤停和呼吸停止，如果发生地距离医院较远，抢救成功的概率不大，即使能够及时到达医院，也是由医院的人员、技术、条件设备等决定着抢救是否会成功，所以我们一定做好 OSAHS 的宣传和教育工作，让广大患者掌握该疾病的危害，及时采取有效的预防措施和干预治疗手段。有时在医院进行了治疗也要继续注意，有患者在临近出院时突发呼吸停止的，所以宣教工作和尽早干预治疗尤其重要。

参考文献

1. 黄绍光，李庆云．睡眠呼吸暂停低通气综合征的流行病学研究现状．中华全科医师杂志，2005，4（4）：197-198．

2. Cohen MC，Rohtla KM，Lavery CE，et al. Meta-analysis of the morning excess of acute myocardial infarction and sudden cardiac death. Am J Cardial，1997，79（11）：1512-1516.

3. 刘向，阎敬．睡眠呼吸暂停致院前猝死原因分析．临床肺科杂志，2001，6（3）：20-21．

4. Roche F，Xuong AN，Court F，et al. Relationship among the severity of sleep apnea syndrome，cardiac arrhythmias，and autonomic imbalance. Pacing Clin Electrophysiol，2003，26（3）：669-677.

5. 朱冬冬，杨占泉，侯铁宁．阻塞性睡眠呼吸暂停综合征手术治疗的警示．中华耳鼻咽喉科杂志，2002，37（6）：422-424．

6. 张连山，魏伯俊，王轶．重症阻塞性睡眠呼吸暂停综合征术前预防性气管切开的适应证．中华耳鼻咽喉科杂志，1995，30（3）：138-139．

7. 田鸣．麻醉中困难气道的管理．国外医学麻醉学与复苏分册，1999，20（3）：178-182．

8. 张庆泉，王文一，王强．气管切开术在重症 OSAHS 手术治疗时的应用．山东大学耳鼻喉眼学报，2008，22（6）：481-482，490．

9. 李洪波，陈润芬，王长谦，等．间歇性低氧预处理对慢性缺血心脏保护作用的实验研究．心脏杂志，2005，17（5）：424-427．

10. 张翼，杨黄恬，周兆年．间歇性低氧适应的心脏保护．生理学报，2007，59（5）：601-613．

（马国伟　张庆泉）

04.5　重症 OSAHS 患者伴呼吸性酸中毒睡眠监测死亡 1 例

病历摘要

患者，女，64 岁。患有高血压、冠心病、糖尿病、肥胖病 6 年，近期频繁发作嗜睡和呼吸暂停，夜间家属需要频繁推醒患者，以免长时间呼吸停止而死亡。患者来医院心血管内科住院治疗，住院诊断：冠心病三级、高血压、糖尿病、肥胖病伴呼吸性酸中毒。住院查体：BMI 为 33.7，血压 180/115mmHg，面色口唇发绀，呼吸 24 次/分，心肺听诊未见异常。心电图显示心功能三级，呈呼吸性酸中毒状态。因为内科等多个科室会诊治疗效果不佳，组织全院会诊考虑为重度 OSAHS 引发的全身病变，建议先行 PSG 监测。监测期间患者家属仍因呼吸长时间暂停而频繁的叫醒或推醒患者，导致睡眠监测不能进行。经和家属协调，尽量不影响患者睡眠，小干扰患者监测准确度。但是在监测进行到 1 小时后发生患者呼吸心跳停止，立即施行紧急气管插管，心肺复苏抢救，紧急抢救约半小时后心跳恢复，但是呼吸没有恢复，依靠人工呼吸机进行辅助呼吸，6 个小时后呼吸仍然没有恢复，呈深昏迷状态，全院会诊后向家属交代病情，家属商议后要求停止抢救，患者终因呼吸循环衰竭死亡。

病例分析

以患者是在睡眠呼吸监测期间死亡，患有高血压、冠心病、糖尿病、肥胖病及呼吸性酸中毒多种疾病，不可否认是由于重度 OSAHS 引发的全身并发症而死亡。患病期间家属要求频繁叫醒患者，以免长时间呼吸暂停而导致死亡，最终却因此而导致死亡。由此可见，对这样的重症 OSAHS 患者，即使从诊断看先行 PSG 监测是必要的，但从治疗角度是不可行的。在全国其他医院也有发生同类事件，如何避免同类情况的发生也需要全国睡眠医学的专家学者费尽心思。

这个病例发生很早，现在再考虑此类患者的治疗措施，可以先进行正压通气治疗，进一步说可以首先进行气管插管或气管切开来进行纠正缺氧的状态，纠正酸中毒及全身状态，进而改善和恢复全身各个器官的功能，或可以避免严重后果的发生。

社会的进步和发展，肥胖疾病也越来越多，进而引发的全身疾病也越来越多，这就要进行全院的会诊和协调，包括和家属的沟通协调，避免严重事件的发生，这是很重要的，既能避免严重并发症的发生，又能取得较好的治疗效果。

笔记

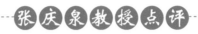

临床诊治重点：现代科学技术的进展，可以达到对于该类患者应及时进行正压通气治疗、气管切开或气管插管 ICU 监护治疗，或许可能抢救患者的生命，但是我国的广大人民群众的认识有差异，一直认为早期的气管切开是不适宜的，患者家属也不能接受，这就给治疗带来了困扰，应该进行宣传教育，掌握该病的危害，方能配合治疗。

参考文献

1. 张庆泉，王强，蔡晓岚，等．重症阻塞性睡眠呼吸暂停低通气综合征患者死亡原因分析．中华耳鼻咽喉头颈外科杂志，2010，45（5）：364 – 368.

2. 樊兆民，何明强．全麻行悬雍垂腭咽成形术死亡一例．临床耳鼻咽喉科杂志，1993，7（2）：112 – 113.

3. 刘大昱，蔡晓岚，刘洪英，等．阻塞性睡眠呼吸暂停低通气综合征患者手术并发症及规避策略．中华耳鼻咽喉头颈外科杂志，2009，44（7）：550 – 560.

4. 张庆泉．建立阻塞性睡眠呼吸暂停低通气综合征围手术期监护体系，防止严重并发症的发生．山东大学耳鼻喉眼学报，2010，24（4）：5 – 9.

5. 张庆泉，张华，吕巧英．阻塞性睡眠呼吸暂停低通气综合征围手术期监护体系．中华耳鼻咽喉头颈外科杂志，2011，46（8）：698 – 701.

（王强　陈秀梅　姜绍红　于伟　张庆泉）

笔记

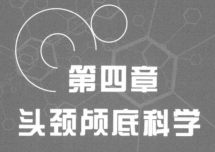

第四章
头颈颅底科学

046　颞下窝肿瘤 2 例

病历摘要

病例 1：患者，男，56 岁。右耳前疼痛半年、耳前肿胀隆起，张口受限 20 天。1999 年 8 月 10 日来我院就诊，体检示体温 36.8℃，血压 130/90mmHg。全身浅表淋巴结未触及，心肺及腹部未见异常，耳鼻咽喉无异常发现，张口略受限，右侧颧弓上下均可触及硬性肿块，以颞上部为主。初诊为不典型性三叉神经疼，治疗无好转。其他各种辅助检查未见异常，后经 CT 扫描发现右侧颧弓内侧有 4.0cm×2.0cm×2.0cm 的纺锤形肿块，边缘清晰。诊断：颞下窝肿瘤可能（右）。

[治疗方法]　患者因故手术延后，于 2000 年 10 月 22 日在气管插管全麻下行右侧颞部发迹内斜形切口，下至耳垂平面，深达骨

179

质，向前分离，暴露颧骨弓上方及后部，向前分离时注意保护面神经颧支，将整个颧骨弓上缘暴露清楚，因为肿瘤与颧弓内侧难以分离，遂将颧骨弓内侧部分凿除，切开颞肌筋膜，有 3.5cm×2.0cm×1.5cm 的黄白色肿瘤暴露，予以完整切除。病理报告：神经鞘瘤。

[治疗转归]　患者手术后切口愈合好，疼痛消失，无面瘫发生，随访 4 年多无复发。

病例 2：患者，女，34 岁。入院前发现右侧耳前肿胀 1 个月，咀嚼后加重，无其他不适。抗炎治疗无好转，于 2004 年 6 月 22 日入院。体检示体温 36.5℃，血压 117/66mmHg。全身浅表淋巴结未触及，心肺及腹部未见异常，耳鼻咽喉无异常发现，右侧颧弓上方可触及质地较硬的隆起，边缘不清。各项血化验结果正常。CT 检查发现右侧颞下窝有 3.0cm×3.0cm×2.0cm 的占位性肿块，边缘清楚（图 95）。初步诊断：右侧颞下窝肿瘤，血管瘤可能。

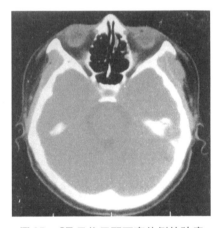

图 95　CT 示位于颞下窝外侧的肿瘤

[治疗方法]　患者于 2004 年 6 月 25 日在气管插管全身麻醉下行右侧颞部发迹内斜形切口（图 96），深达骨质，向前下分离，暴露颧骨弓后部时向前分离注意保护面神经颧支，将整个颧骨弓上缘暴露清楚，可见颞下窝的颞肌筋膜隆起，切开颞肌筋膜，有 2.5cm×2.0cm×1.5cm 的紫红色肿瘤暴露（图 97），予以完整切除。病理报告：海绵状血管瘤。

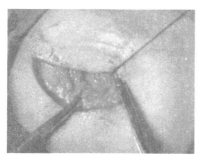
图 96　发际内切口

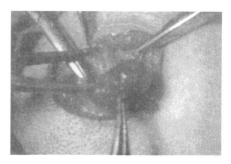
图 97　暴露肿瘤予以切除

[治疗转归]　患者手术后切口愈合好，出现颞上支面瘫，右侧额纹消失，眼睑运动好，约 4 个月后额纹有恢复，随访 9 个月无复发，额纹仍较左侧浅。

病例分析

颞下窝位于颅中窝和颞骨岩部的下方，介于咽和下颌骨之间，其形似一倒置锥体，有窝顶、前壁、外壁、内壁、后缘及超下的尖部。窝顶由蝶骨大翼的颞下面和颞骨鳞部后侧一小部组成；前壁系上颌骨后表面；外壁为颧骨弓内面、咬肌、颞肌、下颌骨升支及腮腺深叶；内壁前半以翼外板为界，后半为腭帆张肌和咽上缩肌；后缘以茎突为界；尖部为翼内肌到下颌骨内表面的附着线。颞下窝充以肌肉、神经、血管，通过裂和孔与邻近的解剖腔隙相连。颞下窝与翼腭窝相通，经眶下裂与眼眶相通，与口腔、鼻窦、眼眶及鼻咽部关系密切，因此这些部位的原发病易侵犯到颞下窝。有学者认为，原发性颞下窝肿瘤多属恶性肿瘤，而邻近组织侵入的颞下窝肿瘤则以良性肿瘤为主。我们报道的 2 例原发性颞下窝肿瘤均为良性，也许是与病例少有关，国内尚未见颞下窝肿瘤的大量病例报道。有关颞下窝肿瘤的症状体征，Johnson 等报道的病例中，66% 的患者有面疼，除 1 例外均为恶性肿瘤；而在无面疼的患者中，仅 1 例为良性肿瘤。他们认为面疼是区别颞下窝肿瘤良恶性之分的主要症状，是恶性肿瘤侵犯神经的原因。我们报道中的男性患者有面疼现象，可能是神经鞘瘤发生于感觉神经的原因，但是对于发生面疼的原发性颞下窝肿瘤应该特别注意。咀嚼困难、张口受限、耳前颧骨上下隆起的患者应引起医师重视。对于继发的颞下窝肿瘤，要

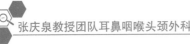

注意观察邻近组织或器官的症状和体征。

　　对高度怀疑颞下窝肿瘤的患者，除了要行全面的耳鼻咽喉、口腔、神经外科的检查，还应根据情况进行鼻窦、颅底、颞颌关节、腮腺等部位的影像检查。有学者认为，CT 是颞下窝肿瘤检查不可缺少的一部分，而 MRI 比其他方法能更清晰地显示颞下窝的解剖结构与颞下窝肿瘤累及的范围。我们报道的 2 例患者均行 CT 检查，较为清晰地显示颞下窝肿瘤的轮廓。MRI 可根据情况进行。对可以触及到的肿瘤，也可行穿刺活检，以便确定肿瘤性质。临床上须根据患者的实际情况，判断出颞下窝肿瘤是原发性还是邻近组织的肿瘤侵及，以便确定手术径路和手术方案。

　　颞下窝肿瘤以手术治疗为主，对局限于颞下窝的肿瘤，选择手术径路应注意避免面神经、颞颌关节的损伤和面部的切口瘢痕造成的美容问题。这 2 例患者因为基本都局限在颞下窝的外侧部分，而且皆为良性肿瘤，所以施行了在发迹内的隐蔽侧切口，此切口的好处：①避免切口引起的瘢痕；②较好地避免损伤面神经分支，因为面神经的颧支在颧骨弓中部的前下部位，这样在骨膜下向前下分离，不易损伤这个分支。也应该尽量避免损伤颞支，但由于其对面部功能的影响不大，不必过分注意。对于邻近组织引发的颞下窝肿瘤或颞下窝肿瘤影响到的邻近器官，特别是恶性肿瘤，手术径路和切除范围要足够大，可以行保守性侧径路、根治性侧径路、改良的 Weber - Ferguson 切口径路、扩大的前侧径路、上径路、下径路、C 形的颞下窝径路等，可根据不同情况施术。

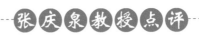

　　本文报道的 2 例原发性颞下窝肿瘤均为良性肿瘤，国内尚未见颞下窝肿瘤的大宗病例报道。颞下窝肿瘤的症状如果有面疼，则考虑为恶性肿瘤；面疼是区别颞下窝肿瘤良恶性的主要症状，是恶性肿瘤侵犯神经的原因。本文报道中的病例 1 患者有面疼现象，可能是神经鞘瘤发生于感觉神经的原因。咀嚼困难、张口受限、耳前颧骨上下隆起的患者应引起重视。

　　CT 是颞下窝肿瘤检查不可缺少的一部分，而 MRI 比其他方法能更清晰地显示颞下窝的解剖结构与颞下窝肿瘤累及的范围。我们报道的2例患者均行CT检查，较为清晰地将颞下窝肿瘤的轮廓显示出来。

选择手术径路应注意避免面神经、颞颌关节的损伤和面部的切口瘢痕造成的美容和功能问题。该2例患者因为肿瘤基本都局限在颞下窝的外侧部分，而且皆为良性，所以施行了在发迹内的隐蔽侧切口。

参考文献

1. 孙济治，蔡昌枰. 颞下窝径路侧颅底外科. 中华耳鼻咽喉科杂志，1992，27（增刊）：61 - 63.

2. Johnson AT, Maran AG. Extra - cranial tumours of the infratemporal fossa. J Laryngol Otol，1982，96（11）：1017 - 1026.

3. 张清波，孟凡印. 颞下窝炎性假瘤一例. 中华耳鼻咽喉科杂志，1990，25（5）：311.

4. 张庆泉，宋西成，曲桂梅，等. 原发性颞下窝肿瘤（附2例报告）. 山东大学耳鼻喉眼学报，2006，20（6）：497 - 499.

（张华　曲桂梅　孙岩　宋西成　张庆泉）

047　颅底颅内胆脂瘤1例

📋 病历摘要

患者，女，29岁。先天性聋哑，因发热头痛20余天入院。发病前无明显诱因，头痛剧烈，发热达39℃，伴有恶心呕吐等，非喷射状，于当地医院抗炎治疗后短暂好转，但很快再次发作，遂于我院就诊收入院。入院后查体神志清，颈软，Kening征（-），双瞳孔等大等圆，对光反应灵敏，眼球活动自如，双侧额纹及鼻唇沟对称，咽反射存在，四肢肌力及肌张力正常，双手指鼻嵴双侧跟膝胫试验稳准，深浅感觉无异常，四肢腱反射（++），双侧病理征

（-）。腰穿示脑脊液无色微混，白细胞 $1.07 \times 10^9/L$，中性粒 0.307，糖 2.35mmol/L，蛋白定量 1.38g/L，脑压 260mmH$_2$O。颅脑强化 MRI 示左侧颅中窝底类圆形混杂信号影，强化扫描颅外部分无强化，与左侧蝶窦相通且窦壁明显强化，占据左侧海绵窦、翼腭窝，压迫左侧视神经管，左侧颞骨骨质侵蚀破坏，颅内部分壁明显线状薄壁强化，内容物无强化，大小约 5.0cm×3.8cm×4.0cm，边界清楚，左颞叶脑组织明显受压内移，其后方颞叶脑实质内囊性病灶呈明显后壁强化并与之融合呈"多房状"改变，病灶周围大片水肿信号，左侧脑室明显受压，中线结构右移（图 98，图 99）。诊断：①左颅中窝底占位，考虑胆脂瘤并感染及脑脓肿形成；②左上颌窦、双侧筛窦、蝶窦及额窦炎症。

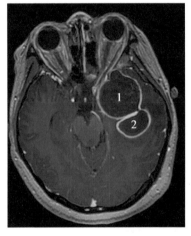 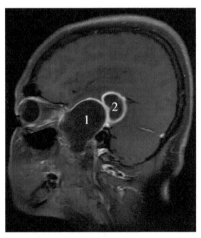

图 98　术前强化 MRI 水平位。　　　图 99　术前强化 MRI 矢状位。
1：胆脂瘤；2：脓肿　　　　　　　　1：胆脂瘤；2：脓

[治疗方法]　手术采用全麻，术前行鼻窦螺旋 CT 薄层扫描，层厚 0.625mm，水平位连续扫描，软组织窗，视野大于 200mm，120～240 层面。扫描范围上至额顶，下至颏部，前包括鼻尖，所获数据刻录在光盘上，术前输入影像导航系统，并行三维重建，仪器采用美国 Medtronic 公司的 Stealth Station，Landmax4 耳鼻咽喉科专用影像导航系统，及 Storz 公司的数字高清鼻内镜系统。手术先从左侧上唇龈沟做横切口，暴露犬齿窝，凿开上颌窦前壁开窗并扩大，进入上颌窦，在导航的定位下，发现肿瘤离上颌窦后外壁中上方最近，用电钻磨开上颌窦后外壁的骨壁，紧贴腭骨垂直板进入翼腭窝内上，分离后磨开蝶骨翼突外侧板，进入翼突窝，暴露肿瘤前下部，

为质软的淡红色囊壁样结构，打开后见其内充满白色豆腐渣样物，为胆脂瘤（图100）。扩大开口，在鼻内镜下逐步做囊内胆脂瘤切除，然后逐步清除周围囊壁，术中见胆脂瘤包绕颈内动脉生长，并压迫占位海绵窦，与蝶窦相通，蝶窦腔内无法充分暴露，肿瘤破坏蝶骨大翼后向下达翼突窝，未累及翼腭窝。清理干净视野内胆脂瘤后，轻向上压迫颈内动脉，其后方有淡黄色液体溢出，考虑为并发的脑脓肿，因位于颈内动脉后上方，无法暴露，引流干净脓液并用生理盐水冲洗。清理干净颅底病变后行鼻内镜下左侧筛窦、蝶窦开放术，左侧蝶窦腔内亦可见少量白色胆脂瘤样物，黏膜水肿，彻底清除病变并开放蝶窦及上颌窦口，充分引流，术后左侧鼻腔填塞纳吸棉及膨胀海绵，左上颌窦腔填塞止血纱布1块，缝合口内切口，局部加压包扎。

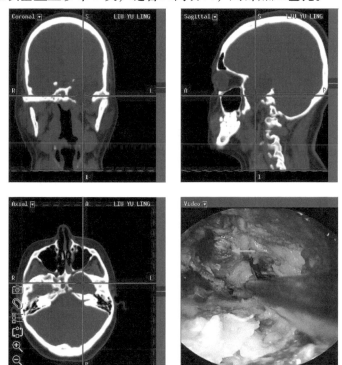

图100　术中切除胆脂瘤时所见（标记为颈内动脉）

[**治疗转归**]　术后对患者给以对症抗炎治疗，3天后抽出鼻腔填塞物，逐步清理鼻腔内纳吸棉等并对症换药治疗，患者术后头痛及发热消失，无恶心呕吐，视力无改变，无鼻腔流液，无其他明显并发症，术后1个月复查颅脑CT及MRI，可见上颌窦引流通畅，颅内脓肿闭合，原肿瘤未见明显残留及复发（图101，图102）。

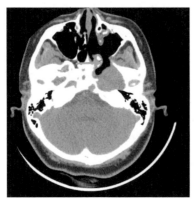 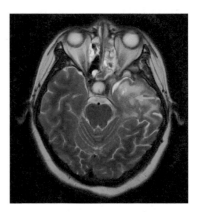

图 101　术后 2 周复查颅脑 CT（标　　　图 102　术后 2 周复查颅脑 MRI
　　　　记为开窗处）　　　　　　　　　　　　　　（标记为原脓腔已闭合）

🔬 病例分析

　　胆脂瘤（IEC）是由胚胎神经管发育过程中残留的上皮组织发展而成的，亦称颅内上皮样囊肿或珍珠瘤，为良性肿瘤。1807 年 Pinson 首先对其进行了描述，直到 1928 年 Critchey 将本病正式命名为上皮样囊肿（epidermoidcyst）。国内报道发病率占颅内肿瘤 2.3%。该肿瘤生长缓慢，且多发生在颅内中线结构的颅底蛛网膜下腔，发生于脑实质内者十分罕见。患者早期很少出现症状，多数病史较长，病程进展缓慢，只有当肿瘤生长达到一定体积，且对周边脑结构造成压迫、出现神经功能障碍时才会获诊断。IEC 临床特点主要依赖于肿瘤所在部位，常见的在桥小脑角可引起的三叉神经痛，面神经麻痹。鞍区病变引起视力视野变化。颅后窝病变引起共济失调、癫痫及高颅压等症。本例患者肿块位于颅中窝底，侵及翼腭窝，压迫颈内动脉及海绵窦、视神经，但尚未出现视力异常、面神经麻痹等改变，仅有头痛发热及呕吐表现。

　　对本病的诊断首选方法为 CT 或 MRI 检查，一般都能正确诊断。CT 对诊断可靠性强，主要表现为肿瘤边界清楚、形态多为不规则的低密度影，其密度值（约为 −14 ~ 14H）较脑脊液略高，增强效应多不明显。MRI 通过 T_1 和 T_2 加权成像，不但能显示肿瘤的部位与形状，而且对病灶与周边脑结构的关系亦显像清晰。其信号值的高低常取决于瘤组织中的胆固醇和角质蛋白的含量，这些物质若含量多，则信号值相对高，若瘤质不均匀，其信号亦不均匀。本例患者颅脑强化 MRI 的表现符合颅底胆脂瘤的典型改变，且有并发脑脓肿的表现，对术前诊断帮助很大。

　　该患者因肿瘤位于颅中窝底，突入翼突窝，并包绕颈内动脉生长，占位海绵窦，与一侧蝶窦相通。传统翼点开颅手术径路暴露困难，且手术风险较大，创伤大，且可能导致严重的并发症。我们术前充分研究了患者的 CT 及 MRI 检查结果，发现肿瘤破坏蝶骨大翼后向下到达翼突窝位置，底部局限于翼突内外板之间，离上颌窦后壁较近，且靠近翼腭窝内侧，其内重要的血管和神经均在靠外侧，翼腭窝内未见明显肿瘤累及，所以我们大胆采用了上颌窦后壁径路，手术创伤小，效果好。首先自上颌窦前壁犬齿窝位置打开上颌窦腔，保证了手术视野广阔和清晰，于上颌窦后外壁的中上部打开骨壁，此处骨壁最薄，容易打开。打开后直接进入翼腭窝内侧，翼腭窝内未见明显肿瘤，贴着腭骨垂直板向后上进入，避开了损伤翼腭窝内的颌内动脉及其分支动脉，以及位于其后方的翼腭神经节等重要结构。翼腭窝的后部较硬骨质为蝶骨翼突的外侧板，磨开后可打开翼突窝，直接暴露肿瘤前下部，视野清楚，切除彻底，且避免了术中出血及神经损伤等并发症的产生。术中对于胆脂瘤充分利用小吸引器慢慢吸除，部分位置用小剥离子辅助，囊壁用吸引器头轻轻剥离吸除，颈动脉表面也仔细清理，对于其后方的脓肿，进行充分引流及冲洗，但脓肿的囊壁因颈内动脉阻隔无法切除。

　　颅内胆脂瘤为良性，连同包膜全切即可以治愈患者。对于波及范围较广的肿瘤，既往肉眼手术很少做到全切，且常常造成血管及神经损伤，因此手术病死率、致残率较高，由于瘤内角化物质的残留，术后易发生化学性脑膜炎。显微手术应用后，手术并发症明显减少，全切率也有所提高，但由于显微镜存在盲区，死角内肿瘤难以看到并切除，术后影像学检查往往发现仍有残余肿瘤。

　　本例患者采用鼻内镜辅助手术，利用鼻内镜可视范围广、照明好的特点，观察死角区域有无肿瘤残留并切除，且能清楚地辨认肿瘤与脑组织、神经和血管的关系，极大地方便了对肿瘤的剥离与切除，同时保护重要结构，取得了良好效果。在影像导航的精确定位下，定位肿瘤的位置快捷准确，避免了盲目寻找，减少了手术创伤和并发症的产生，同时可精确定位肿瘤的边界，对于尽量彻底切除肿瘤提供了很大的帮助，术后短期内复查未见明显的病变残留。因手术后时间较短，长期随访正在进行中。

187

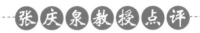

张庆泉教授点评

　　本病患者早期无明显症状，只有当肿瘤生长达到一定体积、且对周边脑结构造成压迫，出现神经功能障碍时才去就诊。其临床特点主要依赖于肿瘤所在部位，常见的在桥小脑角可引起的三叉神经痛，面神经麻痹；鞍区病变引起视力视野变化；颅后窝病变引起共济失调、癫痫及高颅压等症。本例肿块位于颅中窝底，侵及翼腭窝，压迫颈内动脉及海绵窦、视神经，但尚未出现视力异常、面神经麻痹等改变，仅有头痛发热及呕吐表现。

　　本病的诊断首选 CT 或 MRI 检查结果。本例术前充分研究患者的 CT 及 MRI 检查，最终采用了上颌窦后壁径路。鼻内镜辅助手术可观察死角区域有无肿瘤残留并切除之，能清楚地辨认肿瘤与脑组织、神经和血管的关系，极大地方便了对肿瘤的剥离与切除。在影像导航的精确定位下，定位肿瘤的位置快捷准确，避免盲目的寻找肿瘤的位置，减少了手术创伤和并发症的产生。

　　临床诊治重点：耳鼻咽喉头颈外科有着内镜手术的良好经验，导航技术也给临床手术提供了保证，耳鼻咽喉部位与脑、眼存在解剖毗邻关系，所以有些疾病可以通过就近的通道解决，而不用开颅或面部切开，与神经外科等各个学科的配合是手术成功的关键。

参考文献

1. 王忠诚，薛庆澄．颅内肿瘤//薛庆澄，主编．神经外科学（第 1 版）．天津：天津科技出版社，1990：194 – 215.

2. Dee RH, Kishore PR, Young HF. Radiological evaluation of cerebello – pontine angle epidermoid tumor. Surg Neurol, 1980, 13 (4)：293 – 296.

3. Sie KC. Cholesteatoma in children. Pediatr Clin North Am, 1996, 43 (6)：1245 – 1252.

4. 敖勇，张华．鼻内镜下经鼻腔径路翼腭窝解剖研究．临床耳鼻咽喉头颈外科杂志，2009，23 (2)：535 – 538.

5. Guttsl KS, Naikmasur VG, Joshi SK, et al. Trigeminal neuralgia secondary to epidermoid cyst at the cerebellopontine angle：case report and brief overview.

笔记

Odontology，2009，97（1）：54－56.

6. 张华，宋西成，修春明，等. 导航鼻内镜下切除颅底颅内胆脂瘤1例. 中华耳鼻咽喉头颈外科杂志，2012，47（5）：420－421.

（张华　修春明　宋西成　张庆泉）

04.8　翼腭窝脑膜脑膨出 1 例

病历摘要

　　患者，女，56 岁。因间歇性鼻塞 1 年，头痛 5 个月，于 2012年 4 月 5 日来我科就诊。1 年前患者无诱因出现双侧间歇性鼻塞，左侧较重，曾诊断为"鼻窦炎"，予"滴鼻净"滴鼻治疗，略好转，5 个月前无明显原因出现左侧前额部头痛，闷胀感，鼻塞持续存在，于我院就诊，行颅脑 MRI 检查发现左侧翼腭窝占位病变，考虑良性囊肿（图 103），以"翼腭窝肿块（左）"收入院治疗。体格检查：发育正常，神智清楚，精神好，鼻中隔居中，鼻中隔左侧前端黏膜糜烂，少量干痂，鼻腔未见新生物。颅脑增强 MRI 示左侧翼腭窝占位病变，考虑良性囊肿。阅片可见左侧翼腭窝 T_1 加权相高信号影，与颅内相通（图 104），鼻窦 CT 示左侧上颌窦后方、翼腭窝内有一圆形腔隙样改变，骨质变薄，边界清楚，考虑左侧蝶骨翼突占位（图 105）。初步诊断：左侧翼腭窝占位。

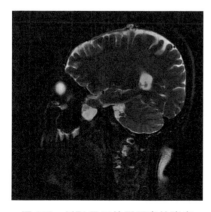 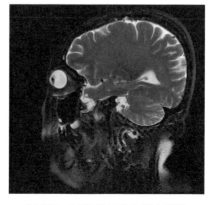

图 103　MRI 显示的翼腭窝的膨出　　图 104　MRI 显示的与颅内相通

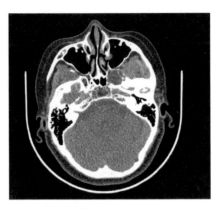

图 105　CT 示左侧翼腭窝占位

[治疗经过]　入院后行气管内插管全麻下导航鼻内镜下翼腭窝肿块切除＋脑脊液鼻漏修补术，鼻内镜下收敛左侧鼻腔黏膜，暴露并切除左侧钩突，暴露上颌窦口及上颌窦后壁，凿开上颌窦后壁内侧骨质，见有白色软脑膜样肿块（图 106），用剥离子轻轻分离即有少量清亮液体流出，切除前方的软脑膜样物，见翼腭窝的囊腔约有 2.5cm×2.0cm，上壁持续有清亮液体溢出（图 107），探查有小孔通向上方，考虑为脑脊液漏的位置，遂于患者股四头肌处取出部分肌肉组织及肌筋膜，捣碎后填入翼腭窝及漏孔处，将脱细胞真皮基质修复膜填塞于表面，清亮液体未再溢出，依次用明胶海绵、纳吸棉、碘纺纱条填塞左侧鼻腔。术后予以补液、预防感染、脱水等治疗。留取液体送检验符合脑脊液改变。病理诊断为玻璃样变组织，考虑为增厚的软脑膜，并有少量脑组织（图 108）。结合病理诊断病变考虑为脑膜膨出，术后 7 天取出碘纺纱条，鼻内镜检查见明胶海绵填塞在位，无清亮液体渗出，治愈出院。出院诊断：左翼腭窝脑膜脑膨出。出院后 3 个月复查鼻腔恢复好。

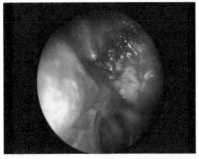

图 106　打开上颌窦口后壁骨质，显示的软脑膜样的组织

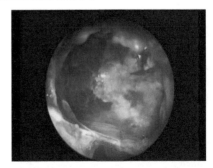

图 107　吸净囊液后仍有清亮液体缓慢流出

笔记

图108　增厚的软脑膜及少许脑组织（HE×200）

病例分析

1. **常见病因**。①先天性。脑膜或脑膜脑膨出是指脑膜或脑膜和脑组织从颅骨的缺损即颅裂向外膨出，多为先天性。有人认为其可能与神经管闭合发生障碍有关，但大多数认为是在神经管闭合后不久发生，脑组织通过将发育成颅骨和硬脑膜的间充质缺损区膨出。②外伤性。较为少见，外伤性骨质受损后，脑膜或脑膜脑组织受颅内压力影响，向缺损处膨出。

2. **诊断**。①询问病史。有无鼻部、面部肿块或鼻部流清亮液体病史，有无先天性疾病、遗传、外伤、手术病史。②体格检查。鼻外部、鼻腔或鼻咽部可查见大小不一的肿块，可为2~10cm。表面皮肤菲薄，透光试验可为阳性。触摸肿块可感觉与呼吸或脉搏相同的搏动。患儿用力及啼哭时及轻压囟门或颈内静脉时，其肿块可略显增大或张力增加（即Furstenberg征阳性）；或反之，轻压肿块时，前囟门稍向外凸。这些是肿块与颅内相通的重要体征。但如果膨出物所经之处骨孔特别狭小或因其蒂部堵塞、囊内有纤维化时，该典型体征不明显或不出现。③影像学检查。对于已满周岁的患儿，可行X线检查，Water位可发现颅前窝底骨质缺损，或可出现筛骨鸡冠消失。新生儿因其颅骨钙化不全，骨透光性较强，X线亦难以查出其颅骨缺损处。CT扫描可显示缺损的骨质，但不能显示疝囊内的细节。MRI扫描显示膨出为T_2加权高信号或脑组织相同密度，增强扫描无强化，可明显区分膨出的脑组织或脑脊液与肿瘤组织。MRI扫描分辨率高、无创，是最有效的检查方法。

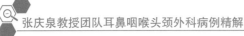

3. **鉴别诊断**。突入鼻腔内的脑膜脑膨出需与鼻腔胶质瘤、鼻息肉及鼻腔黏液囊肿鉴别。鼻腔胶质瘤与鼻腔脑膜脑膨出的胚胎发育基础相同，前者由于脑组织膨出后，其上部近端退化，使膨出物与颅脑内容物分开，影像学检查能显示完整的颅骨，呈软组织密度或软组织信号，增强扫描无强化，鼻息肉也呈软组织密度，但是增强后明显强化，黏液囊肿显示典型的无增强的均匀性肿块，MRI T_2WI 呈明显高信号。经蝶窦脑膜脑膨出产生鼻咽、鼻腔肿块者需与鼻咽部淋巴瘤、鼻咽癌鉴别。影像学检查能显示鼻咽部明显增强的软组织肿块，无颅骨缺损，肿瘤可以破坏颅底，有时可伴颈部淋巴结肿大。临床上按膨出的部位将其分为枕后型、囟门型和基底型 3 大类，与鼻科相关的为囟门型和基底型。囟门型多向鼻外膨出，容易及早发现，早期诊断。而基底型多向鼻内膨出，有的患者可长时间不出现症状，不易尽早诊断，也容易误诊，本例即属于此种类型，但是脑膜膨出于翼腭窝内则极为罕见。

4. **治疗**。手术是唯一的治疗方法。分为神经外科手术和鼻内镜手术治疗。对于鼻外、范围大的，应与神经外科联合手术治疗，将膨出的脑组织回纳颅内，若无法回纳，则断蒂后封闭颅骨缺裂孔。鼻内镜手术适合鼻内、膨出较小的脑膜脑膨出，手术的原则为开放术腔，探查与颅内沟通的腔隙，用肌瓣填塞腔隙及骨质缺损腔，并注意避免继发感染。本例脑膜膨出在手术开放上颌窦后壁骨质后镜下可见软脑膜样组织，轻轻触碰即有脑脊液流出，未见硬脑膜样组织，考虑颅底骨质部分缺损及硬脑膜缺损，软脑膜通过颅底骨和硬脑膜裂隙突入翼腭窝内，形成沟通性改变，且可能形成单向活瓣，逐渐增加的脑脊液缓慢形成囊状改变，压迫翼腭窝周围骨质，属于基底型脑膜膨出。蛛网膜囊肿多位于硬脑膜内，囊壁极薄，无脑组织，因此可排除。传统手术路径为开颅或颅鼻联合径路，创伤极大，而导航下鼻内镜径路术野清晰、方法较简单，创伤小，不受年龄制约，临床得到广泛的应用。术中要注意避免感染，鼻腔严格消毒，降低继发颅内感染的风险，手术中在影像导航仪的引导下，在鼻内镜下找到翼腭窝脑膜脑膨出的部位，可精确定位，予以开放，并在内镜下同期修补脑脊液鼻漏，最大程度的减少了患者的手术创伤，减轻了术后不良反应，符合现代鼻内镜微创外科的原则。

笔记

张庆泉教授点评

　　该病可以有明显的典型症状、体征，也可不明显或不出现。CT 扫描可显示缺损的骨质，但不能显示疝囊内的细节。MRI 扫描显示膨出为 T_2 加权高信号或脑组织相同密度，增强扫描无强化，可明显区分膨出的脑组织或脑脊液与肿瘤组织。MRI 扫描分辨率高、无创，是最有效的检查方法。

　　本例属于基底类型，但膨出于翼腭窝内则极为罕见。本例脑膜脑膨出在手术开放上颌窦后壁骨质后镜下可见软脑膜样组织。

　　导航下鼻内镜下经鼻内径路术野清晰、方法较简单，创伤小，不受年龄制约，临床得到广泛的应用。手术中在影像导航仪的引导下，准确找到翼腭窝脑膜脑膨出的部位，精确定位，予以开放，并在内镜下同期修补脑脊液鼻漏，最大程度的减少了患者的手术创伤，减轻了术后不良反应，符合现代鼻内镜微创外科的原则。

参考文献

1. 王强，张庆泉，姜绍红．经鼻内镜切除翼腭窝脑膜膨出一例．中华耳鼻咽喉头颈外科杂志，2013，48（3）：250-251.

2. 黄选兆，汪吉宝．实用耳鼻咽喉科学．北京：人民卫生出版社，1998：29-30.

3. 李玉华，朱锦勇，薛建平，等．儿童鼻腔及鼻咽脑膨出的影像学诊断与鉴别诊断．放射学实践，2003，18（11）：787-788.

4. 曹荣萍，吴皓，王振涛，等．经鼻内镜治疗儿童脑膜脑膨出．临床耳鼻咽喉科杂志，2005，19（17）：777-778.

5. Bleier BS, Mirza N. Image guided transoral approach to the pterygopalatine fossa. Laryngoscope, 2006, 116 (10)：1927-1929.

6. 李源，周兵．实用鼻内镜外科学技术及应用．北京：人民卫生出版社，2009：383-446.

7. 于爱民，关兵，罗兰，等．经鼻内镜切除良性鼻—颅底肿瘤（附 11 例报告）．中国微创外科杂志，2011，11（8）：725-726.

（王强　姜绍红　王丽　王艳　柳忠禄　刘菲菲　张庆泉）

04.9　子宫内膜腺癌颈部淋巴结转移1例

病历摘要

　　患者，女，59岁。因子宫内膜腺癌术后1年多，发现左侧颈部肿块20天，于2015年1月4日入我院肿瘤内科。患者20天前无意中发现左侧颈部有一肿块，无明显压痛，无颈部活动受限，无发热、寒战。患者有子宫内膜癌病史，手术后行规范性化疗治疗。随访1年无复发。查体见左侧颈部锁骨上1.0cm上方有约6.0cm×5.0cm×4.0cm的椭圆形肿块，质地韧，活动度差，无触痛，局部皮肤无改变。为行进一步检查，入住肿瘤内科。完善相关检查，血常规示WBC为 $4.6 \times 10^9/L$（正常范围：$4 \times 10^9/L \sim 10 \times 10^9/L$），RBC为 $3.4 \times 10^{12}/L$（正常范围：$3.5 \times 10^{12}/L \sim 5.5 \times 10^{12}/L$），HP为107g/L（正常范围：120～160g/L），血小板 $162 \times 10^9/L$（正常范围：$100 \times 10^9/L \sim 300 \times 10^9/L$）。颈部肿块B超检查示左侧锁骨上低回声结节。肿瘤标志物检查未见明显异常。颈部CT检查可见左侧颈根部占位并侵犯左侧颈总静脉（图109，图110）。妇科常规检查子宫切除后改变。腹部B超检查子宫切除后改变，其余未见异常。胸部CT未见明显异常。完善相关检查后，在局麻下行左侧颈部肿块穿刺，病理检查结果见异型细胞浸润性生长，核分裂易见，考虑为颈淋巴结继发性恶性肿瘤。根据检查结果给予紫杉醇及顺铂化疗9天，复查B超示颈部肿块大小无明显变化，为明确肿瘤性质及原发肿瘤的联系，请耳鼻咽喉科会诊，于2015年1月16日转来我科要求手术治疗。初步诊断：颈淋巴结继发性恶性肿瘤。

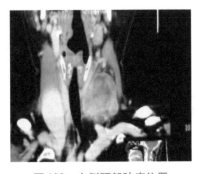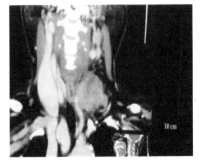

图109　左侧颈部肿瘤位置　　　　　图110　颈部肿瘤位置

[**治疗经过**] 继续完善相关检查，耳鼻咽喉内镜检查鼻咽部光滑，未见异常。行 PET‐CT 检查示左侧颈根部占位并侵犯左侧颈总静脉，子宫切除后改变，未见其他器官转移。排除手术禁忌，于 2015 年 1 月 21 日在气管插管全身麻醉下行左侧颈根部肿瘤切除及左侧颈部淋巴结清扫术。术中见左侧颈部肿块与左侧颈内静脉粘连，贴近左侧颈总动脉，予以结扎颈内静脉，分离颈总动脉，完整切除颈根部肿瘤（图 111，图 112），清扫左侧颈部 2、3、4 区淋巴结。术中无输血。术后常规应用抗生素静滴抗感染治疗 5 天，8 天间断拆除缝线。术后病理切片及免疫组化报告：切除的颈部肿块及周围淋巴结一堆，肿块呈低分化癌及腺癌分化改变，CK（弱+）、CK7 腺癌（+）、CK20（－）、P53（++）、P16 低分化癌（强+）、Ki‐67 增值指数约 80%，ER 增值指数约 45%、PR 增值指数约 41%（图 113）。周围切除淋巴结 11 个，呈慢性炎症改变。拆除缝线后见刀口愈合良好，继续转肿瘤内科行规范性化疗。随访观察中。

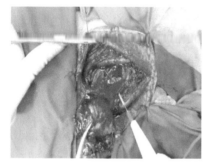

图 111　术中切除肿瘤

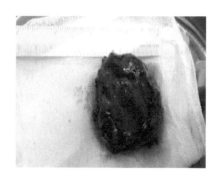

图 112　切除的肿瘤

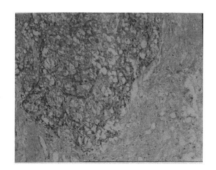

图 113　术后病理（HE×100）

病例分析

淋巴途径转移是恶性肿瘤最重要的转移途径之一。颈淋巴结转移癌中70%~80%来自头颈部癌,少数来自锁骨下器官癌,是影响预后的重要因素。

子宫内膜癌是发生于子宫内膜的一组上皮性恶性肿瘤,好发于围绝经期和绝经后女性。子宫内膜癌在发达国家占女性肿瘤发病的第4位,是女性死亡原因第7位。子宫内膜癌的治疗以手术治疗为主。但3%~5%的新发病例有盆腔外或远处转移,晚期病例有50%引起死亡。大部分患者预后良好,但也有小部分早期患者预后较差。子宫内膜癌的淋巴转移途经可分为:宫体上部和宫底部癌可沿阔韧带上部淋巴管转移到卵巢,并向上直接引流到腹主动脉旁淋巴结,也可沿圆韧带转移到腹股沟深浅淋巴结,子宫中段癌引流至髂淋巴结,子宫下段到宫颈管的转移途径与子宫颈癌的相同、可使宫颈旁、闭孔髂内及髂外组及骶前、髂总等淋巴结受累。晚期子宫内膜癌可出现左锁骨上淋巴结转移。有研究报道,早中期子宫内膜癌(Ⅰ或Ⅱ期)5年生存率通常达到80%以上,晚期子宫内膜癌(Ⅲ或Ⅳ期)5年生存率60%~70%,占内膜癌病死率的一半以上,故晚期内膜癌治疗对提高患者生存率尤其重要。

研究表明,子宫内膜癌的发生与雌、孕激素水平密切相关,也与原癌基因的异常激活,细胞异常增殖有关。Ki-67是增殖细胞中表达的一种核抗原,1983年由Gerdes等发现,是一种DNA结合蛋白,定位于细胞核,在有丝分裂中对维持DNA结构具有重要作用,表达范围覆盖除G0期以外的整个增殖周期(G1、S、G2和M期),成熟组织细胞中不表达。由于其半衰期短,是一个被肯定的核增殖标志物,故成为检测肿瘤细胞增殖活性最可靠的指标,其表达增多表明子宫内膜癌恶性程度越强。目前相关研究发现从正常子宫内膜到癌变的子宫内膜,随着病理分级、临床分期的增高,ER、PR含量逐渐递减。ER、PR的缺乏是子宫内膜癌恶性程度增高的表现,ER和(或)PR阳性的子宫内膜癌患者肿瘤细胞分化较好,内分泌治疗效果较佳,后5年生存时间明显较ER和(或)PR阴性的患者长。因此,ER、PR可以作为指导子宫内膜

笔记

癌的内分泌治疗观察、判断指标之一。患者的术后相关检查符合子宫内膜腺癌术后颈部转移。

1. **诊断**。凡40岁以上患者，近期出现颈部淋巴结持续性肿大，无急性炎症或结核性表现，经保守治疗2周无效，尤其肿大淋巴结硬，周围组织粘连时，须排除转移癌。

1.1　**临床表现**。表现为一侧或两侧颈部进行性增大的无痛性肿块，发病初期多为单发，肿块较小，质较硬，活动度差，随着病情的发展，肿块数目逐渐增加并且相互融合。不同部位转移来的肿块表现及部位不同。①原发于头颈部的转移癌。多分布于颈内静脉区淋巴结，表现为沿胸锁乳突肌周围淋巴结肿大，鳞状细胞转移癌一般甚硬；但少数可因组织坏死，液化而呈囊性，单个或数个，进行性增大，常与周围软组织粘连，终至固定，一般无痛，大多伴有原发癌所产生的症状和体征。②原发于胸，腹及盆腔等处的转移癌。主要出现在左锁骨上区淋巴结，少数亦可在右锁骨上颈内静脉下或中区，个别可在颌下、上颈甚至颈后三角区出现，皆属晚期，多伴有原发癌所发生的症状及体征。③原发部位不明的转移癌。多见于50~60岁男性，转移癌部位不限，以颈中1/3以下全锁骨上区占多数，一般缺乏原发灶所产生的症状或体征。

1.2　**细针穿刺抽吸细胞学检查**。细针穿刺抽吸肿块做细胞学检查具有操作简单安全、对患者创伤性小、出报告快的特点。诊断正确率为80%左右，若细胞学报告为良性，而临床怀疑恶性的应采取进一步检查。

1.3　**影像学诊断**。CT扫描有助于查出临床隐匿的转移灶，不仅能显示淋巴结的位置、大小和形态，还有助于辨别是增生还是转移，检出率达87%左右。MRI对软组织的分辨力高于CT。PET-CT检查对头颈部癌淋巴结诊断价值高于MRI和CT。

2. **鉴别诊断**。①慢性淋巴结炎。多有明显的感染灶，常为局灶性淋巴结肿大，有疼痛及压痛，一般不超过2~3cm，抗炎治疗后可缩小，当无明显原因的双颈、锁骨上淋巴结肿大时，应重视，必要时行穿刺或活体组织病理检查，明确病变性质。②结核性淋巴结炎。以青年多见，病程较长，多数淋巴结融合，软硬不一，较大的淋巴结常与皮肤黏连，中心软或可触及波动，有时伴有全身症状，常与肺结核并存，抗结核治疗有效。③恶性淋巴瘤。是淋巴结及结外淋巴组织的免疫细胞肿瘤，以表浅淋巴结肿大为首发症状，单个或多发，蚕豆或黄豆大小，无压痛，初期淋巴结肿大可局限于一区，也可多区同时出现，最常受累的为颈部淋巴结，多为颈内静脉区淋巴结受累。及早做病理检查可明确诊断性质。

3. 治疗。颈部淋巴结转移癌的治疗方式包括放射治疗、手术治疗、手术加放疗，放疗加化疗等治疗方案。①放射治疗。头颈部原发灶鳞癌对放射治疗中度敏感，但颈部淋巴结转移性的鳞癌对放射治疗不敏感。②手术治疗。颈部淋巴结清扫术是公认的治疗颈部淋巴结转移癌的有效方法。③对于其余部位转移的淋巴结癌。积极查找原发灶，确定病理类型，根据病理类型确定患者放疗或化疗方案。④对于本病例。目前化疗日益成为有小残余病灶晚期患者和高危早期患者的一线治疗方法。早期子宫内膜癌的治疗以手术为主，晚期子宫内膜癌则丧失了手术机会，其治疗方案为以放疗为主结合化疗的综合治疗。对病变广泛，特别已有远处转移者，手术常有困难，可先予化疗或（和）放疗，待肿瘤缩小后再考虑手术。对于锁骨上淋巴结转移患者，可行颈部淋巴结清扫术，术后辅助化疗可有重要意义，明显改善患者预后，降低局部复发率，减少远处播散，提高了患者远期存活率，降低了病死率，患者术后3年的生活质量得到有效提高。

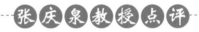

张庆泉教授点评

颈淋巴途径转移是恶性肿瘤最重要的转移途径之一。临床必须注意，凡40岁以上患者，近期出现颈部淋巴结持续性肿大，无急性炎症或结核性表现，经保守治疗2周无效，尤其肿大淋巴结硬，周围组织粘连时，除头颈部的检查，必须排除转移癌。

细针穿刺抽吸肿块做细胞学检查具有操作简单安全、对患者创伤性小、出报告快的特点，也可以从细胞学角度提醒注意肿瘤来源。临床怀疑恶性的应采取进一步检查。

目前化疗日益成为有小残余病灶晚期患者和高危早期患者的一线治疗方法。早期子宫内膜癌的治疗以手术为主，晚

笔记

期子宫内膜癌则丧失了手术机会，其治疗方案为以放疗为主结合化疗的综合治疗。对病变广泛，特别已有远处转移者，手术常有困难，可先予化疗或（和）放疗，待肿瘤缩小后再考虑手术。对于锁骨上淋巴结转移患者，可行颈部淋巴结清扫术，术后辅助化疗可有重要意义，可明显改善患者预后，本例既是如此。

参考文献

1. Siegel R，Ma J，Zou Z，et al. Cancer statistics，2014. CA Cancer J Clin，2014，64（1）：9 – 29.

2. Kong A，Simera I，Collingwood M，et al. Adjuvant radiotherapy for stage I endometrial cancer：systematic review and meta – analysis. Ann Oncol，2007，18（10）：1595 – 1604.

3. 张燕燕，李群. 晚期子宫内膜癌的治疗进展. 实用癌症杂志，2013，8（3）：327 – 329.

4. 俞丽，宋迪. CT 和 MRI 联合检查于晚期子宫内膜癌术前分期的价值. 中国妇幼健康研究，2013，13（6）：943 – 945.

5. Ito K，Sasano H，Yabuki N，et al. Immunohistochemical study of Ki – 67 and DNA topoisomerase II in human endometrium. Mod Pathol，1997，10（4）：289 – 294.

6. Antonsen SL，Jensen LN，Loft A，et al. MRI，PET/CT and ultrasound in the preoperative staging of endometrial cancer—a multicenter prospective comparative study. Gynecol Oncol，2013，128（2）：300 – 308.

7. Pilka R，Mickova I. Expression of p53，Ki – 67，bcl – 2，c – erb – 2，estrogen，and progesterone receptors in endometrial cancer. Ceska Gynekol，2008，73（4）：222 – 227.

8. 朗景和. 子宫内膜癌的临床表现与治疗//连利娟，主编. 林巧稚妇科肿瘤学. 北京：人民卫生出版社，1994，404 – 418.

9. 娄雪玲，周梅玲. 雌激素受体、孕激素受体、C – erbB – 2 和 Ki – 67 在子宫内膜癌中的表达及其与临床病理相关性. 中国实用妇科与产科杂志，2014，7（30）：557 – 560.

10. 杨岚，王娟. 综合治疗对晚期子宫内膜癌患者的疗效观察. 中国医学创新. 2017，14（1）：51 – 54.

11. 张芬，赵元阳，王贝贝，等. 子宫内膜腺癌颈部淋巴结转移 1 例. 中国医学文摘耳鼻咽喉科学，2017，32（6）：397 – 398.

（张芬　赵元阳　王贝贝　王春雨　李志云　于伟　张庆泉）

050 甲状旁腺囊肿 1 例

病历摘要

患者，男，59 岁。因颈部压迫感、呼吸不畅 1 月余，于 2000 年 5 月 7 日入院。查体：体温、脉搏、血压均正常，一般情况好，心肺腹未见明显异常。左侧甲状腺区偏下至锁骨上窝可触及一约 4.0cm×3.0cm 大小肿块，肿块光滑、质软，边界尚清楚，随吞咽上下活动，无触痛。实验室检查：血钙 2.35mmol/L，血磷 1.0mmol/L。颈部 B 超检查示左侧甲状腺体积增大，形态失常，其内可探及 1 个约 3.6cm×1.9cm 的低回声结节，边界尚清，内可见无回声暗区；彩色多普勒超声检测可见结节边缘有血流信号。患者自发病以来，无食量增大、体重下降、易激惹等症状。无声嘶，无局部骨疼痛、肾区疼痛、血尿及全身乏力等。无厌食、恶心、呕吐、腹胀等消化道症状。入院诊断为"甲状腺囊肿（左）"。

[治疗经过] 入院后完善术前准备，于颈丛阻滞麻醉下行甲状腺囊肿切除术。术中发现肿块位于左侧甲状腺下极，呈囊状，单房，紫蓝色，壁菲薄，界限清楚，与周围组织无粘连。术中囊肿破裂，流出较多稀薄水样液体，量约 30ml。肿块内侧达气管壁，外与颈动脉鞘毗邻，下达胸膜顶上方锁骨下 2～3cm，甲状腺体积缩小。术后病理检查：切除肿块 HE 染色见纤维结缔组织囊壁，囊内壁被覆单层柱状上皮，壁内见被挤压的甲状旁腺组织（图 114）；免疫组化检查显示突触素（synaptophysin，Syn）阳性，嗜铬素（chromogranin A，CgA）阳性，甲状腺球蛋白阴性（图 115～图 117），说明该上皮具有神经内分泌功能。最后诊断为甲状旁腺囊肿（左）。患者术后一般状况良好，切口无红肿及渗出，顺利拆线，无指端或嘴部麻木和刺痛，无手足抽搐，复查血钙 2.3mmol/L，血磷 1.1mmol/L，尿钙 4.5mmol/24h。1 个月后复诊恢复良好，无甲状旁腺功能异常表现。

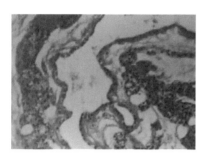

图 114　病理结果（HE ×200）

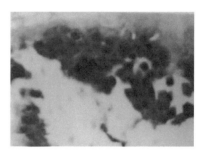

图 115　切除肿块嗜铬素 CgA 染色胞
浆内见棕色颗粒（SP ×400）

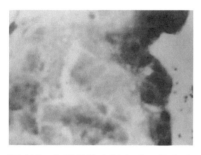

图 116　切除肿块突触素 Syn 染色胞
浆内见棕色颗粒（SP ×400）

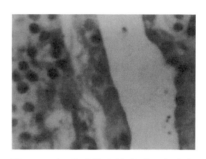

图 117　切除肿块甲状腺球蛋白染色
阴性（SP ×400）

病例分析

甲状旁腺囊肿是一种极罕见的疾病。甲状旁腺囊肿分为功能性与无功能性两种，其中无功能性囊肿占 85%，FPTC 约占 15%。无功能性甲状旁腺囊肿多发于中年女性，发病高峰为 40～60 岁，男女比例为 1：2.5～3。

1. 发病机制。目前尚无定论。功能性与无功能性甲状旁腺囊肿其形成机制的学说不同。功能性者学说有 2 种：①甲状旁腺腺瘤退行性囊性变或腺瘤囊内出血；②甲状旁腺滤泡融合。无功能性者亦有 2 种学说：①鳃裂在胚胎下降至纵隔过程中残留而成；②微小囊肿融合而成或由单个微小囊肿囊液储积而成。但也有学者认为此 4 种学说无法分辨为功能性或无功能性，乃是甲状旁腺囊肿统一的发病机制。

2. 临床表现。无功能性甲状旁腺囊肿临床表现无特异性，多无明显临床症状，严重时可出现相应的压迫症状，该症状与囊肿的大小和部位有关，若压迫气管、食管或喉返神经引起相应症状，如呼吸困难、吞咽困难及声音嘶哑等。因其症状的不典型性，所以要注意与其他颈部肿块，尤其是甲状腺肿块相鉴别。甲状旁腺属于神经内分泌系统，本患者术前既拟诊为甲状腺囊肿，术后病理检查示 Syn 阳性，CgA 阳性，此两者均存在于神经内分泌细胞的胞浆中，说明此上皮来源于神经内分泌细胞，具有神经内分泌功能。结合壁内见被挤压的甲状旁腺组织及甲状腺球蛋白阴性，方确诊此囊肿来源于甲状旁腺。功能性者多有明显的临床症状：①骨骼系统，疼痛、局部压痛、肢体变形甚至发生病理性骨折；②泌尿系统，尿钙、磷增多或肾实质钙盐沉着而出现肾绞痛；③高血钙综合征，如果不经系统检查，很有可能被误诊为骨病、泌尿系统结石、消化不良等而延误治疗。

3. **诊断**。除临床表现外，辅助诊断主要有 B 超、CT、MRI、核素、囊肿细针穿刺抽液测甲状旁腺素（PTH）。B 超、CT、MRI、核素均无法确定囊肿来源，很难与甲状腺肿块区别。细针穿刺涂片检查很少能穿到上皮细胞，对诊断囊肿来源不具有特殊优势，但穿刺液中往往 PTH 含量较高，有助于诊断。血钙、磷、PTH 测定等实验室检查，对功能性甲状旁腺囊肿具有重要的诊断意义，病理组织学检查对确诊有意义。

4. **治疗**。首选手术切除，多数甲状旁腺囊肿位于甲状腺后下方，贴近喉返神经与甲状腺下动脉交叉处，处理时应先显露喉返神经，后切除囊肿，避免误伤喉返神经，分离时动作要轻柔，应将囊肿完整剥除，避免囊肿破裂造成囊壁残留种植。纵隔甲状旁腺囊肿多数可经颈部低位切口将其完整切除，但如果囊肿过大或位置过低则需要劈开胸骨或行胸腔镜手术。目前尚无甲状旁腺囊肿恶变的报道。因此有学者认为无功能性甲状旁腺囊肿可采用 B 超或 CT 定位细针穿刺抽吸的方法治疗。在明确诊断的同时，也可以取得良好的疗效。对不能耐受手术或拒绝手术者，可采用细针穿刺抽吸或注入硬化剂等方法治疗。

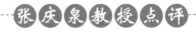

张庆泉教授点评

　　甲状旁腺属于神经内分泌系统，本例术前拟诊为甲状腺囊肿，术后病理检查示 Syn 阳性，CgA 阳性，此两者均存在于神经内分泌细胞的胞浆中，说明此上皮来源于神经内分泌细胞，具有神经内分泌功能。结合壁内见被挤压的甲状旁腺

笔记

组织及甲状腺球蛋白阴性，方确诊此囊肿来源于甲状旁腺。功能性者多有明显的临床症状，如骨骼系、泌尿系统、高血钙综合征等。如果不经系统检查，很有可能误诊为骨病、泌尿系统结石、消化不良等而延误治疗。

甲状旁腺囊肿的诊断除临床表现外辅助诊断超声波检查、CT、MRI、核素均无法确定囊肿来源，很难与甲状腺肿块区别。细针穿刺涂片检查很少能穿到上皮细胞，对诊断囊肿来源不具有特殊优势，但穿刺液中往往 PTH 含量较高，有助于诊断。血钙、磷、PTH 测定等实验室检查，对功能性甲状旁腺囊肿具有重要的诊断意义，病理组织学检查有确诊意义。

多数甲状旁腺囊肿位于甲状腺后下方，贴近喉返神经与甲状腺下动脉交叉处，手术处理应先显露喉返神经，后切除囊肿，应将囊肿完整剥除，避免囊肿破裂造成囊壁残留种植。对不能耐受手术或拒绝手术者，可考虑采用细针穿刺抽吸或注入硬化剂等方法治疗。

参考文献

1. Lydiatt DD, Byers RM, Khouri KG, et al. Functional parathyroid cyst and hypocalciuric hypercalcemia. Ear Nose Throat J, 1995, 74 (10): 713 – 716.

2. Vazquez FJ, Aparicio LS, Gallo CG, et al. Parathyroid carcinoma presenting as a giant mediastinal retrotracheal functioning cyst. Singapore Med J, 2007, 48 (11): e304 – e307.

3. 吴文溪. 功能性甲状旁腺囊肿 1 例报告. 江苏医药, 1997, 23 (8): 541.

4. 薛光华. 甲状旁腺机能亢进//石美鑫，熊汝成，李鸿儒，主编. 实用外科学. 北京：人民卫生出版社，1992：502.

5. Absher KJ, Truong LD, Khurana KK, et al. Parathyroid cytology: avoiding diagnostic pitfalls. Head Neck, 2002, 24 (2): 157 – 164.

6. Sung JY, Baek JH, Kim KS, et al. Symptomatic nonfunctioning parathyroid cysts: role of simple aspiration and ethanol ablation. Eur J Radiol, 2013, 82 (2): 316 – 320.

7. 陈秀梅，张庆泉，王威. 无功能性甲状旁腺囊肿一例. 中华耳鼻咽喉头颈外科杂志，2001，37 (2): 1470 – 148.

（陈秀梅　王威　王艳　王丽　刘菲菲　张庆泉）

051 甲状腺髓样癌 2 例

病历摘要

病例 1：患者，男，56 岁。因体检发现右侧颈部肿块 15 天就诊，无颈部疼痛、烦躁易怒、多饮多食、饮食呛咳、声嘶、憋气、吞咽困难及发热等症状。家族中无甲状腺癌患者。甲状腺彩超示甲状腺右叶结节，较大结节为 TI－RADS4a 级，建议病理穿刺，余结节 TI－RADS3 级。患者为求进一步治疗，于 2017 年 11 月 5 日以"甲状腺肿块（右）"收入我科。入院后查体：右侧甲状腺 I°，触及一类圆形肿块，直径约 1.0cm，质韧，活动可，随吞咽上下运动。甲状腺 CT 示右侧甲状腺体积增大，其内可见一类圆形低密度区，大小约 1.2cm×1.2cm，外缘平滑，CT 值 38～46HU，无钙化，边界清，相邻组织结构未见特殊。颈部淋巴结彩超示双侧颈部探及多枚低回声结节，较大约 1.7cm×0.6cm，位于左侧，边界清，形态规则，内回声均匀，其内见少量血流信号。肝功：总蛋白 60.5g/L（65～85g/L），白蛋白 36.20g/L（40～55g/L），前白蛋白 136.87mg/L（200～400mg/L），余项未见明显异常。腹部彩超示胆囊息肉。电子鼻咽喉镜示鼻咽部黏膜光滑，未见新生物。双声带未见新生物，双声带运动正常，声门闭合可。甲状腺抗体 2 项：抗甲状腺球蛋白 69.46IU/mL（0～4.11IU/mL），抗甲状腺过氧化氢酶抗体在正常范围。甲功、血常规、尿常规、大便常规、术前五项、凝血五项、肾功、血糖、血脂、电解质、胸片、心电图未见明显异常。初步诊断：甲状腺肿块（右）。

[治疗经过]　排除手术禁忌证后，于 11 月 6 日在气管插管全麻下行右侧甲状腺腺叶全切＋甲状腺峡部切除术。术后病理诊断：甲状腺右叶病变符合髓样癌（图 118）。术后查降钙素 0.76pg/ml（0～9.62pg/ml），癌胚抗原 1.79ng/ml（0～5ng/ml）。

[疾病转归]　术后定期复查甲状腺彩超未见复发，定期复查降钙素、癌胚抗原、甲功均在正常范围。

病例 2：患者，男，59 岁。发现右侧甲状腺肿块 2 个月，于 2017 年 12 月 12 日入院。无疼痛不适，无声音嘶哑。高血压、糖尿

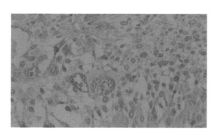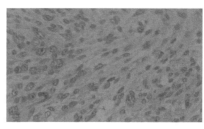

图 118　甲状腺右叶病变符合髓样癌（HE×400）

病病史，一直服用降压药和降糖药治疗，病情稳定。无甲状腺恶性肿瘤家族史。查体：体温 36.6℃，脉搏 72 次/分，呼吸 18 次/分，血压 130/86mmHg。一般情况好，神志清，四肢活动好，头部无异常发现，颈软，无抵抗，右侧甲状腺可触及约 2.0cm×2.0cm×2.0cm 的肿块，略硬，随吞咽活动。心肺腹部无异常发现。血液化验除空腹血糖在 7.8 以外，余均正常，癌胚抗原 1.79ng/mL，降钙素 0.68pg/mL。甲状腺功能正常。B 超示右侧甲状腺发现 3 个结节样肿块，分别为 1.5cm×1.0cm×1.0cm，1.0cm×0.5cm×0.5cm，0.8cm×0.6cm×0.5cm。大的肿块显示钙化影。B 超引导下细针穿刺，穿刺组织病例报告，结节增生样组织，局部有异型细胞。初步诊断：甲状腺肿块（右）；高血压病；2 型糖尿病。

[治疗经过]　排除手术禁忌证后，12 月 15 日在全身麻醉下行右侧甲状腺及颊部切除术，术中快速病理考虑恶性肿瘤，术后病理报告：甲状腺髓样癌。术后口服甲状腺素片 100μg，1 次/天，术后 8 个月复查各项指标无异常。

病例分析

甲状腺癌是头颈部常见的恶性肿瘤之一，分为乳头状癌、滤泡状癌、髓样癌及未分化癌 4 种病理类型，其中乳头状癌和滤泡状癌统称为分化型甲状腺癌，占总数的 85%～90%，甲状腺髓样癌（medullary thyroid carcinoma，MTC）是甲状腺恶性肿瘤里较少见的一种类型，其恶性程度介于分化型和未分化型之间，起源于甲状腺滤泡旁细胞（C 细胞），女性多于男性，预后较差，可较早发生血行转移和淋巴结转移。在临床上，甲状腺髓样癌分为家族遗传型和散发型 2 种，前者属多发性内分泌肿瘤，甲状腺癌变多表现为双侧性，后者无家族遗传史，前者的发病年龄往往早于后者。而家族遗传型髓样癌根据其临床特征又可分为 3 型：①多发内分泌瘤 2A 型（MEN2A），多合并单侧或双侧嗜铬细胞瘤及甲状旁腺亢进症；②多发内分泌瘤 2B 型（MEN2B），合并嗜铬细胞瘤及多发神经节瘤综合征，包括舌背或眼结膜神经瘤及胃肠道多发神经节瘤；③不伴内分泌征的家族型髓样癌（FMTC）。散发型甲状腺癌约占 80% 甲状腺癌的以上，国内主要以散发型为主。本文 2 例患者无甲状腺癌相关的家族遗传病史，属于散发型甲状腺髓样癌。

1. **病因**。甲状腺髓样癌系原癌基因 *RET* 发生基因突变所致，该基因位于常染色体，含有 21 个密码子，通常 608、611、629、630 等 8 个密码子发生突变会引发甲状腺髓样癌。

2. **诊断**。①腺内型的甲状腺髓样癌无特殊症状，仅表现为甲状腺内的结节。有时以颈淋巴结肿大为第一症状。当肿瘤外侵到包膜外界及周围组织时可以出现声音嘶哑、吞咽困难、憋气或呼吸困难等表现。也有部分患者以顽固性腹泻为主要症状。②甲状腺髓样癌临床最具特征的是血清学检查，降钙素与癌胚抗原（CEA）呈明显升高。③病理为甲状腺髓样癌。

3. **鉴别诊断**。①副节瘤。可发生于甲状腺周围或甲状腺内，有时伴颈动脉体瘤，此时与髓样癌的鉴别相当困难，但副节瘤免疫组化一般表达 NSE、NF 和神经内分泌标志物，如 CgA、Syn 等，而不表达降钙素及 CEA。副节瘤细胞团周围有 S – 100 蛋白阳性表达的支持细胞，而髓样癌则无，在鉴别上极有帮助。②恶性淋巴瘤。与经典型髓样癌不难区别，但分化差的小细胞髓样癌，无淀粉样物质和降钙素阴性时，极难鉴别，但髓样癌免疫组化检测 LCA 为阴性，CEA、NSE 等神经内分泌标志物呈阳性，这对鉴别淋巴瘤有重要意义。③梭形细胞型肉瘤。梭形细胞为主型的髓样癌有时可与梭形细胞型的肉瘤，如纤维肉瘤、神经纤维肉瘤等相混淆，但髓样癌可找到上皮成分和巢状、脉管样排列及间质淀粉样物质沉着，一般能做出诊断，此时应强调多取材、仔细观察。甲状腺髓样癌免疫组化检查降钙素及 CEA 阳性，电镜观察见神经分泌颗粒。

4. **肿瘤标志物**。甲状腺髓样癌恶性程度相对较高，易发生腺内转移、淋巴转移及远处转移，预后较差，尽早发现、尽早治疗可提高患者的生存率及生活质量，但甲状腺髓样癌仅占甲状腺癌的 5% 以下，临床上较为少见，易被忽视。因此，寻找有效的、临床上方便推广应用的甲状腺髓样癌的早期诊断方法尤为重要。遗传型甲状腺髓样癌患者，家族中通常都存在 *RET* 原癌基因的突变，遗传型甲状腺髓样癌家属中 *RET* 原癌基因突变阳性者，日后 90% 以上要发展为甲状腺髓样癌，因此一旦检测 *RET* 阳性则需早期行预防性手术，从而防控甲状腺髓样癌的发生。但基因检测价格昂贵，在国内普及较为困难。1968 年 Steiner 发现甲状腺髓样癌患者降钙素水平增高，将降钙素作为甲状腺髓样癌的肿瘤标志物。但另有学者发现甲状腺旁细胞增殖症及其他非甲状腺的神经内分泌疾病患者也会出现降钙素水平升高。甲状腺髓样癌分泌多种激素，包括降钙素、降钙素基因相关肽、CEA、嗜铬素 A、5－羟色胺、血清素、促肾上腺皮质激素、前列腺素、生长抑素和血管活性肠肽等。发生甲状腺髓样癌时，以上激素水平可能升高。薛生能等的研究表明，通过联合检测降钙素和 CEA，可提高甲状腺髓样癌诊断的敏感性，其敏感度高达 95.7%，另外，降钙素和 CEA 还可作为术后监测病情，判断肿瘤是否复发的重要指标之一。本文 2 例患者术后动态检测降钙素和 CEA，均在正常范围，但术前未查两者。对于高度怀疑甲状腺恶性肿瘤者，术前应常规行降钙素和 CEA 检测，可提高对恶性程度较高并且预后较差的甲状腺髓样癌的早期诊断率，还可作为判断手术效果的参考指标。

5. 治疗。①手术治疗。甲状腺髓样癌对 ^{131}I 内照射治疗及化疗不敏感，内分泌抑制治疗无效，手术切除是早期甲状腺髓样癌的首选治疗手段。不论是遗传型甲状腺髓样癌还是散发型甲状腺髓样癌，国内外多数专家学者都认为应行甲状腺全部切除术。2009 年美国甲状腺协会（ATA）指南建议的术式也是"甲状腺全切＋中央区颈淋巴结清扫术"。高明等的研究发现，术前降钙素水平高于正常值的甲状腺髓样癌患者，颈淋巴结转移率近 90%，且颈淋巴结转移的区域和数量较多；术前降钙素水平正常的患者，尤其是对已经切除原发灶的患者，多数并无颈淋巴结转移，且肿瘤复发率低。因此对于术前降钙素水平正常未能确诊而已行甲状腺腺叶加峡部切除术的部分患者，是否可考虑采取临床密切观察、定期监测降钙素水平的方法，若发现降钙素水平升高再行颈淋巴结清除术，这些值得探讨。本文 2 例患者根据术前甲状腺彩超及 CT 结果，术中行患侧甲状腺腺叶全切＋峡部切除术，术后病理为甲状腺髓样癌，术后查降钙素水平正常，未再行颈淋巴结清扫术，通过术后定期监测降钙素水平的方法，判断有无复发。②生物靶向治疗。对缺乏有效治疗手段的晚期甲状腺髓样癌患者，生物靶向治疗有一定效果，主要用于手术无法完全切除或辅助手术治疗，以进一步控制肿瘤生长，目前多采用凡德他尼和卡博替尼作为主要靶向治疗药物。③AG490 辅助下的放疗。甲状腺髓样癌起源于滤泡旁细胞，甲状腺滤泡旁细胞不吸收碘，因此，其对核素碘治疗不敏感。李娟等的基础研究表明，AG490 是一种人工合成的苯亚甲基丙二腈的脂类衍生物，可抑制甲状腺髓样癌 TT 细胞的增殖，并通过调节 $Bcl-2$ 和 Bax 水平而加速其凋亡。能够提高 TT 细胞放射敏感性。AG490 的放疗增敏作用可能为甲状腺髓样癌辅助放疗提供新的实验基础，但目前尚处于实验阶段，未在临床上推广应用。

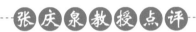

张庆泉教授点评

　　甲状腺髓样癌是甲状腺恶性肿瘤里较少见的一种类型，仅占甲状腺癌的 5% 以下。临床上分为家族遗传型和散发型两种，家族型患者预后很差，散发型预后相对较好。本文 2 例患者无甲状腺癌相关的家族遗传病史，属于散发型甲状腺髓样癌。

　　临床诊治重点：甲状腺髓样癌是恶性程度较高，预后较差的一种甲状腺恶性肿瘤，目前手术治疗是早期甲状腺髓样癌的首选治疗方式。对缺乏有效治疗手段的晚期甲状腺髓样癌，生物靶向治疗有一定效果，目前多采用凡德他尼和卡博替尼作为主要靶向治疗药物。降钙素和癌胚抗原被认为是甲状腺髓样癌的肿瘤标志物，术前、术后应动态监测患者的降钙素及癌胚抗原水平，以达到早期诊断和判断病情变化的目的。

参考文献

1. 孙海军，郑立春. 13 例甲状腺髓样癌 CT 表现分析. 河北医科大学学报，2015，36（7）：856 – 857.

2. 王明，李雪飞，王洪东，等. 散发性甲状腺髓样癌 46 例临床诊治分析. 中国实验诊断学，2014，17（9）：1537 – 1538.

3. 陈晓红. 遗传型甲状腺髓样癌的精准化治疗. 山东大学耳鼻喉眼学报，2016，30（2）：23 – 27.

4. 陈银成，陈灼怀，关弘，等．甲状腺髓样癌的诊断与鉴别诊断．诊断病理学杂志，2005，12（5）：345 – 347.

5. Kloos RT, Eng C, Evans DB, et al. Medullary thyroid cancer：management guidelines of the American Thyroid Association. Thyroid, 2009, 19（6）：565 – 612.

6. 黄彩平，田敖龙．甲状腺髓样癌诊断和治疗进展．医学综述，2002，8（5）：271 – 273。

7. 巫泓生，张帅，古维立．有关甲状腺癌肿瘤标志物的探讨．实用医学杂志，2009，25（22）：3900 – 3902.

8. 薛声能，雷娟，李娜，等．降钙素和癌胚抗原联合检测在甲状腺髓样癌诊治中的意义．中国卫生检验杂志，2012，22（7）：1620 – 1621.

9. 高明，于洋，李树玲，等．58 例甲状腺髓样癌降钙素及其基因相关肽检测的临床意义．中国肿瘤临床，2004，31（14）：784 – 787.

10. Torino F, Paragliola RM, Barnabei A, et al. Medullary thyroid cancer：a promising model for targeted therapy. Curr Mol Med, 2010, 10（7）：608 – 625.

11. 李娟，甘生敏，罗超，等．AG490 抑制甲状腺髓样癌 TT 细胞增殖并提高其放射敏感性．细胞与分子免疫学杂志，2015，31（6）：753 – 757.

（王贝贝　张芬　王小雨　王森　张伟　孙爱丽　贺淑静　都基亮　张庆泉）

052　甲状腺乳头状腺癌 3 次手术 2 次气管重建 1 例

病历摘要

　　患者，女，55 岁。2006 年因甲状腺乳头状癌在我院行甲状腺部分切除术，术后常规病理为甲状腺乳头状癌。术后半年复查并行支气管镜检查，活检诊断为甲状腺癌气管转移，入院行甲状腺全切 + 气管前壁部分切除术，术后放疗 1 个月并长期口服优甲乐控制病情。之后分次手术于鼻中隔取中隔软骨行气管前壁重建术。2017 年 6 月 8 日因甲状腺癌术后 11 年，憋气、咳嗽 1 个月，咳血 2 周入院，查体见气管居中，前壁缺失，表面被覆组织软，颈部见长约 10cm 瘢痕，锁骨上窝见血管性波动。纤维喉镜检查见环状软骨平面，气管前壁及左侧壁见红色肿块。

完善术前相关检查，排除手术禁忌后，6月12日在气管插管全身麻醉下行气管切开+气管前壁左侧壁肿块切除术，术后病理检查示气管肿块为乳头状癌，浸润气管全层。患者术后带气管套管出院。9月16日第2次入院，于气管插管全身麻醉下行舌骨部分切除+气管侧壁重建术，术中取约2.5cm×1.5cm大小舌骨，将舌骨置于气管缺失的左侧壁，并对位缝合，形成气管支架。术后7天拆线出院并拔除气管套管。12月11日第3次在静脉复合麻醉下，行气管瘘口复合瓣部分成形术，术中见气管前壁及皮肤缺损5.0cm×2.5cm，应用气管瘘口周围皮肤行成复合皮瓣，闭合瘘口下2/3，并于瘘口上端无菌吸引管支撑，防止气管狭窄。术后7天拆线出院。2018年3月10日在局麻下行复合瓣气管瘘口修补术，闭合气管瘘口。术后7天间断拆线，伤口愈合良好，出院（图119～图129）。

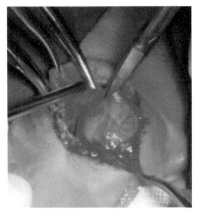
图 119　气管内肿瘤复发，累及左侧壁及部分后壁

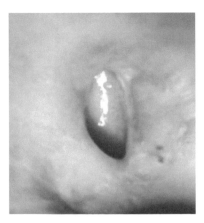
图 120　2017年行气管左侧壁舌骨瓣植入加高左侧壁

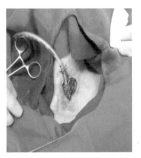
图 121　2017年12月复合瓣手术部分封闭瘘口，先内侧瓣封闭

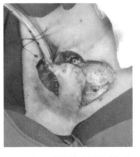
图 122　再外侧瓣转移封闭

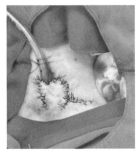
图 123　复合瓣封闭后改变

笔记

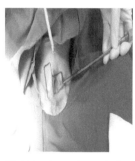

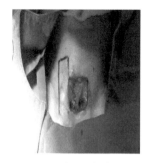

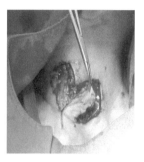

图124　2018年3月后再　　图125　先形成内侧瓣　　图126　再转移外侧瓣
　　　　次设计复合瓣　　　　　　　　封闭　　　　　　　　　　封闭

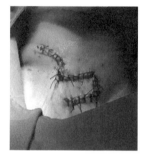

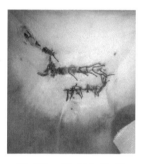

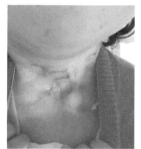

图127　完全封闭后外观　　图128　手术后10天　　图129　最后一次手术后
　　　　　　　　　　　　　　　　　　　　　　　　　　　　　3个月

病例分析

　　甲状腺癌是头颈部比较常见的恶性肿瘤，目前根据病理组织检查通常可分为4型：乳头状癌、滤泡状癌、未分化癌及髓样癌，其中乳头状癌的发生率最高，恶性程度比较低。由于甲状腺癌90%为高分化癌，虽有气管和食管的侵犯，但是切除病灶后患者仍能长期生存，因此局限于颈部的甲状腺癌，包括已有喉及气管受侵犯者采取肿瘤手术切除，仍被认为是外科治疗的"金标准"。有资料相关报道，高分化甲状腺癌侵及局部组织的发生率高达30%。

　　1. **病因**。与其他恶性肿瘤一样，甲状腺癌的病因也不明确，可能与放射线、碘的影响、甲状腺的良性病变、遗传因素、致癌基因和抑癌基因的激活、突变等因素有关。

　　2. **诊断**。①临床表现。甲状腺内发现肿块，质地硬而固定、表面不平是甲状腺各型癌的共同表现。腺体在吞咽时上下移动性小。未分化癌可在短期内出现上述症状，除肿块增长明显外，还伴

211

有侵犯周围组织的特性，如侵犯或压迫气管时可出现咯血甚至呼吸困难，侵犯食管时可出现吞咽困难。②B 超检查。超声检查对软组织分辨力较高，其阳性率可优于 X 线摄影等检查，可分辨囊实性肿块，正确率达 80% ~ 90%，还可探测甲状腺肿块的形态、大小和数量，对于甲状腺疾病的诊断具有重要的价值。一般来讲，多个结节常为良性病变，而孤立性结节有 4% ~ 5% 为甲状腺癌。③影像学检查。CT 显示甲状腺癌呈不规则低密度或等密度影，增强扫描可见坏死。其检查还可明确并显示肿瘤与气管、食管、血管的关系及颈部淋巴结的转移情况。④细针抽吸细胞学检查。此方法简单易行，诊断正确率高达 80%，但是最终的确诊还是依靠病理切片检查。

3. **鉴别诊断**。①甲状腺腺瘤。本病多见于 20 ~ 30 岁年轻人，多为单结节，边界清，表面光滑，生长缓慢，突然增大常为囊内出血，无颈淋巴结转移和远处转移。②结节性甲状腺肿。多见于中年以上妇女，病变可长达数年至数十年，常累及两侧甲状腺，为多结节，大小不一，病程长者可有囊性变，肿块巨大可出现压迫气管，使气管移位，并有不同程度的呼吸困难的表现；当肿瘤压迫食管，会出现吞咽困难的表现。可发生癌变，肿块增大明显加快。③亚急性甲状腺炎。常认为是由病毒感染引起，病期数周或数月，发病前常有呼吸道感染的病史，可伴有轻度发热，局部有疼痛，以吞咽时明显，可放射到耳部，甲状腺弥漫性增大，也可出现不对称的结节样肿块，肿块有压痛。本病为自限性疾病，约经数周的病程可自愈。少数患者需手术以排除甲状腺癌。④慢性淋巴细胞性甲状腺炎（又称桥本氏甲状腺炎）。为慢性进行性双侧甲状腺弥漫性肿大，表面光滑，有时与甲状腺癌难以区别，一般无自觉症状，多发生于女性，病程较长，自身抗体滴度升高。本病对肾上腺皮质激素较敏感，有时需要手术治疗，少量 X 线治疗效果好。

4. **治疗**。甲状腺癌的治疗包括手术、放疗和化疗等。

4.1　**手术治疗**。为公认的治疗甲状腺癌的首选方法，其手术的范围应根据病理类型选择。

4.1.1　**适应证**。我国最新版《甲状腺结节和分化型甲状腺癌诊治指南》中建议全/近全甲状腺切除术适应证包括：①童年期有头颈部放射线照射史或放射性尘埃接触史；②原发灶最大直径 > 4cm；③多癌灶，尤其是双侧癌灶；④不良的病理亚型，如乳头状癌的高细胞型、柱状细胞型、弥漫硬化型、实体亚型，滤泡状癌的广泛浸润型、低分化型等；⑤已有远处转移，需行术后¹³¹I治疗；⑥伴有双侧颈部淋巴结转移；⑦伴有腺外侵犯（如气管、食管、颈动脉或纵隔侵犯等）。而甲状腺腺叶＋峡部切除的适应证为：局限于一侧腺叶内的单发肿瘤，且肿瘤原发灶直径≤1cm、复发危险度低、无童年期头颈部放射线接触史、无颈部淋巴结转移和远处转移、对侧腺叶内无结节。

4.1.2　气管受累深度常用 Shin 分度。Stage Ⅰ：肿瘤穿出甲状腺被膜，比邻但未侵及气管软骨外衣；Stage Ⅱ：肿瘤侵及气管软骨引起软骨破坏；Stage Ⅲ：肿瘤侵入气管腔气管内膜完整；Stage Ⅳ：肿瘤穿透气管壁全层，内镜可见肿块或溃疡。

4.1.3　手术方式。对于肿瘤侵及或破坏气管软骨，片切方式可能会有肿瘤残留，需考虑广泛切除的方案，如气管窗形切除或气管环形切除。①气管窗形切除：气管前壁、侧壁的局部受累，缺损不超过气管周径的一半，可用带状肌或游离软骨片修复关闭。刘菲等认为胸锁乳突肌肌骨膜瓣修复气管窗形缺损是一种好的修复方法。②气管环形切除端端吻合术：长度＜2cm，可以直接行气管断端的端对端吻合术重建气管完整性。2～5cm 应结合使用气管游离、头位前倾和喉松解术使缺损长度缩短达到端端吻合的目的。切除长度最长可达4～5cm，气管环6～8个。

4.2　放射治疗。为甲状腺癌的辅助治疗。主要用于未分化型甲状腺癌，对高分化及髓样癌无效。

4.3　内分泌治疗。所有甲状腺癌患者无论手术与否均应长期服用甲状腺素片，甲状腺癌作次全或全切除者更应终身服用甲状腺素片，以预防甲状腺功能减退及抑制 TSH。乳头状腺癌和滤泡状腺癌均有 TSH 受体，TSH 通过其受体能影响甲状腺癌的生长。

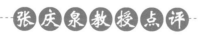

张庆泉教授点评

　　手术是公认的治疗甲状腺癌的首选方法，局限于颈部的甲状腺癌，包括已有喉、气管受侵犯者采取肿瘤手术切除，仍被认为是外科治疗的"金标准"。如果双侧壁切除后不能立即修复，术后观察3～6个月后可以根据情况修复封闭气管瘘，选择一次性修补较为困难，可以分期进行。分期进行适合于侧、前壁的大块缺损。若需要分期修补，侧壁的重建尤为重要，本例 3 次切除手术，2 次分期修补就是例证。

临床诊治重点： 甲状腺乳头状腺癌是一种低度恶性的肿瘤，随访时间以 10 年计算，可见该肿瘤发展的缓慢，相对来说对生命的影响小。但是在甲状腺肿瘤侵及气管时，除了切除受累及的气管，还要重建气管，根据切除后气管壁存留的多少决定是一期修复还是分期修复。原则讲，只要气管侧壁没有影响或影响很少，可以一期修复；如果侧壁缺损较大或完全缺损，则需要分期修复重建。该患者多次局部肿瘤复发，进行了 3 次手术切除，后来又重建气管侧壁，后分期修补气管前壁，得以成功。可见具体病情具体分析具体实施是重要的。

参考文献

1. 黄选照，汪吉宝. 实用耳鼻咽喉科学. 2 版. 北京：人民卫生出版社，2015：631 – 633.

2. Czaja JM，McCaffrey TV. The surgical management of laryngotracheal invasion by well – differentiated papillary thyroid carcinoma. Arch Otolaryngol Head Neck Surg，1997，123（5）：484 – 490.

3. 中华医学会内分泌学分会，中华医学会外科学分会，中国抗癌协会头颈肿瘤专业委员会，等. 甲状腺结节和分化型甲状腺癌诊治指南. 中国肿瘤临床，2012，39（17）：1249 – 1272.

4. 陈爱民，骆献阳. 分化型甲状腺癌侵犯喉气管食管临床分析. 临床耳鼻咽喉头颈外科杂志，2017，31（10）：802 – 803.

5. 刘菲，郑宏良，陈世彩，等. 分化型甲状腺癌喉气管食管下咽侵犯的外科处理. 第二军医大学学报，2008，29（10）：1213 – 1215.

6. 徐伟，唐平章. 高分化甲状腺癌侵犯喉气管的治疗. 中华医学杂志，2001，81（21）：1298 – 1230.

（张芬　王贝贝　林青　孙怡　张彦　仲开　张庆泉）

053 Riedel 甲状腺炎 1 例

病历摘要

患者，男，50 岁。因创伤性休克及多发伤，于 2012 年 11 月 27 日入我院 ICU，经口气管插管呼吸机辅助呼吸 22 天，仍脱机困难，经评估，给予气管切开术。术前专科查体见甲状腺轻度弥漫性肿大，未触及明显结节及肿块，无震颤及血管杂音，颈部淋巴结亦不大。术后查甲状腺功能：促甲状腺激素（thyroid stimulating hormone，TSH）59.51μIU/ml（正常值 0.27 ~ 4.2μIU/ml）；血清游离三碘甲腺原氨酸（FT3）1.57pmol/L（正常值 3.1 ~ 6.8pmol/L）；血清游离甲状腺素（FT4）1.89pmol/L（正常值 12 ~ 22pmol/L）；甲状腺球蛋白（thyroglobulin，TG）0.10ng/ml（正常值 1.4 ~ 78ng/ml）。全身麻醉下常规气管切开，分离肌肉暴露甲状腺峡部组织，见甲状腺峡部弥漫性增厚，质坚硬如石头，切面灰白，横于 2 ~ 4 气管环前，与气管粘连紧密，向上下分离均未探及游离缘，从峡部两侧将肿块呈楔形切开至气管中央，切取部分峡部灰白组织送病理，仔细止血，暴露出气管，纵行切开气管，将气管壁与皮肤切口缝合，顺利插入气管套管，并固定。患者术后病理结果报告：（甲状腺峡部）致密纤维组织增生，内散在少量萎缩的甲状腺滤泡，散在淋巴结浸润，符合木样甲状腺炎。初步诊断：Riedel 甲状腺炎。

[治疗经过]　考虑患者有呼吸困难症状，给予切除部分瘤体后，缓解呼吸困难。术后内科治疗，继续观察对症处理。

病例分析

Riedel 甲状腺炎（Riedel struma），又称慢性纤维性甲状腺炎，侵袭性甲状腺炎，也称木样甲状腺炎，是一种病因不清、以侵入性纤维化取代正常甲状腺组织，并穿破被膜进入邻近组织的炎性疾病。在各类甲状腺疾病中发病率极低，临床极为罕见。本病自 1896 年由 Behard Riedel 首次报道以来，国内外文献报道总和不超过百余例，其中 Hay 等报道其占甲状腺手术患者的 0.04% ~ 0.30%；美国

MayoClinic 报道从 1920—1984 年间 56700 例行不同程度甲状腺切除手术的患者中仅发现 37 例该病。Schwaegerle 等对 185 例 Riedel 甲状腺炎患者进行回顾性研究，发现其发病年龄在 23～77 岁，男女之比 1：5。而国内学者报道 Riedel 甲状腺炎患者占同期甲状腺手术患者的 0.2%～0.3%，发病年龄在 30～50 岁，男女之比 1：4。

Riedel 甲状腺炎临床表现极不典型，多数为无痛性肿块，患者无不适，常查体发现，只有当病变超出甲状腺范围，才会产生邻近器官压迫症状，如呼吸困难、咽部异物感、声音嘶哑、吞咽困难等。查体多可触及肿大、质硬肿块。实验室检查甲状腺功能多正常，晚期当腺体被纤维化组织替代才可出现不同程度甲状腺功能降低，上述病例甲状腺功能已降低。甲状腺彩超检查多表现为不均匀的低回声，其内血流信号不丰富，核素扫描表现为甲状腺组织对核素的摄取能力低于正常，代谢低下，呈稀疏分布，表现为冷结节。

1. **病因**。目前 Riedel 甲状腺炎的病因和发病机制仍不清楚。在过去的 100 多年中，人们提出了很多假说，多以其他类型的甲状腺炎发展、药物引起的反应、与基因相关的系统性自身免疫性疾病为主。Riedel 甲状腺炎是系统性自身免疫病的假说虽未经证实，但已被广泛接受。Riedel 甲状腺炎可能是成纤维细胞的原发性疾病，是自身免疫反应造成系统性纤维化的一个表型。

2. **诊断**。本病缺乏特征性诊断方法，Riedel 甲状腺炎患者中 2/3 甲状腺功能正常，1/3 血清促甲状腺素升高，1/2～2/3 血清甲状腺球蛋白或甲状腺过氧化物酶浓度轻度升高（明显低于桥本甲状腺炎）。Riedel 甲状腺炎与其他甲状腺炎的 B 超表现相似，可见甲状腺的一叶局部、全部甚至整个甲状腺增大，呈混合性回声，病变内低回声匀质团块向包膜外延伸，侵犯带状肌，表现似恶性肿瘤，但彩色多普勒检查周边血流信号稀少，无明显高速或五彩血流信号。CT 检查可见甲状腺内与恶性肿瘤相似的均匀低密度浸润性团块，接近周边肌肉的密度，侵犯并压迫周边组织、气管和食管；注入造影剂后，肿瘤仅轻度强化或不强化，Ozgen 等认为这与纤维化组织中血流供应减少有关。因为本病局部质硬，细针穿刺很难获得足够的标本。组织学检查可明确诊断为 Riedel 甲状腺炎，但检查只能在术后进行。Beahrs 等制定的 RT 组织学诊断标准为：①纤维炎症反应侵及整个或部分甲状腺；②有侵及邻近组织包括带状肌的证据；③浸润性炎症不包括巨细胞、淋巴小结、嗜酸瘤细胞和肉芽肿；④有闭塞性脉管炎的证据；⑤没有新生物。对于该病，免疫组织化学检查不是必须的，但能帮助判断炎症的广度和深度，识别疾病的不同发展阶段。

3. 鉴别诊断。临床上容易与甲状腺癌、桥本甲状腺炎、结节性甲状腺肿混淆，确诊往往依靠病理检查，术前症状、体征及辅助检查也很重要。

4. 治疗。①药物治疗。Riedel 甲状腺炎是良性病变，有自限性。应用糖皮质激素（泼尼松）治疗单发或合并其他部位纤维化的 Riedel 甲状腺炎患者取得良好疗效。纤维性炎症多能得到有效控制，主观压迫症状可减轻，甚至能使部分或全部已纤维化组织恢复正常。②手术治疗。当肿瘤压迫气管、食管引起相应症状，或不能排除恶性病变可能，或为美容需要时可以进行手术治疗。

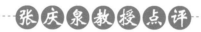

张庆泉教授点评

　　Riedel 甲状腺炎是一种病因不清、以侵入性纤维化取代正常甲状腺组织并穿破被膜进入邻近组织的炎性疾病，查体多可触及肿大、质硬肿大，但是无痛。Riedel 甲状腺炎是良性病变，有自限性。应用糖皮质激素治疗单发或合并其他部位纤维化的患者取得良好疗效。

　　手术治疗目的在于解除梗阻症状，而非完全切除病灶。手术的难度在于因纤维病变侵犯周围组织，组织界限难以分辨，如病变侵犯甲状旁腺、喉返神经，术后易发生声带麻痹、甲状旁腺功能减退，所以手术应以减瘤为主。

参考文献

1. 吕新生，房献平．甲状腺乳腺外科．湖南，长沙：湖南科学技术出版社，1998：138 - 140.

2. Hay ID. Thyroiditis：a clinical update. Mayo Clin Proc, 1985, 60（12）：836 - 843.

3. Schwaegerle SM, Bauer TW, Esselstyn CB Jr. Riedel's thyroiditis. Am J Clin Pathol, 1988, 90（6）：715 - 722.

4. 洪标辉，温浙盛，黄炯强．Riedel 甲状腺炎 17 例临床分析．实用医学杂志，1999, 15（6）：235 - 236.

5. Beahrs OH, Mcconahey WM, Woolner LB. Invasive fibrous thyroiditis（Riedel's

struma). J Clin Endocrinol Metab, 1957, 17 (2): 201 – 220.

6. Meijer S, Hausman R. Occlusive phlebitis, a diagnostic feature in Riedel's thyroiditis. Virchows Arch A Pathol Anat Histol, 1978, 377 (4): 339 – 349.

（王文一　张静祎　季中锟　邢莹昊　张庆泉）

054. 第 3 鳃裂瘘管囊肿穿越甲状腺 1 例

病历摘要

患者，男，46 岁。因反复左侧咽痛 3 年，加重 3 个月，左侧甲状腺区域隆起，有时疼痛，于 2010 年 9 月 10 入院。患者 3 个月以来左侧颈部甲状腺区域反复肿痛，抗炎治疗后疼痛减轻，停止治疗后不久又复发疼痛。因为畏惧手术，一直在观察之中。

[治疗经过] 查体：体温 37.3 度，脉搏 72 次/分，呼吸 19 次/分，血压 126/88mmHg。心肺腹部无异常发现。专科检查：口咽部充血轻，扁桃体 Ⅰ°，间接喉镜检查喉部无异常，梨状窝不清。左侧似有唾液存留。电子纤维喉镜检查见左侧梨状窝有漏孔状改变，周围充血，少许分泌物，压迫左侧甲状腺有分泌物溢出（图 130）。耳鼻部无异常发现。颈部局部检查：左侧甲状腺隆起，略压痛。B 超及 CT 检查发现左侧甲状腺肿大，内有密度减低区的囊性改变，其上方似有窦道通向喉咽侧壁（图 131）。行碘油造影显示左侧梨状窝呈管状通向左侧甲状腺的囊腔（图 132）。诊断为穿越甲状腺的不完全性第 3 鳃裂瘘管及囊肿。入院全面查体未见异常，抗炎治疗 5 天后疼痛消失。9 月 16 日在气管插管全身麻醉下行左侧甲状腺及第 3 鳃瘘切除术，手术中暴露游离的左侧甲状腺，在其上极处有 1 条索样物伸向甲状软骨后缘，结扎甲状腺上、下动脉，游离条索状物，切除部分左侧甲状软骨版后缘 1/3，发现条索物深入左侧梨状窝，予以结扎连同甲状腺一起切除，常规缝合切口。手术后抗炎治疗及对症处理，8 天后拆除缝线，10 天出院，随访至今未见复发。

切除组织病理报告：左侧甲状腺组织，内有囊性及管状物，管内被覆上皮组织。

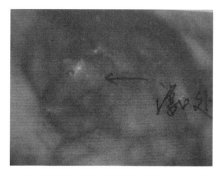

图 130　电子喉镜显示左侧梨状窝凹陷，有分泌物

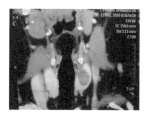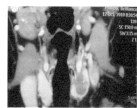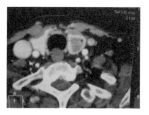

图 131　CT 显示左侧甲状腺内囊性改变，上方有管状物通向喉咽部

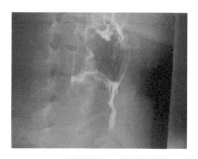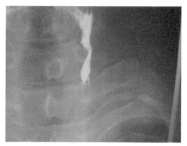

图 132　碘油造影显示左侧梨状窝向下呈管状显影

🔬 病例分析

　　1827 年 VonBaer 提出鳃裂的概念；Von－Scheron 在 5 年后发现颈部瘘管异常；至 1864 年"鳃裂瘘管"的名词正式应用于临床。多数学者认为鳃裂瘘管及囊肿的形成，是胚胎发育过程中，鳃沟（外胚层）与咽囊（内胚层）发生异常走行或退化期间未完全闭合

笔记

而形成。鳃沟形成的瘘管开口于颈侧的皮肤，形成外口；咽囊形成的瘘管则开口于咽内，形成内口。如果内外相通，皮肤外口和咽内的内口通行形成窦道，则形成完全性瘘管。如果只有内口没有外口，则称为不完全性瘘管；内外不通则形成囊肿。

第 3 鳃裂瘘管外口位于胸锁乳突肌前缘前下部，一般经颈阔肌深侧顺颈动脉鞘、颈内动脉上行，于舌咽神经上方和舌下神经下方，穿过舌骨与甲状软骨间的甲状舌骨膜终止于梨状窝内口。也有报道与甲状腺关系密切，从甲状腺后方穿过并与之粘连。本列瘘管穿越甲状腺，在甲状腺内形成囊性改变，没有外口，实属罕见，应该称之为不全的第 3 鳃裂瘘管及囊肿。

碘油造影示深达颈前软组织约位于 C4 侧方。第 3 鳃裂瘘管合并感染时，颈侧、颈前部可出现红、肿、疼痛或破溃溢脓，此时易误诊为颈部淋巴结炎、颈部脓肿、慢性颌下腺炎等。感染控制期间，瘘口周围可发生湿疹样变、糜烂或肉芽增生等，此时易误诊为颈部放线菌病或颈部淋巴结核，必须注意鉴别；本列行颈部 CT 检查显示左侧甲状腺内囊性改变，上方显示管道通向喉咽部；行碘油造影显示左侧梨状窝呈管状通向左侧甲状腺的囊腔；电子纤维喉镜检查发现左侧梨状窝的凹陷小窝，压迫左侧甲状腺有分泌物溢出。

手术切除是治疗第 3 鳃裂瘘管唯一的方法，治疗的关键是确定瘘管的内、外口。本例颈部没有外口，经过喉镜和影像学检查已经确定内口在左侧梨状窝，因为瘘管和囊肿大部分位于甲状腺内，所以将左侧甲状腺完全切除。有报道多次行瘘管摘除手术，失败的原因多为没有完全找到内口，不能完整的切除。采用影像学检查和喉镜检查可以较好的确定内口，手术前如果有外口，可以经外口注射美蓝的方法明确瘘管走行，囊性肿块怀疑有内口的，可以将美兰注射于囊腔，然后进行手术。有报道鳃裂瘘管手术后有不同程度的复发，手术史者术后复发为 21%，有感染史者术后复发为 14%，无手术史、感染史者则为 3%。Bradford 提倡鳃裂瘘管术后复发可行功能性颈廓清扫术，整块切除病变，保留颌下腺、颈内静脉、副神经、胸锁乳突肌。具体的手术方法，应该根据不同的个体情况，灵活掌握。

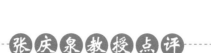

临床诊治重点： 第 3 鳃裂瘘管和囊肿是相对常见的，近期屡有报道。但是瘘管和并囊肿同时存在，又穿越至甲状腺内形成囊肿则极为罕见，该例患者提醒临床医师注意，任何主诉和检查都可能发现没有见过的病例，每时每刻都要关注。

参考文献

1. Yilmaz I, Cakmak O, Ozgirgin N, et al. Complete fistula of the second branchial cleft：case report of catheter – aided total excision. Int J Pediatr Otorhinolaryngol, 2004，68（8）：1109 – 1113.

2. 萧轼芝．耳鼻咽喉科全书·咽科学．1 版．上海：上海科技出版社，1979：30 – 31.

3. 周道珊．先天性第三鳃裂完全性瘘管 1 例．耳鼻咽喉头颈外科，1997，4（14）：254.

4. Gamble B，McClay J，Biavati M，et al. Aberrant second branchial cleft fistula. Int J Pediatr Otorhinolaryngol，1998，46（1）：103 – 107.

（于伟　王森　王贝贝　张芬　王小雨　王春雨　张庆泉）

055　颈内静脉畸形 1 例

病历摘要

患者，男，58 岁。因左鼻塞、流涕半年，左眼突 10 余天收入院。术前鼻腔鼻窦 CT 扫描显示病变主要位于左筛窦，向外突入眼眶，向下突入上颌窦及鼻腔，向上突入颅内，颅前凹骨质破坏。病理检查诊断为左鼻腔鼻窦鳞状上皮细胞癌。遂行左鼻腔鼻窦肿瘤切除＋脑膜修补术。术中行左颈外动脉结扎术时，发现胸锁乳突肌前缘深面舌骨平面颈内静脉在颈总动脉上方分为 2 支，一粗一细，下行约 5cm 后又合并为一支，在此部位未见其他分支血管（图 133，图 134）。

笔记

221

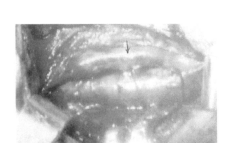 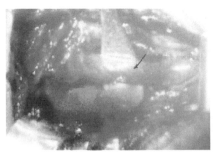

图133 左侧颈内静脉在颈总动脉上方分 | 图134 左侧颈内静脉畸形，箭头所示
出交通支（箭头所示），下行约 | 为分出的交通支
5cm后复与颈内静脉合为一支

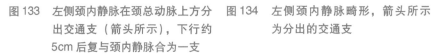

病例分析

颈内静脉接受脑、面部和颈部静脉血，在颈静脉孔处续于乙状窦，包裹在颈动脉鞘内，初伴颈内动脉，继沿颈总动脉外侧下行至胸锁关节后方，与锁骨下静脉汇合成头臂静脉。颈内静脉的属支较多，按其所在部位分为颅外支和颅内支。颅外支主要有：①面静脉；②下颌后静脉；③甲状腺上静脉；④甲状腺中静脉。术中将颈内静脉拉向外侧，结扎颈外动脉，缝合切口，术后患者1期愈合，无其他不适。

张庆泉教授点评

颈内静脉的属支较多，按其所在部位分为颅外支和颅内支。该患者表现为出颈静脉孔后分出直径约1cm分支与主干并行5cm后重又汇合成一支，为其交通支，而非其颅外属支，或与发育变异无关。

参考文献

1. 曾司鲁. 人体解剖学（下）. 1版. 福建，厦门：厦门大学出版社，1989：318.

2. 郑思竞. 人体解剖学. 2版. 北京：人民卫生出版社，1987：239.

3. 文真. 颈内静脉畸形1例. 中国眼耳鼻喉科杂志，2001，2（1）：66–67.

（文真　朱爱梅　张庆泉）

056　喉咽颈椎迁徙性异物 1 例

📋 病历摘要

　　患者，男，62 岁。因怀疑颈椎横突间隙异物 40 天，于 2010 年 05 月 17 日入院。患者 2 个月前在食鱼后发生咽痛，剧烈咳嗽，没有咳出异物，无咳痰带血，吞咽疼痛明显，在当地医院诊断为喉咽黏膜划伤，口服抗生素治疗。近 20 天发现颈部不适，颈部转动时左侧咽部、颈部刺痛感，无声音嘶哑，间断的口服抗生素治疗，3 天前因转动颈部出现头痛症状来我院就诊入院。查体：一般情况好，心肺无异常发现，腹部未见异常。专科检查：口咽黏膜充血，扁桃体不大。间接喉镜检查发现喉咽左后壁于会厌尖下水平有约 1cm 的肉芽样隆起，表面附有分泌物（图 135），其他检查无异常。颈部向左侧转动时在甲状软骨上缘的颈侧局部疼痛，但未触及肿块。CT 检查发现在左侧第 4～5 颈椎间隙发现长条状骨性异物（图 136）。初步诊断：喉咽颈椎旁迁徙性异物。

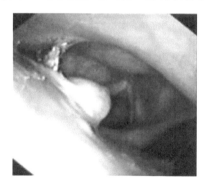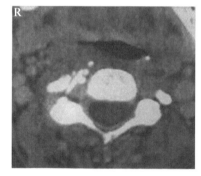

图 135　纤维喉镜下见喉咽左侧后　　图 136　颈部 CT 水平位示颈椎侧壁
　　　　 肉芽　　　　　　　　　　　　　　　　 肉芽样隆起，4、5 横突间
　　　　　　　　　　　　　　　　　　　　　　 隙的骨性异物

　　[治疗经过]　经全院会诊讨论后，于 5 月 19 日在气管切开全身麻醉下行左侧颈侧切开，分离胸锁乳突肌及颈动脉鞘并向外侧拉开，探查左侧 3、4、5 颈椎横突各个间隙，未查出异物，遂将咽侧切开，顺喉咽左侧后壁的隆起处探查，有一炎性窦道伸向第 4、第 5 颈椎横突间隙，在间隙内仔细探查对比，取出一约 2.0cm×

0.3cm×0.3cm 的鱼刺样骨性异物（图 137），冲洗创面，依次缝合切口。手术后鼻饲流质饮食，适当应用抗生素，饮食恢复顺利。

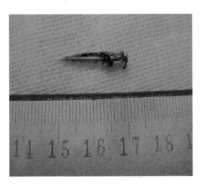

图 137　取出的鱼刺

[治疗转归]　第 10 天拔除气管套管，瘘口愈合出院。

病例分析

1. **病因**。口咽、喉咽为上呼吸道、消化道的一部分，是进食的必经通路，解剖结构复杂，通过黏膜、筋膜、肌肉间隙与颈椎前部相邻。由于儿童咀嚼功能发育不全或老年人咀嚼功能减退，不慎咽下的异物可能突破黏膜、筋膜、肌肉到达颈部各处。异物穿过咽部、颈部软组织至颈椎间隙较为罕见。此类疾病易于误诊，有报道异物迁移至咽后、咽旁、颌下间隙、声门旁间隙、甲状腺、胸锁乳突肌内、梨状窝、锁骨上下区等处，症状各异。

2. **诊断**。①病史。有无异物咽下病史及颈部有无疼痛，是诊断的重要依据。②体格检查。咽喉部检查应注意有无局部积液、隆起、红肿，有无张口受限和颈部活动受限、疼痛，颈部触诊有无压痛、肿胀、波动感。颈痛位置一般固定。③纤维喉镜检查。是检查的重要手段，可清楚直观的了解咽喉部各处结构有无肿胀、红肿、隆起或积液等异常。④影像学检查。B 超、X 线、CT 检查是重要的辅助检查手段，可显示特别是骨性异物的位置与重要解剖结构的关系。本例在反复几次就诊后才通过纤维喉镜检查发现喉咽部隆起，结合 CT 检查发现的颈椎横突间隙的异物。

3. **鉴别诊断**。应与单纯咽部黏膜损伤鉴别，检查可见黏膜表浅的破损或溃疡、小出血点，无肿胀、积脓表现，无颈部明显痛点。

笔记

4. 治疗。手术治疗是取出这种复查异物的唯一方法。可行经口径路、咽侧切开或颈侧切开径路手术取出异物。对于这种复杂的异物，临床上应该根据症状、专科检查、辅助检查等进行分析，并结合患者主诉，颈部疼痛是主要的，位置比较恒定，而且 B 超、CT 检查是重要的辅助检查手段，应该重视。在颈椎间隙的异物取出比较困难，原因是异物周围骨性组织、软组织及韧带等混杂一起，不易区别异物。本例就是在颈侧切开至颈椎横突处探查未能辨别出异物，又将咽侧切开，顺喉咽侧后壁的异物刺激隆起处探查窦道至异物处才找到异物，所以在手术时应该考虑几种手术方案，方能较为顺利的取出异物。

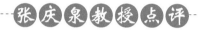

临床诊治重点：喉咽部尖锐异物在延误诊断后很可能促使异物进入周围结构和气管，奇特的病例屡有报道。该例患者病史较久，反复的咽痛是因为咽部没有发现异物。患者由没有行喉镜检查，所以延误了诊断。后来行喉镜检查发现喉咽后壁偏侧有肉芽肿性窦起，异物居然由此进入，CT 检查发现异物进入了颈椎骨之间。我们还遇到过异物进入颈内外动脉之间、进入皮下的患者，所以对于咽痛较久考虑咽部异物的患者，行喉镜和颈部 CT 检查是必须的。

参考文献

1. 张庆泉，张华，张天振．喉咽颈椎旁迁徙性异物 1 例．中国耳鼻咽喉头颈外科，2011，18（12）：677 – 677.

2. 罗宇鸿．甲状腺迁移性异物并发周围脓肿一例．中华耳鼻咽喉头颈外科杂志，2009，44（12）：1038.

3. 张雷，肖芒，罗宝珍．右声门旁间隙异物存留 15 个月一例．中华耳鼻咽喉头颈外科杂志，2005，40（12）：928.

4. 潘黎明，浦立，许惠明，等．疑似肿瘤的梨状窝迁移性异物一例．中华耳鼻咽喉头颈外科杂志，2005，40（3）：194.

（王强　姜绍红　刘雪艳　吕巧英　宋瑞英　张述华　宫本娜　张庆泉）

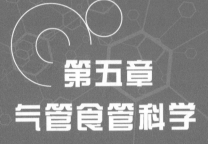

第五章
气管食管科学

057 多年误诊的支气管异物 3 例

病历摘要

病例 1：患者，男，44 岁。因被碎石块击中左侧颈部后憋气呛咳 11 天，于 2008 年 9 月 18 日入院。11 天前患者在工地工作时被爆炸飞溅的碎石块击中左侧颈部，当时颈部及口内出血，呼吸困难，半小时后到当地医院就诊时出现昏迷，行颈部手术探查，取出 1 块碎石，大小约 1.5cm×1.5cm，1 天后转醒，仍感憋气，阵发性咳嗽、声嘶，痰中带血，抗生素治疗数天无好转，行肺部 CT 检查后发现左支气管高密度异物，转入我院治疗。

[治疗经过] 入院查体：左侧颈部至上胸部有一长约 10cm 的斜行手术切口瘢痕。纤维喉镜检查：左侧声带固定于中间位不活动。肺部听诊：左下肺呼吸音低，有痰鸣音。诊断：颈部外伤致左

喉返神经麻痹、左支气管异物。于 9 月 20 日在表面麻醉下行纤维支气管镜检查见气管上部左侧有管壁损伤的痕迹（图 138），见左肺下叶支气管腔有褐色脓性物及少许肉芽组织，异物被分泌物肉芽包裹（图 139），吸除分泌物后，可见一褐色扁片状硬性异物，用异物钳夹住异物连同纤维支气管镜一同退出，取出扁形锐利不规则石块 1 个，大小约 1.0cm×1.0cm，由于左支气管腔内有脓性物及肉芽组织，考虑为局部感染及异物刺激的炎性反应，故术后使用头孢噻肟钠加地塞米松控制感染及炎性反应，治疗 5 天后出院，出院时左肺呼吸音正常，但声嘶无好转，左侧声带仍固定于中间位。

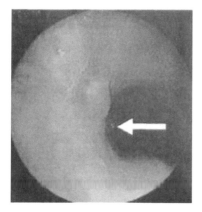

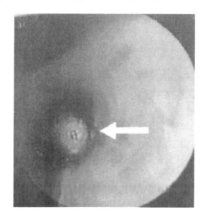

图 138　气管左壁损伤的痕迹，箭头所指

图 139　左支气管内异物被分泌物肉芽包裹，箭头所指

[治疗转归]　随访 3 个月，左喉返神经麻痹未恢复。

病例 2：患者，男，45 岁。因车祸后反复咳嗽、咳脓痰 10 年，于 2011 年 3 月 1 日入院。10 年前车祸头部受伤后反复咳嗽、憋气、咳脓血痰，曾多次就诊于当地医院，分别于 2002 年、2004 年和 2009 年 3 次行 X 线胸部摄片检查，均诊断为"支气管肺炎"，给予抗感染药物治疗，每次抗感染治疗后咳嗽、咳痰略有减轻，但停药后前述症状再次反复。近 3 年来患者咳嗽、咳痰明显加重，为刺激性咳嗽，影响工作和休息。查体：右下肺呼吸音明显减低，可闻及湿性啰音。行支气管 CT 三维重建，可见右肺中叶支气管内条形高密度影并右肺中下叶支气管扩张并感染（图 140）。经追问病史，患者回忆起 10 年前车祸后曾有一硬腭骨板缺失，因车祸当时合并颅脑损伤，未进行支气管异物的检查。初步诊断：支气管异物（右）。

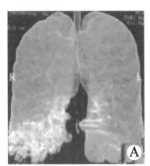 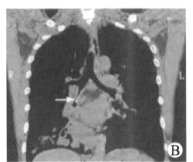

A：三维重建　　　　　　　B：冠状位

图 140　术前支气管 CT 扫描，可见右肺中叶支气管内条形高
密度影（↑）并右肺中下叶支气管扩张并感染

[治疗经过]　完善检查后于入院次日静脉复合麻醉下行支气管
镜检查及异物取出术。术中导入支气管镜后，于三级支气管开口处可
见白色异物（图 141）。异物周围黏膜糜烂，肉芽组织增生，有大量
脓痰，吸出脓痰后黏膜大量出血，反复用肾上腺素盐水冲洗支气管腔
止血。因异物存留时间较长，气管周围黏膜易出血，支气管内分泌物
较多，致使无法在内镜直视下看清异物，多次尝试，凭手感用食管异
物钳将异物牢固夹住后，将异物连同支气管镜一并撤出，完整取出了
异物。异物为 1 个 2.3cm×1.2cm 骨片。异物取出后患者随即咳出大
量有臭味的脓血痰。术后给予抗感染和化痰药物治疗，患者咳嗽随即
好转，无气胸、纵隔气肿等并发症的发生，术后 5 天痊愈出院。

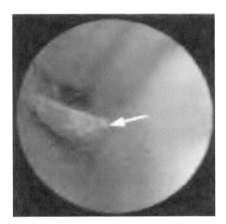

图 141　术中支气管镜检查可见三级支气管开口处有
白色异物（箭头所指）

[治疗转归]　术后 1 个月随访，患者临床症状消失。

病例3：患者，女，53岁。1987年3月来诊，7年前食鸡冻时突然咳嗽，第2天即去院检查支气管异物，行支气管镜检查未发现异物，按"支气管炎"治疗。症状逐渐加重，剧烈咳嗽，咳脓痰，咯血，曾去多家医院检查，胸透均发现右肺下野纹理增粗或片状阴影，但因曾经支气管镜检查未发现异物而按照"支气管炎""哮喘""支气管扩张"治疗，一直无好转，以至不能坚持正常的教学工作。夜间不能平卧，曾反复5次大咯血。查体：慢性缺氧貌，双肺可闻及干性啰音，右肺重。胸透见双肺纹理增粗，以右下为重。入院诊断：支气管异物（右）？

[治疗经过]　为明确诊断，在黏膜麻醉下行纤维支气管镜检查术，于右肺中、下叶支气管内发现大量浓液，吸净后见片状褐色异物，伸入活检钳夹住异物轻轻活动后一起撤出纤支镜，取出1.5cm×0.8cm×0.2cm近似三角形的鸡骨片，术后抗感染治疗7天症状消失。出院诊断：支气管异物（右）。

病例分析

支气管异物属耳鼻咽喉头颈外科常见急症。

1. **常见病因**。①儿童呼吸保护功能不全，进食、啼哭、欢笑、玩耍时发生误吸。②用不合适的方法，如手指取口内异物或鼻腔异物不慎，使异物落入下呼吸道。③昏迷、醉酒、麻醉、睡眠时吞咽功能不全，造成异物误吸。④工作中将小物件含于口中，说话时也可误将其吸入呼吸道。⑤医源性异物，上呼吸道手术时，器械固定不稳或切除组织意外滑落导致落入呼吸道。⑥行为异常者试图自杀。⑦异物穿透突入胸腔，达气管或支气管腔内。

2. **诊断**。①病史。详细询问病史最为重要，追问有无异物吸入史或异物接触史，以及有无突发呛咳、憋气、声嘶等症状。尤其是当小儿进食、不慎摔倒、玩耍中突发上述症状者更为可疑。此外，因异物位置可能多变，故可产生症状的多样性和多变性，即"有症状期"和"无症状期"，有时与体位有关，严重症状与轻微症状可交替出现。②体格检查。听诊及触诊尤其要重视。气管内活动异物可听到拍击音，异物固定后或有双肺呼吸音的改变，张口咳嗽时更明显，触诊气管时有碰撞振动感；张口呼吸可听到哮喘样喘鸣。常常可见到"三凹征"或"四凹征"，即吸气时胸骨上窝、锁骨上窝、肋间隙和锁骨下窝凹陷，支气管异物可有肺炎、肺气肿或肺不张等体征。③影像学检查。X线检查金属异物在正位及侧位X线透视或拍片下多可见；对放射线能透过的异物，则采用透视下观察纵隔及横膈的运动情况加以推断，即注意呼吸时，纵隔有无矛盾运动及有无肺部病变等，可以帮助诊断。CT检查因为16排以上CT可行三维重建，了解异物位置及其与管腔的关系，可对诊断治疗提供极大的帮助。④直接喉镜及支气管镜、纤维支气管镜检查。气管和支气管异物的确切诊断，经常须依靠直接喉镜或支气管镜检查。在作直接喉镜、支气管镜检查时，必须同时预备合适的钳取异物器械，以便发现异物可以随时取出。既是检查也是治疗手段。

3. **鉴别诊断**。①支气管哮喘。常有喘息发作史及过敏史，有喘鸣性呼气性呼吸困难，而非吸气性呼吸困难，重者端坐呼吸。经氨茶碱或激素治疗后，症状大都在短时期内即可缓解。而类似药物对呼吸道异物所致的呼吸困难则效果不佳或无效。②支气管肺炎及肺炎。无明显异物吸入史，常有上呼吸道感染史及发热等症状，肺部常有粗、细啰音，而无明显的单侧呼吸音降低。支气管肺炎的影像学表现为两肺中下肺野沿支气管分布的小斑片，云絮状模糊影。大叶性肺炎实变期影像学可表现为局部大片状高密度影，累及范围与肺叶或肺段的形态大致吻合，病灶边缘模糊，均无拍片或透视下纵隔移位、纵隔摆动、阻塞性肺气肿或肺不张的表现。抗生素治疗后炎症很快控制，病情好转。③慢性阻塞性肺疾病。有反复发作的咳嗽、咳痰、喘息病史，呼吸短促、呼气延长，反复发作2年以上，冬季较重，可有肺气肿的临床体征和影像学表现。

4. **治疗**。手术经直接喉镜或支气管镜经口取出异物，必要时行气管切开经切口取出异物是最有效的治疗方法。当支气管镜无法取出的异物时，可开胸、切开支气管取出异物，或行肺叶切除术。①直接喉镜下异物取出。对于气管或声门裂下的异物，成人可在表面麻醉下、小儿可在全麻下取，采用仰卧垂头位，用鳄嘴钳直视或凭手感钳住，将钳嘴旋转与声带平行时取出，避免异物与声带碰撞脱落及损伤声带。②支气管镜下异物取出。成年患者在表麻或全麻下，小儿在全麻下手术，仍采用仰卧垂头位，先用直接喉镜挑起会厌后暴露声门裂，插入支气管镜，成人也可直接插入支气管镜。可在内镜监视下，吸净分泌物，明确异物位置，选择合适的异物钳取出，如确定异物完整取出，可用支气管镜保护钳住的异物，一并退

出，过声门裂时注意钳嘴与声带平行。特殊病例可行纤维支气管镜
下或气管切开取出异物。

5. 个例分析。

5.1 病例1。支气管异物多由口腔进入，以幼儿植物性异物
多见。意外事故导致气管、支气管异物者，在临床上少见。Dogan
等报道4例，其中3例异物穿透颈胸部及气管壁，引起气管、支气
管异物，王桂芳等报道1例火药枪弹伤致支气管异物（弹头）。患
者由于飞溅的石块击穿左颈下部、穿透气管壁致左支气管异物，由
于从事故发生到行纤维支气管镜检查已13天，故穿透气管壁的损
伤已愈合，支气管镜下仅看到损伤的痕迹。左侧声带麻痹可能与异
物损伤或当地医院在取颈部异物时间接损伤喉返神经有关。纤维支
气管镜下见异物被肉芽及分泌物包裹与异物在支气管内停留时间较
长有关。成人支气管异物通常在局麻或全麻下通过硬质支气管镜取
出，由于成人支气管腔宽大，为了减轻患者痛苦，对于较小或易于
钳夹的异物也可在纤维支气管镜下取出。

成人气管及支气管异物由于异物吸入史常不明确，尤其对颈
部、胸部有火枪伤、爆炸伤史者，同时伴有咳嗽、咳痰、喘憋、咯
血症状者，应想到有气管、支气管异物的可能，因为该类异物多为
金属块或石块，行X线胸片、肺CT检查多可确诊。对于玻璃透光
性异物，可行纤维支气管镜检查协助诊断。

5.2 病例2。气管、支气管异物常见症状是咳嗽、憋气和肺
内炎症等，病史长达10年的支气管异物临床上少见。本例患者手
术难度大，风险高：①异物长期存留于支气管，引起支气管黏膜充
血水肿，肉芽增生，术中极易出血，不易看清支气管腔；②异物位
置较深，位于三级支气管开口，无法直视下夹取异物，只能用异物
钳盲目钳夹异物，这样有可能造成气管黏膜严重损伤，引起猝死性
气胸；③异物为骨片，较大，质硬，且表面光滑，不易夹住，夹取
异物时较易滑脱。对于经硬质支气管镜和电子支气管镜不能取出的
特殊异物，张庆泉和王强采用气管切开鼻内镜下取出气管、支气管
异物，缩短了手术距离，避免了因开胸而造成的更大创伤。本例患
者在耳鼻咽喉科、麻醉科及手术室医护人员的配合下，使用带有沟
槽的食管异物钳，经口于支气管镜内将异物牢固夹住后完整取出，
避免了气管切开和开胸取异物对患者的创伤，而且术后无气胸、纵
隔气肿等并发症的发生。通过本次手术，我们体会有以下几点：

①术中麻醉师应充分配合，保留患者的自主呼吸，丁卡因充分麻醉气管黏膜，尽量降低支气管黏膜的敏感性，避免患者术中咳嗽；②支气管镜的末端应紧靠异物，相对固定异物，避免进异物钳的过程中异物滑动移位；③异物钳开口的方向应和异物与支气管之间的缝隙相吻合。

发生于肺段支气管异物的早期临床表现多比较轻微或没有症状，容易漏诊和误诊，有异物吸入病史对于明确诊断非常有意义。对于异物吸入史不明确的患者，单纯行胸部 X 线正位片对支气管异物的诊断有局限，采用支气管的薄层 CT 扫描并行三维重建可清晰显示异物、支气管阻塞或狭窄情况及肺内的伴随征象，大大提高诊断的敏感性和特异性。本例患者外伤后急于救治颅脑损伤，忽略了支气管异物的检查，以后反复刺激性咳嗽 10 年，曾于外院多次行 X 线胸片等检查，因为患者无明确的异物吸入史，均未考虑到支气管异物的可能，延误了患者的病情，给患者造成巨大的痛苦，应引起临床医师的注意。

5.3 病例 3。有少数特殊的气管异物病例容易被误诊，甚至数年之后才得正确诊断。该病例误诊的关键在第 1 次支气管镜检查未发现异物，致使以后 7 年中去多家医院均以此为理由而诊断为"支气管炎""哮喘""支气管扩张"等，所以对久治不愈的或时常反复的肺部感染，应想到支气管异物的可能性，必要时行纤维支气管镜和进一步的影像学检查，明确诊断后针对病因治疗。

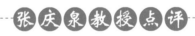

张庆泉教授点评

气管、支气管异物的诊断，详细询问病史最为重要，追问有无异物吸入史或异物接触史，以及有无突发呛咳、憋气、声嘶等症状。

听诊尤其重要，气管内活动异物可听到拍击音，张口咳嗽时更明显，触诊气管时有碰撞振动感；一侧肺部的呼吸音减低或一侧肺部的干湿性啰音；或局限性的干性啰音，局部的呼吸音下降都要考虑有异物的可能。

X 线检查是诊断气管支气管异物的又一重要手段，金属异物在正位及侧位 X 线透视或拍片下多可见；对放射线能透过的异物，则采用透视下观察纵隔的移位或横膈的上移等，注意呼吸时纵隔有无矛盾运动，呼吸时两侧肺部透光度的变化可以帮助诊断。16 排以上 CT 可行三维重建，了解异物位置及其与管腔的关系，可对诊断治疗提供极大的帮助。

直接喉镜及支气管镜检查对气管和支气管异物的确切诊断最为直接。在作直接喉镜支气管镜检查时，必须同时预备合适的钳取异物器械，以便发现异物可以随时取出。既是诊断检查手段也是治疗手段。

临床诊治重点：误诊的主要原因有主诉不清、主诉未重视、症状体征未考虑该病及初次的检查阴性而延误病情等。提醒耳鼻咽喉科、儿科、呼吸科等相关科室的医务人员，每例患者的主诉都应相当重视，进行必要的检查。肺部的听诊是很重要的，胸部的 X 线检查是第二重要的，特别是胸部透视。现在进行的气管 CT 重建也是可以进行的。必要时的气管镜检查是最后的确诊和治疗手段，必须注意。

参考文献

1. 王锡温，王强，姜绍红. 碎石块击穿颈部及气管致支气管异物一例. 中华耳鼻咽喉头颈外科杂志，2009，44（8）：622.

2. Dogan K, Kaptanoglu M, Onen A, et al. Unusual sites of uncommon endobronchial foreign bodies. Reports of four cases. Scand Cardiovasc J, 1999. 33（5）：309 – 311.

3. 王桂芳，耿美香，尚玉堂，等. 支气管异物（弹头）存留12 天自行咳出1 例. 西南军医，2008，10（1）：78.

4. 姜绍红，朱宇宏，张天振，等. 长达十年的支气管异物一例. 中华耳鼻咽喉头颈外科杂志，2011，46（11）：942 – 943.

5. 张庆泉，王强. 气管切开后鼻内镜下取出气管支气管特殊异物6 例. 山东大学耳鼻喉眼学报，2010，24（3）：59 – 62.

6. 王军，韩德民，叶京英，等. 肺段支气管异物八例治疗分析. 中华耳鼻咽喉头颈外科杂志，2006，41（4）：255 – 257.

7. 舒畅，岳建国，贺锋. 螺旋CT 仿真内镜对非金属支气管异物的诊断价值. 中华耳鼻咽喉科杂志，2004，39（4）：248 – 249.

8. 张庆泉，郭泉，张洪昌. 特殊支气管异物3 例误诊报告. 临床误诊误治，1989，5（1）：42.

（王强　姜绍红　王丽　王艳　王锡温　张庆泉）

058 胸段气管狭窄1例

病历摘要

　　患者，男，48岁。3个多月前因车祸致头部外伤颅内血肿，在我院神经外科行气管插管全身麻醉下紧急手术治疗，术后进入 ICU 监护，气管插管在术后第4天拔出，经过近1个月的治疗痊愈出院。出院10天后逐渐出现呼吸困难，开始仅在活动后发生，约术后50天静坐时也有呼吸困难，活动后加重，有吸气性喉鸣出现。检查喉部无异常发现，纤维支气管镜检查发现胸廓入口下3cm的胸段气管狭窄呈裂隙状，堵塞大约近90%（图142A），CT 检查发现胸段气管的狭窄部位（图142B）。当天在纤维支气管镜下应用激光行肉芽瘢痕切除术，1周后再次进行激光切除，呼吸困难缓解。术后近3个月时患者又逐渐发生上述症状，且逐渐加重，狭窄部位瘢痕加重（图143），在硬性支气管镜下置入记忆合金支架，支架顺利膨胀，呼吸困难缓解。置入支架15天行纤维支气管镜检查，发现置入支架处肉芽开始生长（图144），为防止肉芽全部堵塞，即刻经过纤维支气管镜下激光肉芽切除。但是未能抑制肉芽生长，约术后4个月经过会诊讨论，决定取出记忆合金支架，更换 T 形硅胶管扩张治疗。于2010年1月收入耳鼻喉科。入院诊断：胸段气管狭窄支架置入术后。

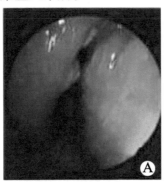
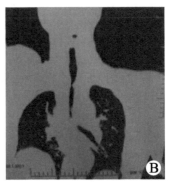

A：喉镜检查，经声门可见气管　　　B：CT显示气管狭窄部位
　　狭窄部位的肉芽瘢痕

图142　呼吸困难患者气管插管术后50天

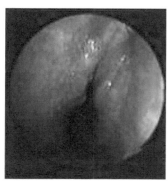

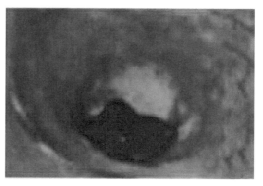

图 143　激光治疗 2 个月后喉镜
　　　　检查，经声门可见狭窄
　　　　部位加重

图 144　记忆合金支架植入 15 天后纤维支气管镜
　　　　检查，可见支架下方肉芽生长

[**治疗经过**]　在严密监护下局部麻醉行气管切开，经气管切开处用内镜检查狭窄部位，取出记忆合金支架，应用咬切钳咬除肉芽，妥善止血。测量气管切开的下缘与气管狭窄下端的距离，将 T 形管的长端剪裁到超过狭窄下方 1cm，经气管切开处置入气管内，内镜下观察已经越过气管狭窄下方约 1cm。在 70°内镜下检查调整 T 形管的位置，确定位置后缝合气管切开处皮肤、皮下组织，固定 T 形管支管并堵塞支管口，经口呼吸通畅。术后应用抗生素，置入 T 形管 10 天出院，定期拍摄 X 线片或纤维支气管镜检查确定 T 形管的位置（图 145）。T 形管术后 6 个月无呼吸困难，拔出 T 形管，检查气管狭窄处扩张良好，出院观察 3 个月，置入气管造口处未愈合，重新入院检查气管无异常后，乃缝合气管造口。

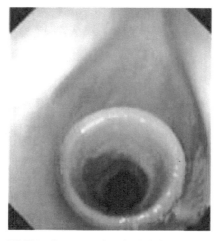

图 145　T 形管置入后 30 天，电子纤维喉镜观察 T 形管上方开口

[治疗转归]　术后随访 8 个月，呼吸正常。

 病例分析

1. **病因**。①长期的气管插管，套囊压力过高（＞20mmHg），压迫气管黏膜及气管壁，造成气管软骨供血不足、坏死，继发气管狭窄。②气管切开术后长期带管，可造成气管套管末端下方气管肉芽形成，常见于瘢痕体质的患者。③先天性狭窄先天性气管解剖畸形，可有膜性或软骨混合性狭窄。④外伤喉部、胸部外伤严重的可造成胸段气管狭窄。⑤手术如气管肿瘤切除，端端吻合，吻合处狭窄及肺移植术后气管狭窄。⑥感染特异性如结核、梅毒、麻风、白喉等可造成喉部或气管狭窄。⑦肿瘤，如气管的良性肿瘤，以乳头状瘤最多见，其次为软骨瘤、成软骨细胞瘤、纤维瘤、平滑肌瘤等，恶性肿瘤如鳞状细胞癌、腺癌、腺样囊性癌等均可造成气管狭窄。⑧吸入腐蚀性化学物质如煤油、柴油、酸碱性物质，造成气管损伤后瘢痕形成，继而发生气管狭窄。⑨自身免疫性疾病如多发性软骨膜炎、类肉状瘤病等。⑩特发性狭窄排除以上原因，又查不出原因的气管狭窄。

2. **诊断**。①病史有无气管切开或长期带气管插管及外伤、手术、感染、自身免疫病史。有无反复咳嗽、呼吸困难、反复肺部感染、难治性哮喘。②体格检查常见为咳嗽、咳痰、喉鸣、紫绀，活动后加重，听诊可闻及哮鸣音，颈部听诊明显，并可有三凹征。③影像学检查胸片可显示部分明显的胸段气管狭窄，胸部 CT 三维重建，可显示狭窄的部位。④行纤维支气管镜检查，必要时行镜下活检病理即可确诊。

3. **鉴别诊断**。①气管异物。可有明确异物史，反复呛咳，症状可随体位变化，听诊可及气管内拍击音，行胸透、胸部 CT 支气管镜检查可鉴别。②支气管哮喘。可有反复发作病史，单纯支气管哮喘多为过敏性体质，可有明确过敏原或过敏因素接触史，多为呼气性呼吸困难，使用支气管扩张剂及抗组胺、抗白三烯药物可缓解。③慢性阻塞性肺疾病。反复咳嗽、咳痰、喘憋，多有慢性支气管炎病史，老年人多见，反复发作，冬季加重，应用黏液促排剂、抗生素等治疗可缓解。④心肺功能不全。表现为劳累性呼吸困难，可有咳嗽、咳痰，多有心脏病史，行胸片可有肺瘀血表现，胸部

笔记

CT 无气管狭窄病变。

4. **治疗**。①开胸手术。气管狭窄常规的开胸手术治疗创伤很大，适宜狭窄范围过大，无法用局部或内镜处理的患者。②激光切除术。适宜软组织性狭窄，且狭窄范围小的情况。可在内镜或气管切开内镜及直视下进行。③记忆合金支架置入。可以很快缓解呼吸困难，近期效果良好，但是记忆合金支架置入的并发症为 10%~20%。理论上讲，覆膜支架应为首选，但覆膜支架易阻塞气管壁、支气管壁的纤毛运动，使分泌物不易排出，造成堵塞和感染；裸支架的网眼内存在一定的纤毛运动，有利于分泌物排出，缺点是不断生长的肿瘤、肉芽或气管黏膜组织长入网眼可造成支架堵塞。在支架置入成功的报告中多数也都伴随着不同程度的并发症和不良反应，主要是感染、分泌物堵塞、呛咳、出血、再狭窄、气管或血管穿孔、气胸、肺炎等。尽管对于技术熟练的操作者，支架置入是一项较为安全的技术，但与操作相关的病死率仍高达 3%。④T 形管置入术。T 形管为硅胶制成，组织相容性好，可以较长久置入气管内，缺点是时间较长，患者有一定的痛苦。20 世纪 60 年代后期有 T 形管修复喉气管狭窄的报道。我们开展过经气管切开处应用 T 形管进行扩张治疗胸段气管狭窄的工作。

对本例患者应用激光、记忆合金支架治疗后仍不能缓解又重新狭窄的，是否能够顺利置入 T 形管存在疑问，而经过讨论我们认为，能否顺利置入 T 形管的关键是能否顺利取出记忆合金支架，所以经气管切开操作是必要的。手术的顺利进行和 6 个月后的顺利拔管说明了 T 形管的优点。

张庆泉教授点评

胸段气管狭窄的病因多为长期的气管插管、气管切开术后长期带管、气管外伤、手术等，也可见于特异性炎症等。

吸气性呼吸困难明显，并可有三凹征。影像学检查胸片可显示部分明显的胸段气管狭窄，胸部 CT 三维重建，可显示狭窄的部位。行纤维支气管镜检查可确诊。

开胸手术气管狭窄常规的开胸手术治疗创伤很大，适宜狭窄范围过大的狭窄。激光气管狭窄切除术适宜软组织性狭

笔记

窄，且狭窄范围小的情况，可在内镜或气管切开内镜及直视下进行。记忆合金支架置入可以很快缓解呼吸困难，近期效果良好，远期效果不佳。T 形管可以较长久置入气管内，本例经气管切开处应用 T 形管进行扩张治疗胸段气管狭窄取得了好的效果。

可以先应用激光、记忆合金支架治疗暂时扩张开气管，使之顺利置入 T 形管，所以经气管切开操作是必要的，我们已经进行了多例胸段气管狭窄的患者，手术顺利进行，术后 6~10 个月的顺利拔管说明了 T 形管的优点。

临床诊治重点：诊治该类患者耳鼻咽喉科一定和胸外科联合进行，麻醉科、手术室医务人员都要进行密切的配合，方能保证手术的顺利进行。近来呼吸困难较重的患者，必要时可以进行体外循环或体外膜氧合技术进行气管插管或纠正缺氧状态，保证手术的安全。

参考文献

1. 张庆泉，朱宇宏，张天振，等．胸段气管狭窄一例．中华耳鼻咽喉头颈外科杂志，2012，47（1）：66-67.

2. Streitz JM Jr, Shapshay SM. Airway injury after tracheotomy and endotracheal intubation. Surg Clin NorthAm, 1991, 71（6）：1211-1230.

3. Cotton RT, Gray SD, Miller RP. Update of the Cincinnati experience in pediatric laryngotracheal reconstruction. Laryngoscope, 1989, 99（11）：1111-1116.

4. 彭解人，宋新汉，郑亿庆，等．镍钛记忆合金支架治疗喉气管狭窄．中华耳鼻咽喉科杂志，1999，34（6）：368-370.

5. 伊海金，张宝泉，刘巍，等．镍钛记忆合金支架治疗颈段气管狭窄43例．中华耳鼻咽喉头颈外科杂志，2005，40（4）：261-265.

6. 刘良发，武文明，王嘉陵，等．外伤性喉气管狭窄63例临床分析．中华耳鼻咽喉头颈外科杂志，2009，44（5）：389-394.

7. 沈策，罗文侗．气管支气管支架临床应用现状．中华结核和呼吸杂志，2002，25（7）：427-429.

8. 伍筏梅．大气道狭窄的支架治疗．介入放射学杂志，2002，11（4）：278-280.

9. Song HY, Shim TS, Kang SG, et al. Tracheobronchial strictures：treatment with a polyurethane - covered retrievable expandable nitinol stent—initial experience. Radiology, 1999, 213（3）：905-912.

10. 胡定中，高成新，孙德魁，等．支架内置术治疗双侧多段支气管狭窄．中华胸心血管外科杂志，1998，14（5）：262.

11. 刘巍，李龙芸，张福泉，等．金属支架治疗恶性肿瘤引起的气管狭窄（附30例分析）．中华放射学杂志，2000，34（10）：680-684.

12. 葛荣，吴雄，严济鸣，等．气管支架的临床应用．中华放射学杂志，1999，33（2）：117-119，

13. Sawada S, Tanigawa N, Kobayashi M, etal. Malignant tracheobronchial obstructive lesions：treatment with Gianturco expandable metallic stents. Radiology, 1993, 188（1）：205-208.

14. 陈正贤，高兴林，郭纪全．良性器质性气管狭窄患者的气管支架置入术．中华放射学杂志，2000，34（10）：685-687.

15. Montgomery WW. T-tube tracheal stent. Arch Otolaryngol, 1965, 82：320-321.

16. 张庆泉，王强，宋西成，等．经气管切开内镜下置入T形管治疗胸段气管狭窄．中国医学文摘耳鼻咽喉科学，2010，25（6）：329-330.

（王强　朱宇宏　张天振　宋西成　张庆泉）

059 甲状腺消融致喉返神经麻痹气管软骨坏死1例

病历摘要

患者，女，57岁。2011年9月1日因气管断端吻合术后呼吸困难1年余入院。患者2010年7月因双侧甲状腺结节，在当地医院行微波消融治疗后出现声音嘶哑，右侧颈部肿痛明显，检查见双侧甲状腺肿胀，右侧明显压痛，未作喉镜检查，应用抗生素、激素治疗，症状暂时缓解。约5天后出现咳嗽，咳黄褐色痰，第6天晨起后感觉憋气，咳嗽加重，急去当地医院就诊，在一次剧烈咳嗽后，咳出约2.0cm×1.5cm×1.5cm黑褐色较硬的不规则弧形块状物，呼吸困难缓解。急行CT检查发现右侧甲状腺内侧区域呈不规则缺损，相邻气管软骨缺损（图146），此时患者呼吸平稳，咳嗽减轻，仍未行喉镜检查。甲状腺微波射频消融治疗术后8天在另一医院行

气管切开手术；术后约 2 个月行气管缺损对侧部分切除，气管断端吻合术。气管断端吻合术后 3 个月试验堵管，痰液减少，活动后憋气，持续观察 6 个月，在当地医院行纤维喉镜检查见右侧声带麻痹（图 147A），气管切开上方狭窄，约为正常气管腔的 1/3（图 147B），管腔吻合处缝线未脱落，予以拆除缝线，激素抗感染治疗，1 个月后未见好转。初步诊断：喉返神经麻痹（右）；气管狭窄（甲状腺微波射频消融治疗术后）。

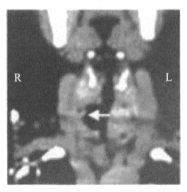

图 146　甲状腺微波消融后 6 天颈部 CT 可见右侧气管软骨甲状腺部分坏死形成的腔隙

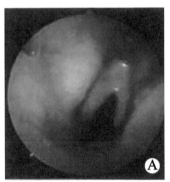
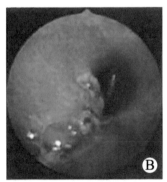

A：右侧声带麻痹　　　　　　B：气管切开上方狭窄，有缝线

图 147　行气管断端吻合术 6 个月后纤维喉镜检查

[治疗经过]　于 2011 年 9 月行经气管切开插入气管插管全身麻醉，在气管切开上缘至甲状软骨处做 3.0cm 的纵形切口，切开皮肤、皮下组织颈前带状肌和瘢痕组织，切开环状软骨下方气管，发现在气管切开上方至环状软骨下缘为环形瘢痕狭窄，占据气管左后侧约 2/3，纵行切开瘢痕缓解挛缩，切除小量瘢痕组织，狭窄处管腔明显扩大，取外径 1.2cm 的 T 形管反复测试，修剪后置入狭窄部

位，上下均超出狭窄处约 1.0cm，可吸收线缝合气管软骨，依次缝合皮下组织、皮肤，固定 T 形管外口，术后抗感染治疗 5 天出院。术后 7 个月复查，发现 T 形管下端有肉芽突出，拔除 T 形管后钳夹并电灼处理肉芽，原狭窄处宽敞（图 148）。

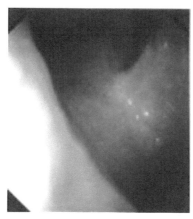

图 148　置入 T 形管 7 个月后取出，并在喉镜下处理肉芽组织，原狭窄处宽敞

［治疗转归］　拔管术后经过 1 个月观察，肉芽未再生长，呼吸通畅。治疗拔管后随访 3 个月，原气管狭窄处宽敞，原来 T 形管下端发生肉芽处略有狭窄，声带麻痹未恢复，目前仍在随访观察中。

病例分析

气管狭窄病因、诊断、鉴别诊断、治疗见前一病例（058）。

1. 喉返神经麻痹的病因。

1.1　中枢性原因。迷走神经受大脑皮质双侧支配，因而广泛病变才可能引起中枢性喉返神经麻痹，如脑血栓、肿瘤、脊髓空洞症等。

1.2　周围性原因。①手术损伤。颅脑、颈部及甲状腺肿瘤手术、开胸肺部及心脏手术、气管插管均有可能损伤喉返神经，造成麻痹、声音嘶哑或呼吸困难。②压迫或牵拉。如甲状腺肿、颈淋巴结增大、主动脉瘤等。③肿瘤。鼻咽癌、食管癌、纵隔及咽旁肿瘤也可能造成喉返神经受累麻痹。④周围神经炎。白喉、流感、风湿、带状疱疹等感染或中毒可引神经炎或延髓中枢损害。⑤喉肌病变。如重症肌无力、伤寒、破伤风等。⑥特发性麻痹。约 1/3 病因

241

不易查出。

1.3　**功能性精神因素引起的喉肌运动障碍。** 如喉痉挛、癔病性失声等。

2. **喉返神经麻痹的诊断。** ①病史。多有声嘶、声音改变或发音费力及呼吸困难，应注意有无脑血管病史，颅脑、颈部、胸腔、心脏手术史，特殊感染史，外伤史及心理疾病史等。②体格检查。可有喉鸣、咳嗽，查体应注意有无手术、外伤瘢痕，触诊喉软骨有无形状改变，间接喉镜检查可见声带活动受限或固定。③影像学检查。喉部 CT 平扫可见声带内外展受限，接近中线，或固定于旁正中位，也可显示局部病变。④纤维喉镜检查。可直观了解声带麻痹的程度和声门裂的大小，以及代偿情况，并可观察咽喉部组织有无病变情况。

3. **喉返神经麻痹的鉴别诊断。** ①声带息肉。病史较长，声音嘶哑，常有多言或大声喊叫后失音，但呼吸困难很少见，除非特大息肉。喉镜检查可见声带活动好，可见息肉。②喉肿块。声音嘶哑，也可有呼吸困难，喉镜检查可见肿块。

4. **喉返神经麻痹的治疗。** ①单侧不完全性喉返神经麻痹，可通过语训、药物治疗或理疗等处理。②单侧完全性喉返神经麻痹，若长期不愈，可在患侧声带黏膜下注射特氟隆可溶性胶原纤维或脂肪等使声带变宽，向中线靠拢；或行患侧声带内收手术，缩小声门裂，改善发音。③双侧喉返神经不完全麻痹，常发生严重的呼吸困难，应行气管切开术后再进一步处理。若保守治疗无效，可行声带外移固定、单侧声带切除术或神经肌蒂移植术。④双侧喉返神经完全麻痹，若无呼吸、发音困难，可不做特殊治疗，如仅发音差，可行声带内收或黏膜下注射。

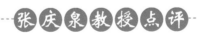

　　甲状腺疾病的局部消融治疗是近几年兴起的新的治疗方法，具有操作方便、安全、有效、微创、治疗时间短、不良反应和并发症少的优点，在甲状腺疾病的治疗中发挥了一定的作用，但是该技术有以下并发症发生：①颈部疼痛及灼热感；②发烧；③血肿；④皮肤烧伤；⑤暂时性甲状腺功能亢

进；⑥喉返神经麻痹。其中以第 1 种并发症最为常见，而以第 6 种并发症最为严重，少数患者可以恢复，大部分为永久性，治疗困难。

本例在微波消融治疗时即发生声音嘶哑，喉返神经即刻损伤；同时损伤邻近的气管软骨，继而缺血坏死、脱落，脱落的气管软骨侥幸咳出。造成喉返神经损伤和气管软骨坏死脱落的原因可能为微波消融甲状腺的位置偏内侧近气管处，微波消融的功率过大、时间过长所致。甲状腺疾病实施射频消融治疗时，应根据肿瘤大小，以小功率（20W）、短时间（150 秒）、多点多平面治疗为宜，改变参数不应超过 30W 和 180s，对邻近气管和大血管的结节和肿瘤更特别注意，或制造"液体隔离带"，以避免严重并发症的发生，临床医师一定注意。

本例发生喉返神经麻痹和气管软骨坏死脱落后行气管切开术，以后又行气管断端吻合术，吻合术后又发生气管狭窄，1 年多后再行气管狭窄修复，T 形管置入，经过 7 个月的扩张治疗，拔除气管套管。可见 T 形管置入治疗气管狭窄是一个可靠的治疗手段，但缺点是扩张时间过长，患者有一定的痛苦。

参考文献

1. 张庆泉，姜绍红，王强，等．甲状腺微波消融后发生喉返神经麻痹和气管软骨坏死一例．中华耳鼻喉头颈外科杂志，2012，47（9）：773 - 774.

2. 冯冰，梁萍．甲状腺结节局部消融治疗的现状及进展．中华耳鼻咽喉头颈外科杂志，2011，46（8）：695 - 697.

3. 黄选兆，汪吉宝．实用耳鼻咽喉科学．北京：人民卫生出版社，1998：484 - 485.

4. Spiezia S, Garberoglio R, Milone F, et al. Thyroid nodules and related symptoms are stably controlled two years after radiofrequency thermal ablation. Thyroid, 2009, 19（3）：219 - 225.

5. Cakir B, Gul K, Ersoy R, et al. Subcapsular hematoma complication during percutaneous laser ablation to a hypoactive benign solitary thyroid nodule. Thyroid, 2008, 18（8）：917 - 918.

6. Dupuy DE, Monchik JM, Decrea C, et al. Radiofrequency ablation of regional

recurrence from well – differentiated thyroid malignancy. Surgery, 2001, 130 (6): 971 – 977.

7. Gambelunghe G, Fatone C, Ranchelli A, et al. A randomized controlled trial to evaluate the efficacy of ultrasound – guided laser photocoagulation for treatment of benign thyroid nodules. J Endocrinol Invest, 2006, 29 (9): RC23 – RC26.

8. Kim YS, Rhim H, Tae K, et al. Radiofrequency ablation of benign cold thyroid nodules: initial clinical experience. Thyroid, 2006, 16 (4): 361 – 367.

9. 陈文弦, 迟汝澄, 刘文忠, 等. 喉气管狭窄重建术 20 年经验. 中华耳鼻咽喉科杂志, 1997, 32 (10): 302 – 304.

10. 张庆泉, 朱宇宏, 张天振, 等. 胸段气管狭窄一例. 中华耳鼻咽喉头颈外科杂志, 2012, 47 (1): 66 – 67.

（陈秀梅　姜绍红　王强　朱宇宏　张天振　宋西成　都基亮　张庆泉）

060 百岁老人甲状腺肿瘤侵及气管致呼吸困难 1 例

病历摘要

患者，女，98 岁。因哮喘样呼吸困难 3 个月，加重 10 天，于 2010 年 6 月 12 日入当地医院治疗，CT 检查发现总气管有孤立性占位性病变（图 149），遂转入我院。心肺体检无异常，甲状腺功能正常，甲状腺 B 超示右侧甲状腺体积增大，密度欠均匀，血流丰富，考虑为甲状腺肿瘤，侵及气管内。考虑患者高龄，不能耐受开胸手术，虽然有高血压、糖尿病病史，但是长期服药，血压、血糖控制良好，且在当地医院住院期间进行了补充营养、常规吸氧等治疗，目前一般状况良好，心肺功能正常，可以平卧。遂于 2010 年 6 月 31 日行气管切开＋内镜下气管肿瘤切除术，在静脉诱导麻醉、面罩吸氧保证呼吸道通气的情况下，实施低位气管切开，分层切开皮肤、皮下组织、颈前带状肌，偏左侧离断甲状腺峡部，纵形切开气管前壁 4 环，将气管壁与皮肤缝合固定，牵拉暴露气管，内镜下深入气管检查管腔情况，发现在胸廓入口下 2.0cm 的右侧后壁有约

 笔记

1.5cm×1.5cm×1.0cm 的光滑肿块（图150），钳夹肿块将其快速
切除，经气管切开处插入气管插管给予足够供氧，气囊充气压迫气
管右侧后壁的创面处，吸氧5分钟后拔除气管插管，内镜发现肿瘤
基底部出血，吸净血液后给予局部修整切除并用电刀烧灼肿瘤基底
部止血，蒂部仅有0.5cm，与甲状腺连接，气管软骨无破坏。妥善
止血后重新插入麻醉气管插管，缝合部分颈部切口，手术安全结
束，转入ICU。术后第3天拔除气管插管，术后第8天气管造口近
愈合。病理组织学报告：甲状腺乳头状腺癌侵及气管。经讨论并与
家属协商，考虑患者年龄过大，行甲状腺切除手术风险过高，遂给
予口服甲状腺素片治疗，以抑制甲状腺乳头状腺癌的发展。自
100μg/d 起始，每4周测定 TSH、T_3、T_4，至 TSH 抑制到 0.1 ~
0.5mU/L，剂量稳定时，每3~6个月复查甲状腺功能和B超检查。
随访近4年，甲状腺肿瘤无明显进展，气管通畅，未再出现呼吸困
难，气管 CT 检查未见气管狭窄（图151）。

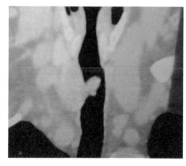

图149　甲状腺肿瘤侵及气管

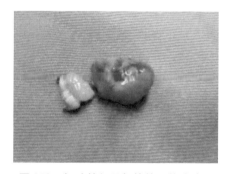

图150　切除的侵及气管的甲状腺肿瘤

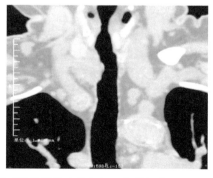

图151　复查 CT 示甲状腺体积与4年前相仿，无明显增大，无气
管狭窄

病例分析

本病例的特殊性在于患者近百岁高龄且患有一种特殊形式的甲状腺癌，甲状腺肿瘤侵及气管一般是压迫式改变，整个气管侧前壁受压内移致管腔狭窄，患者出现渐进性呼吸困难。恶性程度较高的肿瘤可以侵及气管壁形成弥漫性隆起，也可局部侵及气管呈孤立性突向气管内。本例患者 CT 示右侧甲状腺占位，略呈弧形压迫气管，在弧形压迫气管的中部有细蒂样近乎纺锤样的孤立性肿块突向气管内。气管内占位在临床上属于较为棘手的，患者出现渐进性的呼吸困难，常规手术需行气管切除后的修补手术，手术创伤大，术后并发症多；且对于类似本病例的高龄患者，其身体素质难以承受巨大的手术刺激，如何能够减少创伤并解决临床症状是亟待解决的难题。我们实施的经气管切开内镜下切除气管肿瘤的手术损伤小，对患者的全身影响小，可以有效切除肿瘤并且减少可能发生的严重并发症。手术中切除肿瘤后，如果肿瘤蒂部有少量出血，可在内镜直视下，吸引器吸引同时用电刀电凝止血；如果出血较多，可以经气管切开处插入麻醉气管插管，充气后将气囊压于创面处压迫 3～5 分钟，同时控制血压，可有效止血。对于该术式，患者只需能够在较短时间内坚持平卧行气管切开，就可以处理气管内的良性肿瘤和一部分低度恶性的肿瘤。对于肿瘤占据气管腔过大，占据管腔的 70% 以上，特别是不能平卧的患者，此时麻醉插管也很难进行。可以考虑体外循环下开胸切除肿瘤。

甲状腺癌目前的主要治疗手段有手术切除、放射性碘治疗、放化疗、TSH 抑制治疗、靶向药物治疗等，其中放射性碘治疗要求行甲状腺全切术，放化疗不良反应较大，靶向治疗目前尚未在临床广泛应用。本例为近百岁老人，手术风险过大，综合患者的情况，如何能够抑制肿瘤生长、缓解临床症状、延长生存期是治疗的关键。考虑到甲状腺乳头状腺癌本身发展就比较缓慢，我们选择了气管内肿瘤切除加 TSH 抑制疗法，在经气管切开内镜直视下切除气管内的肿瘤，解除呼吸困难后，为抑制甲状腺原发病灶的肿瘤生长，术后口服甲状腺素片，其原理是通过反馈性抑制 TSH 水平，建立不利于残留甲状腺癌细胞复发转移的环境，从而抑制了甲状腺癌的生长。甲状腺素的服用剂量根据 TSH 的检测水平进行调节，一般以 TSH

分泌受到抑制而甲状腺功能又能维持基本正常为宜，通常 TSH 血浆浓度维持在 0.1~0.5mU/L，高危患者要求 TSH 维持在 0.1mU/L 以下，根据文献报道亚临床甲亢的老年人发生心率衰竭的概率显著升高。

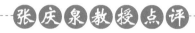

张庆泉教授点评

　　本例的特殊性在于患者近百岁高龄且患有以一种特殊形式侵犯气管的甲状腺癌。局部侵及气管呈孤立性突向气管内者罕见。

　　本例患者 CT 显示右侧甲状腺占位，略呈弧形压迫气管，在弧形压迫气管的中部有细蒂样近乎纺锤样的孤立性肿块突向气管内，患者出现渐进性的呼吸困难；患者高龄，其身体难以承受巨大的手术刺激，如何能够减少创伤并解决临床症状是亟待解决的难题。实施的经气管切开内镜下切除气管肿瘤，根据手术中切除肿瘤的性质，决定下一步治疗方案。气管切开后在内镜直视下，吸引同时电凝止血，快速经气管切开处插入气管插管实施全身麻醉，该患者顺利切除了气管肿瘤，术后恢复很好，呼吸困难消失。

　　术后采取 TSH 抑制疗法，口服甲状腺素片，本例虽属高危患者，但百岁高龄，综合考虑不宜将 TSH 抑制过低，所以维持在 0.1~0.5mU/L，术后存活 5 年，在 103 岁高龄因心脏病去世，甲状腺的肿瘤无明显进展，未见气管内肿瘤复发。

　　此方法尤适用于身体条件差、甲状腺肿瘤突入气管的患者。

参考文献

1. Vriens MR, Schreinemakers JM, Suh I, et al. Diagnostic markers and prognostic factors in thyroid cancer. Future Oncol, 2009, 5 (8): 1283-1293.

2. 张庆泉，宋西成，张华，等. 气管切开切除气管多形性腺瘤二例. 中华耳鼻咽喉头颈外科杂志，2009，44 (12)：1039-1040.

3. Wilson RF, Steiger Z, Jacobs J, et al. Temporary partial cardiopulmonary bypass during emergency operative management of near total tracheal occlusion. Anesthesiology, 1984, 61 (1): 103-105.

4. 杜振宗，任华，宋剑非，等. 体外循环下切除原发性气管恶性肿瘤的围手术期处理. 中华肿瘤杂志，2006，28（2）：148－150.

5. Cavicchi O, Piccin O, Caliceti U, et al. Accuracy of PTH assay and corrected calcium in early prediction of hypoparathyroidism after thyroid surgery. Otolaryngol Head Neck Surg, 2008, 138 (5)：594－600.

6. Nanchen D, Gussekloo J, Westendorp RG, et al. Subclinical thyroid dysfunction and the risk of heart failure in older persons at high cardiovascular risk. J Clin Endocrinol Metab, 2012, 97 (3)：852－861.

7. 张庆泉，王强，王丽，等. 甲状腺肿瘤侵及气管致呼吸困难一例. 中华全科医师杂志，2012，11（1）：82－83.

（陈秀梅　王强　王丽　张华　孙岩　宋西成　张庆泉）

061　颈段气管占位病变致呼吸停止抢救成功 1 例

病历摘要

　　患者，男，11 岁。因无明显诱因出现咳喘，白色黏痰 10 天，肌注青霉素 1 周无好转，于 1986 年 7 月 12 日入院。查体：神志清，营养欠佳，喘促状，鼻翼扇动，三凹征（＋），口唇无紫绀，气管居中，无异物撞击音，呼吸运动增强，语颤正常，叩清音，双肺布满哮鸣音。心脏听诊无异常，无支气管哮喘及药物过敏史，血压 13/8kPa。初步诊断：呼吸困难？支气管哮喘？

　　[治疗经过]　入院后给予抗生素、激素、解痉、平喘等药物静滴及雾化吸入，病情无缓解，喘憋加重，经过会诊后排除支气管哮喘，拟诊气管占位。转入耳鼻咽喉科，因患者无紫绀，呼吸困难原因诊断不明，向患者父母交代需行支气管镜检查或气管切开以协助诊断治疗，患者父母不同意。夜间患儿呼吸困难加重且突然呼吸停止、口唇紫绀、瞳孔散大、心率 98 次/分，血压 11/7kPa，立即与其父母沟通，即刻行人工呼吸、气管切开、吸氧、吸痰、静推呼吸兴奋剂、20% 的甘露醇、速尿、50% 的小苏打、地塞米松、西地兰

等，自主呼吸一直未恢复。因患儿膀胱充盈，给予膀胱按摩时突然哭叫，自主呼吸恢复。病情稳定后第 5 天，在全麻下行气管镜检查，见声门下约 3cm 左前壁有紫红色肿块突出，似分叶状，表面光滑，无出血，用息肉钳分次取出 3 块组织，约 1.0cm×1.0cm×1.0cm，但气管腔仍较狭窄，于 12 天后用同样方法再次取出 1.0cm×1.0cm×0.5cm 炎症出血样组织。出院前再次做气管镜检查，黏膜正常，通气好，术后堵管无呼吸困难，发音、饮食正常，带管出院。出院诊断：气管肉芽。

[**治疗转归**]　1 个月后复查痊愈。

病例分析

1. **病因**。①免疫反应性疾病，如炎性假瘤、嗜酸性肉芽肿，可在气管或全身其他部位产生肿块样增生。②机械刺激，如长期气管内插管或长期气管切开带管，可刺激气管壁组织，造成肉芽组织增生。③瘢痕体质，气管组织受伤或受到刺激后可形成瘢痕组织。④自身免疫性原因，如魏格纳肉芽肿，造成坏死性肉芽肿性血管炎或侵袭性增生。

2. **诊断**。明确诊断是抢救成功的前提。①病史。常可表现为渐进性呼吸困难、喉鸣、咳嗽、咳痰等。②体格检查。呼吸困难、喘鸣进行性加重，较轻时为吸气性呼吸困难及喘鸣，严重时为吸气、呼气双相性。肉芽占据气管管腔直径 70% 以上时，方出现。③影像学检查。患者胸部平片可以表现为阴性，所以需进一步行 CT 平扫或结合三维重建，了解气管内肿块大小、范围、形状。但是当时无 CT 设备，所以不能实现。

3. **鉴别诊断**。①支气管哮喘。多有反复发作病史，可有过敏体质，多于接触致敏原（如花粉、尘螨、冷空气等）后发作，呼吸困难以呼气困难为主，经白三烯受体拮抗剂、H_2 受体阻断剂、糖皮质激素、解痉平喘药物治疗后可明显好转。②急性喉炎。有典型吸气性喉鸣及吸气性呼吸困难，双肺布满哮鸣音，可有吸气性三凹征（＋），经抗生素、糖皮质激素雾化吸入及静脉治疗有效。

4. **治疗**。①手术治疗。气管切开后在支气管镜下行肉芽切除为最有效的方法，可直视且尽量彻底的用激光、电凝、等离子或器械切除肉芽组织，妥善止血。为避免肉芽组织反复增生，造成气管的再狭窄，可考虑在切除肉芽后以气管套囊扩张，置入 T 形硅胶管，保留半年以上再考虑拔除。②对因治疗。对于自身免疫性或免疫反应性原因造成的，需要转到相关科室进行系统性、针对性治疗，防止复发及全身各系统的损害。机械性原因造成的肉芽组织增生，应考虑在情况许可的条件下尽早拔除气管套管或气管插管。

对于气管内肉芽的处理，既往有采用弹力支架、二氧化碳激光、气囊扩张、腔内扩张、冷冻治疗、显微剥离、抗纤维化药物等，疗效各不相同。低温等离子消融技术的逐渐应用，对于处理呼吸道的肿块、特别是肉芽组织有较大帮助，优于激光的一点是可降低呼吸道手术引起着火的风险，并可在低温下有效止血；在局部形成高能等离子场，可有效预防瘢痕组织形成，避免复发。但关于等离子消融处理气道肉芽的报道不多，进一步疗效有待未来观察。

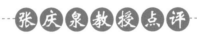

张庆泉教授点评

诊断气管内占位应根据渐进性呼吸困难的病史、吸气性呼吸困难及喘鸣的症状体征来考虑，胸部平片诊断困难，现在的 CT 平扫或三维重建，可以了解气管内肿块大小、范围、形状。限于当时无 CT 设备，胸片显示正常，故对其气管占位的诊断无影像学证据支持，拟行支气管镜检查，患者父母又惧怕危险，迟迟不能同意。

当时的难点在于无影像学证据支持的情况下可否行支气管镜检查和气管切开，关键气管占位的具体位置不能确定，气管切开能否有效？根据气管占位的位置决定气管切开是必须掌握的要点，目前 CT 可以定位，后续进行气管切开后在支气管镜下或内镜下行肉芽切除均可，是最为有效的方法，可直视、尽量彻底地用激光、电凝、等离子设备或器械切除肉芽组织，并妥善止血。为避免肉芽组织反复增生，造成气管的再狭窄，可考虑在切除肉芽后以气管套囊扩张，置入 T 形硅胶管，保留半年以上再考虑拔除。

参考文献

1. 方秀云，张庆泉. 颈段气管占位病变致呼吸停止 1 例抢救体会. 耳鼻喉学报，1995，9（3）：186.

笔记

2. Sapalidis K, Laskou S, Amaniti A, et al. New hybrid method for trachea dilatation with rigid and flexible tools. Respir Med Case Rep, 2018, 24: 65 – 73.

3. Nakashima K, Naito T, Endo M, et al. Tracheal granuloma 7 years after extubation. Respirol Case Rep, 2017, 5 (5): e00252.

4. Fastenberg JH, Roy S, Smith LP. Coblation – assisted management of pediatric airway stenosis. Int J Pediatr Otorhinolaryngol, 2016, 8 (87): 213 – 218.

（王强 方秀云 张庆泉）

062 原发性颈段气管多形性腺瘤 2 例

病历摘要

病例 1：患者，女，39 岁。因咳嗽，活动后哮喘样喘息 6 个月，治疗无好转且逐渐加重，CT 检查发现气管内占位而转来我院。检查：平静时无呼吸困难，深吸气时有喉鸣，发音正常，电子纤维喉镜检查见声带正常，声门下约 6.0cm 处有圆形光滑肿块，近占据气管腔的 4/5，蒂位于前壁。CT 示在胸廓入口略下有圆形占位，蒂在前壁（图 152）。初步诊断：气管占位。

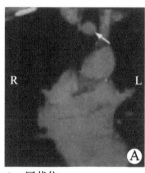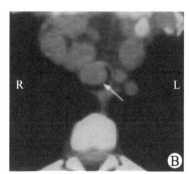

A：冠状位　　　　　B：水平位

图 152　例 1 患者术前 CT 胸廓入口下方的肿瘤

[治疗经过]　在严密的麻醉、心电、胸科的监护下，患者取仰卧位，局部麻醉下行常规气管切开术，切开气管后，将气管壁与皮肤分别缝合固定，牵拉缝线，气管口宽敞暴露，鼻内镜下直视气管

肿块，仔细分离肿瘤蒂部，予以切除，电凝止血，检查无肿块残留后置入气管套管。手术后抗感染治疗，病理报告为多形性腺瘤。手术后 7 天试验堵管呼吸通畅，气管 CT 三维重建示气管腔良好，电子纤维喉镜检查见气管切除肿瘤之前壁假膜形成良好，拔除气管套管，2 天后气管切开处愈合，无呼吸困难。出院诊断：气管多形性腺瘤。

[治疗转归]　经过 25 个月的随访观察无异常发现，日前仍在随访中。

病例 2：患者，女，65 岁。因渐进性憋气伴喉鸣 3 个月入院，有糖尿病史。专科检查：电子纤维喉镜检查隐约可见距离声门下约 3.0cm 之气管内有光滑肿块，约占据气管腔的 2/3，气管腔仅留缝隙。CT 示在声门下 3.0cm 处实性占位性病变，基底较宽，位于后壁，基本堵塞整个气管腔（图 153）。初步诊断：气管肿块。

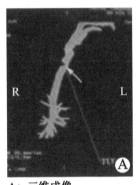
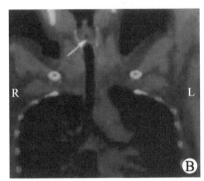

A：三维成像　　B：冠状位

图 153　例 2 患者术前 CT 示颈段气管的占位性病变

[治疗经过]　入院后全面检查并请有关科室会诊，在充分准备及密切监控下，局部麻醉下行气管切开术，切口自环状软骨下缘至胸骨上窝，充分暴露颈段气管，此时患者呼吸困难加重，充分上提气管后在第 6 气管环处切开气管，然后向上切开，呼吸困难缓解，探察发现肿瘤位于第 6 气管环之上方，扩大气管切开，将气管软骨边缘与皮肤切缘缝合，充分暴露肿瘤，见肿瘤表面光滑，位于气管后壁，沿肿瘤边缘切除肿瘤，创面缝合修复，妥善止血后插入气管套管。术后病理报告为多形性腺瘤。7 天拆线，拔除气管套管，4 天后切口愈合出院。出院诊断：气管多形性腺瘤。

[治疗转归]　随访 30 个月无复发。

病例分析

1. 病因。目前尚不明确，但任何单一因素都不能成为原发性气管多形性腺瘤绝对致病原因，可能由多种内在及外在因素相互作用下导致细胞基因突变的结果。多形性腺瘤有染色体 3p21、8q12、12q13 – 15 重排及 *Pleomorphicadenomagene1*（*LAG – 1*）多形性腺瘤基因 1P、高活动性组蛋白 C（*HMGI – C*）基因表达。许多病毒与其发生相关，在人的多形性腺瘤中已经证实有猴空泡病毒 40 的序列。

2. 诊断。①病史。原发性气管多形性腺瘤发病率较低，较小时可无症状，后多表现为渐进性的呼吸道阻塞，出现如咳嗽、喉鸣、哮鸣音、呼吸困难、咯血等症状。②体格检查。由于肿瘤发展缓慢，症状逐渐加重，轻度的喘鸣仅在用力呼吸时，在吸气之末方可听到，严重时吸气和呼气时均可听到喘鸣声。肿瘤占据气管管腔直径 70% 以上时，方出现呼吸困难及喘鸣。而继发感染、分泌物潴留或肿瘤出血等均可使呼吸困难加重。③电子纤维喉镜可深入气管内进行直观检查，或行电子纤维支气管镜检查，但是对有明显呼吸困难者慎用。硬管支气管镜既是检查手段又是治疗手段，在了解肿瘤范围同时可酌情切除。④影像学检查。CT 平扫及增强增描对早期诊断有重要意义，可以反映肿瘤的位置、范围等，为手术方案制订提供指导。⑤活检或切除病理报告。为确诊的标准，为切除范围和是否二次手术与进一步治疗提供依据。

3. 鉴别诊断。①气管内恶性肿瘤。特别要注意和腺样囊性癌鉴别，后者为侵袭性恶性肿瘤，沿神经周围生长，确诊应根据病理报告。②气管周围组织的增生性病变。如甲状腺肿瘤、纵隔肿瘤、肺门淋巴结结核、血管环、心房黏液瘤等。此类增生性病变，可从外部压迫气管，使气管管腔变窄、变形而产生上呼吸道阻塞症状，但支气管镜检查时，除管腔狭窄外，并不能发现新生物，可行气管MRI 以鉴别。

4. 治疗。①原发性气管多形性腺瘤术后复发率高，而且有恶变的报道，应行根治性切除。常要行部分气管切除术，既往常需要行开胸手术，随着内镜的发展，微创直观的硬管或纤维支气管镜手术更容易被人接受，可在硬管支气管镜或同时在内镜监视下全部切除肿瘤，激光和等离子消融可取得满意的效果，注意对基底较广的肿瘤尽量避免残留，并以电凝等妥善止血。②肿瘤引起严重呼吸困难者应行紧急气管切开术。气管上段的肿瘤于气管切开后，呼吸困难可得以解除；而气管中段、下段的肿瘤，则在气管切开并吸出潴留于呼吸道的分泌物后，还需要经内镜摘除肿瘤，才能解除呼吸困难。若不能立即切除肿瘤，则可置入一长的气管插管或硅胶管，使管口超过肿瘤的位置，呼吸困难方可完全解除。

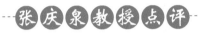

张庆泉教授点评

　　气管肿瘤引起严重呼吸困难者应行紧急气管切开术。本组的肿瘤分别位于气管前壁和后壁，切除后无论局部牵拉缝合或端端吻合或旷置都不困难，修复相对容易。重要的是快速准确地切开气管解除呼吸道梗阻，气管切开一定要快速准确，头部不能过伸。因此，术前必须明确肿瘤的范围、大小、狭窄部位及气管切开的位置。颈前切口要大，以使出现紧急情况暴露气管。本文病例 1 平稳地进行了气管切开并造口，因为肿瘤位于胸廓入口下方，气管切开的下方就是肿瘤，在鼻内镜监视下，比较便捷地切除了肿瘤，止血后创面空置。病例 2 患者术中出现呼吸困难但快速地进行了低位的气管切开，缓解了呼吸困难。多形性腺瘤具有恶变倾向，应该完整彻底切除。

　　在气管肿瘤手术中的麻醉至关重要。Wilson 提出对于瘤体较大致管腔几乎完全闭塞者，行手术治疗时必须采用暂时性部分体外循环。对于气道严重阻塞者，任何插管的尝试均可能使气道完全闭塞而危及生命。我们认为肿瘤位于颈段气管或胸廓入口处，肿瘤占据管腔的 70% 以下，虽然呼吸困难但可以平卧的情况下，可以进行局部麻醉气管切开，在保证呼吸的情况下行局部肿瘤的切除，不插入气管插管，直接进行肿瘤切除或在内镜下切除肿瘤，否则应该考虑体外循环进行手术。

参考文献

1. 张庆泉，宋西成，张华，等．原发性气管多形性腺瘤 2 例．中华耳鼻咽喉头颈外科杂志，2009，44（12）：1039 - 1040.

2. 范国华，涂仲凡，高尚志，等．11 例气管肿瘤的外科治疗．中国肿瘤临床，2004，31（6）：331 - 333.

笔记

3. Wilson RF，Steiger Z，Jacobs J，et al. Temporary partial cardiopulmonary bypass during emergency operative management of near total tracheal occlusion. Anesthesiology，1984，61（1）：103 – 105.

4. 黄选兆，汪吉宝. 实用耳鼻咽喉科学. 北京：人民卫生出版社，1998：594.

5. Sim DW，Oh IJ，Kim KS，et al. Pleomorphic adenoma of the trachea. J Bronchology Interv Pulmonol，2014，21（3）：230 – 233.

6. Kajikawa S，Oki M，Saka H，et al. Pleomorphic adenoma of the trachea. Respiration，2010，80（5）：433 – 434.

7. Honings J，Gaissert HA，van der Heijden HF，et al. Clinical aspects and treatment of primary tracheal malignancies. Acta Otolaryngol，2010，130（7）：763 – 772.

（王强　张华　孙岩　柳忠禄　刘菲菲　董蕾　宋西成　张庆泉）

063　儿童塑型性支气管炎1例

病历摘要

患儿，男，4 岁。因发热、咳嗽 3 天，伴呼吸困难 5 小时，于 2010 年 4 月 2 日入院。3 天前患儿无明显诱因出现发热，体温 38.5℃，伴咳嗽，呈阵发性干咳，夜间明显。5 小时前突然出现呼吸困难，口唇及面色紫绀，精神萎靡至昏迷，当地医院拍胸片示右肺不张，急转入我院儿科。入院查体：体温 39.4℃，脉搏 166 次/分，呼吸 65 次/分，血压 111/88mmHg，血氧饱和度（SpO₂）80% 左右，鼻翼扇动，吸气三凹征（+），WBC 为 26.92×10^9/L。入院诊断：重症肺炎、呼吸衰竭、肺不张（右）、脓毒血症、支气管异物？

[治疗经过]　入院后立即给予美罗培南抗感染，气管插管及呼吸机辅助通气，SPO₂ 仍维持在 80%~85%，并行雾化吸入、排痰止喘等对症治疗。为排除支气管异物行肺 CT + 支气管三维重建检查（图 154），结果示右肺实变伴积液。因无异物吸入史，考虑肺部炎症的可能性较大，加之患儿呼吸衰竭严重，不宜行全麻下支气管镜检查，继续给予保守治疗。之后患儿病情渐加重，呈驰张热，并发消化道、泌尿道出血，心率及血压下降，出现肝肾功能异常等多器

笔记

官衰竭的征象。入院后第 5 天多次出现心跳骤停，SPO₂ 一度下降至 40%～75%，复苏后行气管切开术。征得家长的同意后，在全麻下经气管切开口行纤维支气管镜检查，见右主支气管开口处有淡黄色胶冻状物阻塞，吸引器吸之不易活动（图 155）。用活检钳取之，取出多块痰液栓，术后拼凑，形状如支气管树状（图 156）。病理示痰栓，由黏液蛋白和纤维素构成，有嗜酸性粒细胞和中性粒细胞细胞浸润，细菌培养泛耐药——鲍曼不动杆菌。术后 SPO₂ 当即恢复为 90%，之后经对症治疗，患儿病情迅速好转。入院后第 9 天，患儿自主呼吸好，成功撤机。入院第 12 天复查胸片示右肺通气良好，肺内炎症明显吸收。入院第 14 天患儿出院。出院诊断：重症肺炎、呼吸衰竭、肺不张（右）、脓毒血症、塑形性支气管炎。

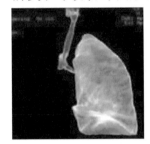 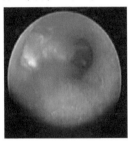 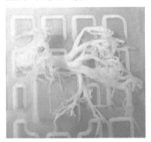

图 154　支气管三维重建：左肺显示清晰，右肺主支气管以下全部消失　　图 155　右主支气管开口处有淡黄色胶冻状物阻塞　　图 156　痰栓呈条状，软，黏性强，放入生理盐水后全部散开，与支气管树形状一致

[治疗转归]　随访 1 个月，患儿恢复良好。

🔬 病例分析

塑型性支气管炎（plastic bronchitis or bronchial cast）是指气管内生性异物局部或广泛性阻塞支气管，导致部分或全部肺通气功能障碍的一种临床病理异常的综合症状、疾病。因其内生性异物取出后呈支气管塑型而命名。此病是一种十分罕见的疾病，是儿科危重症之一。该病病情凶险，发展快，病死率超过 50%，多误诊为大叶性肺炎。由于气管内滋生内生性异物，局部或广泛性堵塞支气管，常导致肺部分或全部通气功能障碍，药物治疗效果欠佳，尤其是呼吸机辅助呼吸后血氧饱和度仍居低不升者应考虑此病。

1. 病因。1997 年 Seear 等根据本病的临床及病理特点分为 2

笔记

型：Ⅰ型为炎症型，与呼吸疾病有关，如哮喘、支气管炎、肺泡不张和纤维性变等；Ⅱ型为非细胞型，主要与先天性心脏病有关。

2. **诊断**。①病史。有无上呼吸道感染、发热、咳嗽、咳痰、偶有咳痰或吸痰时见有白色或黄白色碎片或条索样物，了解有无慢性哮喘、支气管炎或肺病及先天性心脏病史，并应排除异物吸入致呛咳史，排除外生性异物。②体格检查。可有口唇紫绀、呼吸窘迫，反常呼吸运动及鼻翼扇动，听诊一侧可有明显的呼吸音减低，无气管及喉部异物拍击音。严重缺氧表现：口唇发绀，SPO_2 下降到80%以下，在吸氧状态下最低 SPO_2 维持在70%~80%，通常短时间出现较严重的通气功能障碍，顽固性低氧血症，病情恶化迅速。③影像学检查。胸片可有肺实变，并可有炎症，常合并胸腔积液的表现。肺 CT 及支气管三维重建可清晰显示气管及支气管腔阻塞，可了解气管支气管的阻塞程度和范围。④纤维支气管镜或硬性支气管镜检查。这是明确诊断及消除阻塞的最有效的方法，但应及早进行，并且注意氧气供给及机械通气支持，且术中应时刻监护，作好抢救的准备。

3. **鉴别诊断**。①外源性支气管异物。大多有明确的异物吸入史及呛咳憋气症状，可有吸气性呼吸困难及喉鸣音或听诊支气管哮鸣音，多为局部支气管阻塞，病史短者往往小伴肺内严重的炎症。②大叶性肺炎。常有受凉、感冒病史，为严重的肺实质性炎症，行肺部 CT 检查可见气管或支气管多较通畅。③支气管哮喘。单纯支气管哮喘多为过敏性体质，可有明确变应原或变应因素接触史，多为呼气性呼吸困难，使用支气管扩张剂及抗组胺、抗白三烯药物可缓解。如果兼有支气管阻塞及严重肺部炎症表现，且有迅速而严重低氧血症者，应考虑此病。

4. **治疗**。早期行硬性支气管镜或纤维支气管镜下异物取出术是本病唯一有效的治疗方法，仅靠呼吸机辅助通气无法纠正低氧血症，最终难免会发生多脏器功能衰竭。应及时准确地选择手术时机，尽最大可能降低风险。为避免感染性异物再次甚至多次形成，应处理基础病。若心功能不全，可应用乙酰半胱氨酸结合支气管扩张剂，或脱氧核糖核酸激酶结合静脉用皮质激素，也有人用尿激酶雾化吸入来防止复发。硬性支气管镜异物取出要优于纤维支气管镜取异物及灌洗。还有人报道反复的右肺中叶塑型形成并扩展，造成低氧血症，行肺叶切除缓解症状。术前、术后敏感大剂量的抗生素及必要的机械通气也是救治成功的有效手段。

笔记

　　根据病例特点，本例为Ⅰ型，早期行支气管镜或纤维支气管镜下内生性异物取出术是本病唯一有效的治疗方法，仅靠呼吸机辅助通气无法纠正低氧血症，最终难免会发生多脏器功能衰竭。但手术的时机往往令临床医师难以把握，在病情尚稳时家长难以接受，而病情危笃时医师不愿履险。我们的经验是，怀疑支气管异物时应尽早行支气管镜检查，明确诊断，以免延误最佳治疗时机。需要特别指出的是塑型性支气管炎患儿常因疑似支气管异物就诊于耳鼻咽喉科，只要是有支气管腔的阻塞，无论是异物，还是脓液痰栓，都可行支气管镜检查排除疾患，支气管镜检查既是诊断的"金标准"，也是有效的治疗方法。

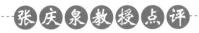

张庆泉教授点评

　　塑型性支气管炎是指气管内生性异物局部或广泛性阻塞支气管，导致部分或全部肺通气功能障碍的一种临床病理异常的综合症状疾病。是一种十分罕见和凶险的疾病，病死率超过50%。

　　临床治疗重点：早期行硬性支气管镜或纤维支气管镜下异物取出术是本病唯一有效的治疗方法，病情危重可行气管切开术，将支气管镜从气管切开处进入进行检查治疗。仅靠呼吸机辅助通气无法纠正低氧血症，最终难免会发生多脏器功能衰竭。临床注意要提倡行硬性支气管镜检查和取异物，硬性支气管镜异物取出要明显优于纤维支气管镜取异物及灌洗。术前、术后敏感大剂量的抗生素及必要的机械通气也是救治成功的有效手段。

参考文献

1. 孔海英,朱宇宏. 儿童塑型性支气管炎1例. 中国医药科学,2011,1(2):92-93.

2. Quasney MW, Orman K, ThompsonJ, et al. Plastic bronchitis occurring late after the Fontan procedure: treatment with aerosolized urokinase. Crit Care Med, 2000, 28 (6): 2107-2111.

3. Seear M, Hui H, Mage F, et al. Bronchial casts in children: a proposed classification based on nine cases and a review of the literature. Am J Respir Crit Care Med, 1997, 155 (1): 364-370.

4. 韩德民, 王琪, 潘新良, 等. 临床病例会诊与点评 - 耳鼻咽喉头颈外科分册.

笔记

北京：人民军医出版社，2009：80-83.

5. 曾其毅，刘大被，罗仁忠，等. 儿童塑型性支气管炎的诊断与治疗. 中国实用儿科杂志，2004，19（2）：81-83.

（王强　孔海英　宋西成　朱宇宏　张天振　张庆泉）

064. 内镜下行气管切开术取出气管内巨大异物6例

病历摘要

2001年3月—2008年7月对6例支气管镜下不能取出的气管支气管特殊异物，采用经气管切开、内镜下取出异物，效果良好（图157~图159）。6例均为男性，17~68岁，病史3~11天，在支气管镜下不能取出。其中海螺1例、竹笛1例、假牙1例、蚕豆1例、药丸蜡外壳1例、塑料笔帽1例。

[治疗方法]　所有患者均先行支气管镜检查，结果均未取出异物，4例呼吸困难加重，所有病例血氧饱和度下降在60%~80%，重新和患者家属交代病情，经同意后行气管切开术下取出异物，在麻醉师给予面罩给氧，静脉麻醉或局部麻醉下患者取平卧仰头位，肩下垫枕，环状软骨下至胸骨上窝处局部注射1%的普鲁卡因，快速按照常规法切开皮肤，皮下组织，分离颈前带状肌及颈前筋膜，气管内注入1%的丁卡因0.3ml，切开第2~4气管环，用7号丝线将每侧皮肤与气管壁缝合固定2~3针，牵拉固定。在牵拉牵引缝线扩大气管造口后，将4mm的鼻内镜由气管切开处深入气管、支气管，连接显示屏幕，在图像指引下检查气管支气管情况，确定异物位置、堵塞程度、有无缝隙，吸净分泌物。分别根据异物的不同情况和性质，应用不同的直接喉钳、反张钳或抓钳在直视下取出异物。6例异物取出顺利，静脉麻醉下取出2例，在气管内黏膜麻醉下取出4例。术后插入气管套管，应用抗生素3~7天，期间根据气管内黏膜的损伤情况适时拔除气管套管，痊愈出院。

笔记

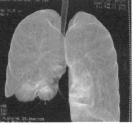
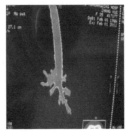
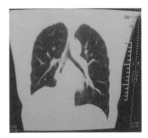

图 157　显示右肺下叶的阻　　图 158　显示的气管　　图 159　显示气管的通畅
　　　　塞性改变　　　　　　　　　　改变　　　　　　　　　度改变

病例分析

　　气管支气管异物大部分都可以通过硬质支气管镜下取出，个别细小异物可以通过电子支气管镜下取出，但是有些巨大、异形、光滑的异物，如果通过上述 2 种方法取出不可行，有时需要开胸取出，创伤较大。还有一些办法，例如通过气管切开取出，也有通过气管切开处插入支气管镜进行异物取出的。

　　气管切开缩短手术操作距离，各种内镜由此深入气管内检查操作，也可以进入各种在支气管镜和电子支气管镜下不可能进入的手术器械。气管切开在取出异物后，有学者直接缝合气管切开处。我们在取出异物后插入气管套管，根据取异物时的气管内黏膜损伤情况，一般在 3~7 天拔除气管套管，拆除缝线，气管口可以自然闭合，没有发生其他并发症。

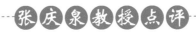

张庆泉教授点评

　　行气管切开术取出气管支气管特殊异物，在内镜和异物钳的选择上，有报道可以将纤细的内镜插入支气管镜内，先检查异物情况，然后取出内镜，再取异物。我们选择不插入支气管镜，而是直接插入直径 4mm、长 20cm 的鼻内镜，长短合适，操作方便，经气管切开处直接进入气管，利用内镜和各种器械进行异物取出。有 1 例吸入竹笛的患者，因为竹笛的一端被封闭，在支气管内形成负压肺不张，尝试了多种异物钳，最后使用泌尿外科的膀胱异物钳取出异物。

笔记

经气管切开鼻内镜下取出气管支气管异物的优势在于，适用于经硬质支气管镜和电子支气管镜不能取出的特殊异物患者，尽管有气管切开的创伤，但是缩短了手术距离，避免了因开胸而造成的更大创伤。另外，经气管切开插入内镜，连接显示屏幕，在直视下观察气管、支气管特殊异物的情况。还可以通过气管切开处插入各种异物钳，顺利进行各种操作。

参考文献

1. 张庆泉，王强. 气管切开后鼻内镜下取出气管支气管特殊异物6例. 山东大学耳鼻喉眼学报，2010，24（3）：59-59，62.
2. 范勇. 气管切开取出气管异物3例. 中华急诊医学杂志，2001，10（3）：168-169.
3. 汪立，张向红，王建刚. 儿童呼吸道特殊异物取出方法及器械研制. 耳鼻咽喉头颈外科，2004，11（2）：99-101.
4. 吕正华，徐伟，张俊，等. 气管切开1期缝合在儿童气管支气管异物取出术中的应用. 山东大学耳鼻喉眼学报，2009，23（1）：68-69.
5. Fraga JC, Neto AM, Seitz E, et al. Bronchoscopy and tracheotomy removal of bronchial foreign body. J Pediatr Surg, 2002, 37（8）：1239-1240.
6. 李月丽，王东，张惠敏，等. 鼻内镜辅助镜气管造口取出小儿气管异物1例. 中国小儿急救医学，2007（1）：92.
7. 刘衍球，王富华. 鼻内镜在气管支气管异物取出术中的应用. 中国眼耳鼻喉杂志，2003，3（5）：317-318.

（王强 姜绍红 陈秀梅 孙岩 张华 张庆泉）

065 复发性食管脂肪血管纤维瘤1例

📋 病历摘要

患者，男，1956年生。第1次入院：1986年2月11日因吞咽不适1年在我院诊断为食管入口处肿块，行咽侧切开食管肿块切除术，分别切除 2.0cm × 2.0cm × 1.0cm、2.0cm × 2.0cm × 3.0cm、

3.0cm×3.0cm×4.0cm 的光滑肿块，术后病理报告为脂肪纤维瘤，术后吞咽功能恢复良好。第 2 次入院：第 1 次术后约 8 年逐渐出现吞咽不适，自己服用药物治疗，症状时轻时重，经常在恶心时从口内吐出光滑肿块，但是可以咽下，进食较硬食物时费力，于 1996 年 8 月 22 日就诊，常规咽喉部检查未见异常，食道钡餐发现中上段食管异常扩张，最大扩张度至 7cm（图 160）。食管镜检查发现食管入口以下为光滑肿块堵塞。住院后在气管切开全身麻醉下行右侧咽侧切开径路肿瘤切除术，术中切除部分右侧甲状软骨板，充分暴露梨状窝，纵形切开食管入口处全层，探查食管，在食管入口下右侧 2cm 处发现肿瘤蒂部，将肿瘤牵拉切除，蒂部分层缝合，测量肿瘤长度为 16cm，最大截面积为 4.0cm×4.0cm，为表面光滑伴有部分溃烂的长条状肿瘤（图 161），术后病理报告为血管脂肪纤维瘤，术后恢复良好。第 3 次入院：因吞咽不适 2 个月，于 2000 年 6 月 12 日入院。入院后完善检查，诊断为喉咽、食管的肿瘤术后复发，再次全麻下行咽侧切开喉咽及食管肿瘤切除术，分别于左侧食管入口下、左侧梨状窝切除 6.0cm×3.0cm×2.0cm、2.0cm×2.0cm×1.0cm 的光滑肿瘤，病理报告为血管脂肪纤维瘤，术后恢复良好。现在已经随访 12 年，未见复发，仍在随访观察中。

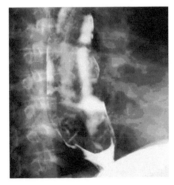

图 160　胸部侧位片示食管异常扩张

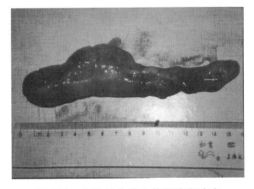

图 161　切除的食管血管纤维脂肪瘤

病例分析

食管血管脂肪纤维瘤又称食管息肉、食管黏液纤维瘤、食管纤维血管瘤、食管纤维脂肪瘤、食管炎性假瘤、食管有蒂脂肪瘤等。发病仅次于平滑肌瘤，由于瘤体由数量不等的脂肪、血管、纤维及来自食管黏膜下组织构成，表面覆盖有正常的食管黏膜，容易继发溃疡和出血，鉴于组织成分的不同，Bematz 等认为将该肿瘤命名为纤维脂肪瘤（Fibrolipoma）比较合适。

　　该肿瘤好发于颈段食管，特别是好发于食道入口处，Postlethwait 曾报道 59 例，47 例发生于颈段食管，一般为单发，个别为多发，有报道较长的肿瘤可以达到胃内，可以反复呕吐到口腔、咽部，注意容易引起窒息。本例患者第 1 次复发即反复将肿瘤吐出到口内，几经努力可以咽下，临床医师一概注意这类患者。

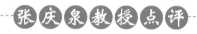

張庆泉教授点评

　　该患者第 1 次肿瘤复发，反复将肿瘤吐出到口内，几经努力可以咽下，临床医师一概注意这类患者，特别是纤维喉镜检查喉部和下咽部无异常的患者，一定注意检查食管。

　　该类肿瘤的治疗应该手术治疗，一般认为肿瘤蒂部较小时，可以经内镜下电凝切除，也可以圈套切除，电凝基底部。但是肿瘤蒂部超过 2.0cm，内镜下手术容易出现大出血而难以处理，颈段食管的较大肿瘤可以采取颈部径路由一侧梨状窝进入颈段食道，胸段的可以内镜或开胸治疗。本例患者反复复发更为罕见，经过 3 次手术，至今已经观察 12 年，未见复发，仍需密切观察。

参考文献

1. 张庆泉，邢建平，宋西成，等．颈侧切开摘除颈段食管巨大血管脂肪纤维瘤 1 例．中国眼耳鼻喉杂志，1997，2（5）：199.

2. Bernatz PE, Smith JL, Ellis FH Jr, et al. Benign, pedunculated, intraluminal tumors of the esophagus. J Thorac Surg, 1958, 35（4）：503–512.

3. Postlethwalt RW. Benign tumors and cysts of the esophagus. Surg Clin North Am, 1983, 63（4）：925–931.

4. 李云屏，阎承先．食道息肉引起窒息．天津医药，1986，21（7）：441–442.

5. Jungehtilsing M, Fischbach R, Pototschnig C, et al. Rare benign tumors：laryngeal and hypopharyngeal lipomata. Ann Otol Rhinol Laryngol, 2000, 109（3）：301–305.

6. 郭卫东，张秀英，池美荣．内镜下食道息肉切除 9 例分析．中国冶金工业医学杂志，2002，19（6）：350.

7. 贾淑萍，柳新华，侯春林，等．喉咽脂肪瘤 1 例．中国耳鼻咽喉头颈外科，2004，11（5）：304.

8. Nishiyama K, Takahashi H, Iguchi Y, et al. Direct laryngoscopic extirpation and wound suture for hypopharyngeal lipoma：a case report. Nihon Jibiinkoka Gakkai Kaiho, 2001, 104 (10)：1004 - 1007.

9. 王国臣，郑毛根，陈志全，等．巨大食管息肉 1 例．中华胸心外科杂志，2005，21 (2)：100.

10. 张庆泉，王强，姜邵红．复发性食管脂肪血管纤维瘤一例．中华全科医师杂志，2013，12 (10)：851 - 852.

（姜绍红　邢建平　王强　孙岩　张华　宋西成　张庆泉）

066　脊柱畸形的食管异物药物治疗 1 例

病历摘要

　　患者，男，62 岁。因进食鸡肉后吞咽困难 1 天，于 2013 年 12 月 27 日入院。1 天前患者进食鸡肉后出现吞咽困难，伴有胸骨后异物感，入院查体：体温 36.5°C，脉搏 8 次/分，呼吸 17 次/分，血压 159/96mmHg，体重 50kg，患者一般情况可，无发热，无呛咳，无呼吸困难，颈部、胸部后凸畸形，活动受限，口咽部未见明显异常，下咽、喉部暴露欠佳。行胸片检查示食管上端管腔内食物残渣样密度影（图 162），脊柱后凸侧弯。既往史：20 余年前曾因外伤导致颈部、胸部后凸，活动受限。入院诊断：①食道异物；②脊柱后凸伴侧弯畸形。

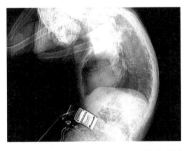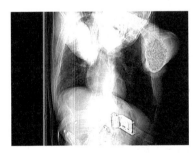

图 162　患者胸部 X 线片，脊柱畸形

　　[治疗经过]　结合患者病史及体征，考虑外伤所致的脊柱畸形导致颈部、胸部强直，不能后仰，不适合硬质食管镜取异物，乃请

消化内科会诊，试行胃镜下取异物，胃镜检查时发现进镜至食管入口下方可见鸡肉团块堵塞（图 163），继续进胃境尝试将食物钳取或推进胃腔，但阻力较大，无法推动，均未成功。患者自觉胸骨后异物感明显，不能进食，请营养科会诊给予静脉补液营养支持，经科室会诊后，给予口服 1% 的丁卡因 3.0ml 加 α - 糜蛋白酶 5.0mg 加生理盐水 27.0ml 的混合液 2.0ml/次，1 次/2 小时，试图软化异物尝试自行咽下。入院第 2 日夜间，患者自觉异物滑入胃中，胸骨后异物感明显减轻，可进流质饮食，建议患者复查胃镜，患者因个人原因拒绝，予出院。

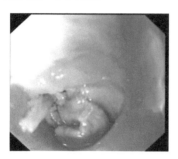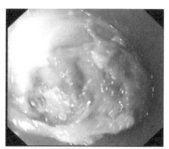

图 163　胃镜下可见异物堵塞食管入口

病例分析

食管异物是我科常见急症之一，因进食匆忙或注意力不集中，食物未经仔细咀嚼而咽下时嵌顿于食管的生理狭窄处，异物最常见于食管入口处，其次为食道中段，发生于下段者较少见。一般以成年人多见，异物种类以鱼刺、肉骨、鸡鸭骨等动物异物为常见，可有吞咽困难、吞咽疼痛与呼吸道症状等临床表现，尚可引起食道穿孔、颈部皮下气肿、纵隔气肿、食道周围炎、纵隔炎、大血管破溃与气管食管瘘等并发症。本病因颈、胸部脊柱畸形致使大块鸡肉嵌塞于食道入口下方，诊断成立后，应及时在全身麻醉或黏膜麻醉下经食管镜或胃镜取出异物，以免炎症加剧或出现并发症。

本例食道异物既往颈部外伤史导致颈、胸部后凸畸形，不能后仰，不能配合硬质食管镜检查，而胃镜下未能成功取出异物或将异物推至胃腔，遂在给予营养支持的同时，尝试麻醉软化异物促使其自行咽下。

丁卡因是一种局部麻醉药，穿透黏膜能力强，作用迅速，黏膜表面喷涂后 1～3 分钟出现麻醉，可持续 60～90 分钟，中毒量为 1% 的丁卡因 6.0ml。α-糜蛋白酶是胰腺分泌的一种蛋白水解酶，能迅速分解变性蛋白质，可使黏稠的痰液稀化，便于咳出，也用于创伤或手术后伤口愈合。所以我们使用了 1% 的丁卡因 3.0ml 加 α-糜蛋白酶 5mg 加生理盐水 27.0ml，给予小量多次缓慢吞咽。利用丁卡因对食管黏膜的麻醉作用，使食管逐步解除痉挛，并利用 α-糜蛋白酶的蛋白水解作用，使肉质食物边缘的蛋白质逐步水解，最终使异物软化以便咽下至胃腔。

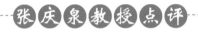

张庆泉教授点评

　　本病因颈、胸部脊柱畸形致使大块鸡肉嵌塞于食道入口下方，而颈、胸部后凸畸形导致患者不能后仰，不能使用硬质食管镜检查。虽然胃镜可以进入，但是嵌顿较紧不能取出，也未能将异物推至胃腔，遂给予营养支持及对症处理。

　　丁卡因穿透黏膜能力强，作用迅速。α-糜蛋白酶是胰腺分泌的一种蛋白水解酶，能迅速分解变性蛋白质，可使黏稠的痰液稀化。所以我们使用了两者结合口服治疗，取得了很好的效果。

　　对于特殊病例的食道异物应该根据实际情况进行处理，及时进行多学科会诊，根据患者的实际情况，做出恰当治疗。

参考文献

1. 徐荣和，马贵洲．食管鱼骨刺伤并穿孔致纵隔感染并食管气管瘘死亡 1 例．广东医学，2009，30（5）：160.

2. 周维霞，蒋晓红，周萍．内镜下食管异物取出术 38 例观察．苏州大学学报（医学版），2005，25（2）：171 - 172.

3. Clarke AC, Chiragakis L, Hillman LG, et al. Sedation for endoscopy: the safe use of propofol by general practitioner sedationists. Med J Aust, 2002, 176（4）: 158 - 161.

4. Busick T, Kussman M, Scheidt T, et al. Preliminary experience with dexmedetomidine for monitored anesthesia care during ENT surgical procedures. Am J Ther, 2008, 15（6）: 520 - 527.

5. 张碧玫，杜玉清．紫外分光光度法测定甘油溶液中盐酸丁卡因的含量．天津药学，2001，13（3）：72 - 73.

6. 张跃清，蔡伟锋．α-糜蛋白酶治疗食物性食管支架阻塞．中华腹部疾病杂志，2003，3（4）：278.

7. 董蕾，陈良，张庆泉．脊柱畸形伴食管异物非手术治愈一例．山东大学耳鼻喉眼学报，2016，30（2）：109.

（董蕾　陈良　柳忠禄　刘菲菲　张庆泉）

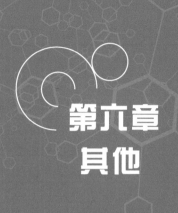

第六章 其他

067 木村病1例

病历摘要

患者，男，48岁。因右侧前额肿块5年，右侧耳廓后方肿块4个月，于2017年9月17日入院。患者5年前无意间发现右侧前额肿块隆起，绿豆大小，伴局部皮肤瘙痒，无压痛，局部皮温不高，皮肤无破溃，于当地医院行右额部肿块切除术，术后病理：嗜酸性粒细胞增多性淋巴肉芽肿。术后半年，原术区再次出现肿块隆起，无压痛，并渐近性增大，但增大缓慢。4个月前患者发现右侧耳廓后方肿块，绿豆大小，无压痛，伴痒感，局部皮温不高，皮肤无破溃，之后此肿块慢速增大。病程中无面瘫，无关节肿痛，无其他处皮肤干燥、瘙痒，无乏力、体重下降。查体：右侧前额部见一直径约1.0cm的类圆形肿块隆起，质软，活动可，边界欠清，无压痛，

笔记

皮温不高，局部皮肤无破溃，未触及搏动（图 164）；右侧耳廓后方见一肿块，大小约 1.5cm×1.0cm，质韧，活动可，边界尚清，无压痛，皮温不高，局部皮肤无破溃（图 165）。心肺腹查体无阳性体征。血常规：白细胞 $5.60×10^9/L$（$3.5×10^9/L \sim 9.5×10^9/L$），嗜酸性粒细胞 0.60（0.02～0.52），中性粒细胞比率 57.8%（40.0%～70.0%），淋巴细胞比率 25.1%（20.0%～50.0%），嗜酸性粒细胞比率 10.8%（0.4%～8.0%），余项未见明显异常。尿常规、肝功能、肾功能正常，血沉及 C - 反应蛋白正常，肝、胆、肾、肾上腺 B 超未见异常。初步诊断：耳廓肿块（右）；前额肿块（右）。

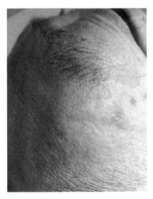
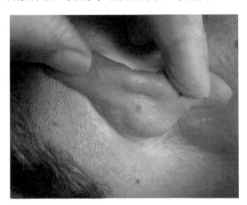

图 164　右侧前额部见一类　　　　图 165　右侧耳廓后方见一肿块
　　　　圆形肿块

[治疗经过]　排除手术禁忌证后，于 9 月 18 日在局麻下行右额部＋右耳后肿块切除术，术后病理：（右额部、右耳后）病变符合木村病（图 166）。免疫组化示 S - 100（－），CD1a（＋）少数细胞表达，CD68（－），CD31（＋）增生的血管，Ki - 67 增生的滤泡高表达，支持上述诊断。术后第 7 天拆线，痊愈后出院。

A：右侧前额肿块　　　　　　　B：右侧耳后肿块

图 166　病理检测示广泛的淋巴细胞浸润并形成具有生发中心的淋巴样滤泡，生发中心周围见大量嗜酸性粒细胞浸润（HE×40）

笔记

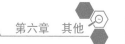

[**治疗转归**]　术后随访至今未见复发。

病例分析

木村病（Kimura's disease），又名嗜酸性粒细胞增多性淋巴肉芽肿，是一种以累及头颈部淋巴结、皮下软组织为特点的慢性良性炎症性疾病。最早由我国外科医师金显宅在 1937 年报道，之后由日本学者木村在 1948 年首次用英文报道而得名。木村病在临床上较为少见，且缺乏特征性临床表现，病程进展缓慢，早期容易误诊、漏诊。据统计，2001—2011 年我国共报道木村病 49 例。该病好发于亚洲中青年男性，女性较少见。

1. **病因**。木村病目前病因尚不明确，多数学者认为与 T 细胞免疫调节紊乱及 IgE 介导的 I 型变态反应有关，也有人认为肿瘤、寄生虫感染是可能的致病因素。

2. **临床表现**。木村病首发症状多为无痛性肿块，主要侵犯头颈部淋巴结及大唾液腺，肿块处皮肤瘙痒，随着病情的发展，肿块的质地可由较韧逐渐发展为僵硬。该病还可累及肾脏，多表现为伴有蛋白尿的肾病综合征，又以膜性肾病为最常见的病理类型。另外，该病可合并湿疹和鱼鳞病、口腔及肠道真菌感染、纵隔和肺门淋巴结肿大、哮喘、溃疡性结肠炎、血管炎等。本例患者不伴有肾损害，但合并肿块。可见，虽然木村病可有以上临床表现，但其临床表现缺乏特征性，易被误诊为皮脂腺囊肿、表皮样囊肿、淋巴结炎、肿瘤伴淋巴结转移、淋巴结结核、淋巴组织增生性疾病或结节病等，进而造成误诊、误治。

3. **实验室检查依据**。木村病的实验室检查以外周血嗜酸性粒细胞比例增高和血清 IgE 升高为特征，本病例嗜酸性粒细胞比率为 10.80%，高于正常值，符合外周血嗜酸性粒细胞比例增高特点。

4. **影像学表现**。①木村病典型的 CT 表现是不规则肿块和唾液腺肿大，CT 平扫时肿块呈稍高密度，增强扫描可见肿大的淋巴结均匀轻度强化，肿胀的腮腺不均匀强化，并可观察到腮腺区边界不清的结节状肿块。②MRI 可以观察到病变的浸润范围和脂肪组织的弥漫性萎缩，病变在 T_1WI 趋于均匀低信号，T_2WI 可见正常高信号的皮下脂肪组织弥漫性丢失，嗜酸性粒细胞浸润的骨髓呈弥漫低信号。T_2WI 呈稍高信号，增强扫描不均匀强化。木村病的 MRI 信号高低取决于纤维和血管的比率，强化程度的差异有助于区分纤维和血管增生的程度，T_2WI 信号的高低与病变的强化程度没有直接关系。超声多普勒血流成像可看到丰富血流，MRI 结合超声有高度诊断价值。③木村病的 PET - CT 表现与某些肿瘤具有相似性，如淋巴瘤或转移性淋巴结肿大。

5. **病理**。木村病的诊断依赖病理组织检查，特点如下：①病变组织中炎性细胞的增生和浸润，形成广泛的淋巴滤泡样结构，淋巴滤泡间区大量嗜酸性粒细胞浸润，滤泡溶解，中心部可见嗜酸性微脓肿；②血管病变多为毛细血管增生反应，不涉及肌样血管；③可伴有不同程度的血管周围纤维化。

6. **鉴别诊断**。主要与血管淋巴样增生伴嗜酸性粒细胞增多症（angiolymphoidhyperplasiawitheosinophilia，ALHE）鉴别。ALHE 属于良性血管增殖性肿瘤，两者的鉴别主要依据病理组织学检查。ALHE 与木村病的不同之处在于：①ALHE 病变位于表皮下浅处，可侵及真皮层；②ALHE 血管增生显著，从毛细血管到肌样血管呈血管瘤样增生，内皮细胞向管腔内生长呈指状突出，阻塞管腔，内皮细胞成立方状或圆顶样，核不规则折叠，胞浆丰富酸染，空泡易见；③ALHE 淋巴滤泡增生少见，生发中心坏死和血管形成少见，嗜酸性微脓肿少见。而木村病的病理特点为淋巴组织增生，各病变组织中形成广泛的淋巴滤泡样结构，滤泡间可见大量的嗜酸性粒细胞、淋巴细胞及肥大细胞充斥，内皮细胞成扁平或低立方状，核椭圆形，细胞质稀疏淡染，无空泡化，部分病例有嗜酸性微脓肿形成、血管壁呈玻璃样变，经常见到活跃的生发中心及间质纤维化。

7. **治疗**。木村病预后良好，但易复发，本病例即为复发病例。目前，木村病的治疗方法包括：手术切除、糖皮质激素治疗、放射治疗、化学治疗。对于仅表现为单一部位肿块者，可行手术切除，但由于肿块多边界不清，且无明确包膜，手术不易完整、彻底切除，术后较易复发。本病对糖皮质激素治疗较敏感，常用泼尼松剂量为 30～60mg/d，但在激素减量及停药过程中易复发。木村病对放疗敏感，对于放疗后复发者，再次放疗仍然效果较好。化学治疗使用以环孢素为代表的免疫抑制药，常用剂量为 4～5mg/（kg·d），与糖皮质激素一样，也存在停药后易复发的弊端。NonakaM 等采用免疫疗法治疗木村病，其使用抗 IgE 抗体——奥马佐单抗（oalizumab）治疗，结果肿块明显缩小，外周血嗜酸细胞减少。

综上所述，木村病是一种病因不明的以累及头颈部淋巴结、皮下软组织为特点的少见的慢性良性炎症性疾病。该病预后良好，但具有容易复发的特点，可根据患者的具体情况，选择手术切除、糖皮质激素治疗、放射治疗、化学治疗等治疗方式。由于木村病临床表现缺乏特异性，常易被误诊。在临床上遇到中青年男性，表现为头颈部无痛性皮下包块伴淋巴结肿大，且伴有外周血嗜酸性粒细胞增多及血清 IgE 水平明显升高者，需高度怀疑木村病可能，进一步行肿块或淋巴结活检可明确诊断，避免误诊、漏诊。

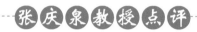

张庆泉教授点评

本例患者发现了无痛性肿块，肿块的质地可由较韧逐渐发展为僵硬。不伴有肾损害，但合并肿块。其临床表现缺乏特征性，易被误诊进而造成误治。

木村病的实验室检查以外周血嗜酸性粒细胞比例增高和血清 IgE 升高为特征，本病例嗜酸性粒细胞比率 10.80%，符合外周血嗜酸性粒细胞比例增高特点。

木村病预后良好，但易复发，本病例即为复发病例。

目前，木村病的治疗方法包括手术切除、糖皮质激素治疗、放射治疗、化学治疗。

在临床上遇到中青年男性，表现为头颈部无痛性皮下包块伴淋巴结肿大，且伴有外周血嗜酸性粒细胞增多及血清 IgE 水平明显升高者，需高度怀疑木村病可能，进一步行肿块或淋巴结活检可明确诊断，避免误诊、漏诊。

参考文献

1. 庄万传，夏瑞祥，李秀梅. 木村病文献病例分析. 蚌埠医学院学报，2014，39（2）：184 – 186.

2. Rajpoot DK, Pahl M, Clark J. Nephrotic syndrome associated with Kimura disease. Pediatr Nephrol, 2000, 14 (6)：486 – 488.

3. 黄建林. 木村病. 新医学，2010，41（7）：421 – 423.

4. Oguz KK, Ozturk A, Cila A. Magnetic resonance imaging findings in Kimura's disease. Neuroradiology, 2004, 46 (10)：855 – 858.

5. Mrówka – Kata K, Kata D, Kyrcz – Krzemień S, et al. Kikuchi – Fujimoto and

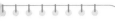

Kimura diseases: the selected, rare causes of neck lymphadenopathy. Eur Arch Otorhinolaryngol, 2010, 267 (1): 5 – 11.

6. Wang TF, Liu SH, Kao CH, et al. Kimura's disease with generalized lymphadenopathy demonstrated by positron emission tomography scan. Intern Med, 2006, 45 (12): 775 – 778.

7. 韦秀宁，戴洌，郑东辉，等. 木村病 5 例临床分析. 新医学, 2009, 40 (11): 727 – 729.

8. Saroshi S, Hisashi K, Shinji K. Combined treatment of steroids and cyclosporine in Kimura disease. Pediatrics, 2006, 118 (3): e921 – e923.

9. Nonaka M, Sakitani E, Yoshihara T. Anti – IgE therapy to Kimura's disease: a pilot study. Auris Nasus Larynx, 2014, 41 (4): 384 – 388.

10. 王贝贝，李嘉庆，张芬，等. 木村病 1 例. 中国医学文摘耳鼻咽喉科学, 2018, 33 (2): 207 – 208.

（王贝贝 李嘉庆 张芬 王小雨 王春雨 李志云 张庆泉）

068 双侧面神经麻痹1例

病历摘要

　　患者，男，45 岁。因肱骨下段粉碎性骨折后于 1979 年 8 月 20 日入外科病房。入院 3 天后感口周及两侧颊部麻木、咀嚼困难，但吞咽无呛咳。发病前无头痛、发热等症状。邀我科会诊，检查：患者神志清楚，面部无表情，状似痴呆，双侧面部对称性额纹变浅，闭眼不紧，不能皱眉，鼻唇沟对称变浅，露齿困难，鼓腮不能，一切面部表情均不能完成，口涎外流，嘱其进食饼干均嵌颊龈沟内，味觉减退。舌伸出居中。双耳纯音测听示听力正常，双侧镫骨肌反射均消失。其他颅神经无异常发现。心、肺无异常。诊断：双侧面神经麻痹。

　　[治疗经过] 针对双侧面神经麻痹给予维生素、激素类药物及针灸治疗，约 3 个月后左侧渐恢复，半年后右侧恢复。

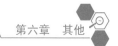

病例分析

双侧性面神经麻痹（bilateral simultaneous facial palsy，BSFP）最早由 Romberg 报道于 1853 年，与单侧面神经麻痹的发病率相比，BSFP 为一少见临床疾患，占周围性面瘫患者的 0.3%～2%，两侧面部表情不均衡功能障碍造成识别不完全周围性面瘫非常困难，从而使实际发生率被低估，有报道其年发生率约为 1/5000000。同侧复发或侧别交替发生面瘫与 BSFP 不同，占周围性面瘫患者的 7%～12%，单侧面神经麻痹复发者，1/3 发生在初发侧，2/3 发生在对侧，由于无明确的时间范围限定，难于区分交替性与双侧同时发生，多数学者引用 McGovem 的严格从时间概念划分提议，双侧同步发生的面神经麻痹应界定为 4 周内出现的双侧面瘫。与单侧面神经麻痹病因学分类不同之处在于 BSFP 很少归因于特发性或 Bell 面神经麻痹。BSFP 病因复杂，明确甚为困难，病因包括：先天性/家族性、感染（病毒、细菌、支原体、特异性感染、真菌）、创伤、肿瘤、代谢性、神经性/神经肌肉疾患、血管性、不明原因/自身免疫性疾患、医源性和特发性 10 大类，BSFP 常为全身性疾病复合症状中的一种特殊表现，病因鉴别诊断广泛，因此其中仅 30%～50% 的 BSFP 能够找到明确的病因，而特发性病因只占 BSFP 的 20% 左右。BSFP 最常见的病因是莱姆病、格林巴利综合征、白血病、类肉瘤病、细菌性脑膜炎、麻疯、摩比斯病综合征、传染性单核细胞增多症和颅底骨折，但我国尚缺乏 BSFP 发生率及流行病学的资料。

BSFP 最常见感染性病因是莱姆病，也是儿童 BSFP 最常见病因，其是壁虱叮咬人体传播包柔氏螺旋体感染所致。莱姆病患者面神经麻痹发生率为 11%，其中 30%～40% 为双侧性，Teller 和 Murphy 复习 1979～1989 年所报道的 107 例 BSFP，莱姆病为该组 BSFP 患者中最常见病因，占 36%。莱姆病临床分为 3 期，I 期特征为皮肤游走性红斑和局部淋巴结肿大，II 期在数周到数月后发生肌痛和伴颅神经麻痹的淋巴细胞性脑膜炎，III 期表现为数周和数年后发生单关节大关节炎。莱姆病面瘫诊断标准满足以下 2 个或 2 个以上即可成立：①近期游走性红斑；②脑脊液检查 WBC $> 5 \times 10^6$/L；③血清或脑脊液包柔螺旋体抗体阳性；④周围性面瘫者面神经鞘内包柔氏螺旋体抗体产物；⑤面瘫多发于秋季和有流行地区接触史。

笔记

面瘫预后极佳，面功能完全恢复达99%~100%。

格林巴利综合征（Guillian‐Barresyndrome，GBS）即急性脱髓鞘特发性多神经炎，为主要影响周围神经系统的全身性疾病，通常表现为一种上行性运动性麻痹，50%患者伴有吞咽困难和构音障碍（第Ⅸ和Ⅹ颅神经），Ⅸ颅神经麻痹占20%，面瘫出现率为50%~60%，死亡病例中50%有BSFP。每3人中有2人在发病前3~4周有病毒感染史，其病理生理改变为周围神经淋巴细胞浸润性髓鞘破坏，脑脊液检查蛋白升高，细胞数不增加为诊断依据。GBS源性面瘫自发性康复与Bell面瘫预后相同。有学者认为Bell面瘫临床表现类似于GBS，而推测Bell面瘫是GBS局部形式，可能属于同一疾病病理过程的不同表现形式，因此有学者建议，非典型GBS和BSFP之间的相关性应深入探讨。本病例BSFP未行脑脊液检查，也没有其他神经病理体征，因此不能排除为不典型的GBS。

另一种BSFP常见病因为创伤，多继发于纵形颞骨骨折，但由于颅脑外伤常危及生命，绝大多数患者死于其他损伤而未能识别BSFP。近年来有关累肉瘤病、HIV、白血病和糖尿病所致BSFP的报道渐多，但本病例病史、体征均不支持。

双侧Bell面瘫，病因诊断多年来一直存在争议，要求通过病史和全面实验室检查来排除其他可能病因。实验室研究应包括听力学检查、全血计数、血生化、血沉、血清学检查血管紧张素转移酶、脑脊液、EB病毒、巨细胞病毒、弓形体、各型带状疱疹病毒和单纯疱疹病毒、莱姆病、性病抗体滴度、类风湿因子、尿生化、颞骨、颅脑和胸部CT、MRl等有关检查。本例双耳纯音测听示听力正常，味觉减退，双侧镫骨肌反射均消失，但由于年代所限，检查项目并不全面。Holland等概述Bell面瘫的多发性神经表现，约60%患者以严重的前驱症状为特征，味觉改变占57%，麻木感20%，听觉过敏30%，C2皮支感觉减退20%，迷走运动减弱20%，泪溢减少17%，三叉神经运动支减弱3%，这些伴发的神经症状值得明确BSFP病因时参考。尽管目前对BSFP的特发性病因诊断缺乏特异性方法，但近期研究提示利用MRI检测因支原体肺炎所致核性双侧Bell面瘫和味觉丧失患者，在脑桥面神经核团区呈T_2高强度信号，引发研究者们对核性面瘫的关注。

BSFP治疗包括：①病因治疗，针对性治疗；②特发性BSFP治疗原则同单侧Bell面瘫，常规糖皮质激素和抗病毒药物疗效较好；③应用神经保护和神经生长营养因子、维生素B_{12}、高压氧等对变性神经可达到最大化治疗；④外伤性 BSFP 手术治疗径路选择取决于骨折类型和迷路损伤存在与否。颞骨纵形骨折因膝状神经节是最常见损伤位置，多采用颅中窝径路。混合型和横行骨折，当有可利用听力时，采用中颅窝与经乳突联合径路。无残余听力时，可经迷路径路暴露迷路段面神经和面神经膝状神经节。大多数 BSFP 患者面肌功能完全恢复，15% ~ 30% 的患者遗留不同程度的后遗症。众多学者强调在发病 72 小时前干预，而 7 天后疗效较差。电生理方法能判断面神经性变性的程度和预后，但发病初期不能提供有价值的指标。Kress 等用 MRI 定量分析 Bell 面瘫患者颞骨内各段面神经信号强度指数来作为早期判断预后的指标，结果发现预后较好与预后差患者之间内耳道段信号强度存在明显差异，在面瘫发生第 1 天预测面肌功能预后的价值优于电生理法。

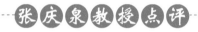

张庆泉教授点评

　　双侧 Bell 面瘫，病因诊断多年来一直存在争议，要求通过病史和全面实验室检查来排除其他可能病因。本例双耳纯音测听示听力正常，味觉减退，双侧镫骨肌反射均消失，但由于年代所限，检查项目并不全面。

　　本例常规糖皮质激素和抗病毒药物疗效较好；保守治疗效果不好也可进行手术治疗，经迷路径路暴露迷路段面神经和面神经膝状神经节进行手术减压。

参考文献

1. 张庆泉. 双侧性面神经麻痹一例. 临床耳鼻咽喉科杂志，1989，4（12）：245.

2. 梁建伟，周涛，朱国斌. 双侧同时发生的面神经麻痹：病例报告与文献复习. 中国耳鼻咽喉头颈外科，2006，13（9）：645 – 646.

3. 梁建伟，吴展元. 同时发生的双侧面神经麻痹. 听力学及言语疾病杂志，2006，14（6）：481 – 383.

4. 张凯琳，肖波，田发发，等. 双侧面神经麻痹伴感觉异常的临床特点（附 1 例报告）. 临床神经病学杂志，2018，31（1）：54 – 56.

5. 李健东，赵亮，王佳，等. 贝尔麻痹的发病诱因调查. 中国耳鼻咽喉头颈外科，2006，13（2）：95 – 96.

（陈良　王保珍　于伟　张庆泉）

069　咀嚼流泪综合征 1 例

病历摘要

　　患者，男，33 岁。1978 年 5 月 20 日就诊。左侧口角歪斜 7 个月，约于口角歪斜半月后发生咀嚼时流泪，进食时明显，停止咀嚼流泪亦停止，无口水过多现象。以往无其他重要病史。查体：中年男性，发育营养一般，神志清晰，颈部无抵抗，心肺无异常发现，腹部检查无异常，肝脾未触及，四肢脊柱活动好。专科检查：左侧额纹略浅，双眼闭合尚好，左眼 Waten－berg 氏征（＋），鼻唇沟无明显异常，左侧鼓腮略差，口角稍漏气。双侧泪小点位置正常，泪道冲洗通畅，外眼及眼底未见明显异常，视力双眼均 1.5。鼻腔检查未见异常；双耳道，鼓膜无异常。试验进食，咀嚼开始左眼即流泪，咀嚼停止流泪亦停止。诊断：咀嚼流泪综合征。患者曾经应用营养神经药物，维生素类药物，中药治疗未见明显好转，嘱其在进食前 30 分钟服用 654－2 10mg，咀嚼时流泪减轻，停止用药后咀嚼流泪即复发，后自行停止治疗。

病例分析

　　咀嚼流泪综合征是继发于面神经麻痹后或面神经损伤后引起的一种临床现象。但是并不是每一个面神经麻痹的患者都发生此种现象。而是发生于面神经麻痹病变累及膝状神经的患者。

　　面神经解剖提示面神经自膝神经节处分出岩浅大神经，因与泪腺分泌有关的副交感神经纤维乃起自第 4 脑室底中的泪核，随中间神经至膝状神经节，其神经纤维由此离面神经行径岩浅大神经管，经过翼管神经，而终止与碟腭神经节中的节后细胞，节后纤维再依次通过三叉神经第 2 支（上颌神经）的颧支和颧颞支进入泪腺神经而进入泪腺。舌咽神经的副交感神经纤维起自延髓的下涎核，节前支经过耳神经的岩浅小神经到达耳神经节，节后支顺循三叉神经的耳颞支支配泪腺。

　　当面神经麻痹累及膝状神经节时容易发生此综合征，病因系涎腺神经纤维与泪腺间发生了异常联系所致。自膝状神经节发出的岩浅大神经感染损伤变性后，激惹司涎腺分泌的岩浅小神经而发生侧支，随之与泪腺发生功能联系而发生该病。有人认为这种情况大约是神经纤维恢复再生时长入临近的其他机能的施万神经鞘细胞管通路中造成的一种现象。

对于咀嚼流泪综合征的治疗，有人提出切断舌咽神经的鼓室支来减少流泪。也有专家提出泪腺切除或翼管神经酒精封闭等方法，从面神经解剖来看，可以使用翼管神经酒精封闭、电灼、切断来治疗，岩浅大神经手术也是可能有效的手术方法，可惜该类病例甚少。中医专家有使用耳针来治疗此病，有一定的效果。在进食前服用颠茄类药物可在短时间内减轻流泪症状。总之，目前尚无确切有效的经过临床验证的治疗方法，有待临床基础方面进一步探讨。

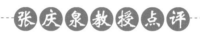

张庆泉教授点评

咀嚼流泪综合征又名"鳄鱼泪"综合征（Crocodile Tear Syndrome，CTS），1928 年 Bogorad 以"鳄鱼泪"一词来描述咀嚼时发生流泪的一种现象，以又称 Bogorad 氏病。

咀嚼流泪综合征的临床特点为面神经麻痹后进食时发生流泪，除了咀嚼流泪外，还可以有平时唾液分泌过多现象。但是本例及查阅的部分病例报道尚无此种唾液分泌过多的现象。一般认为咀嚼流泪综合征应该发生于面神经麻痹半年或数年之后，这符合神经再生的规律，但是该例在面神经麻痹半个月后即发生咀嚼时流泪，神经变性及再生的速度如此之快不好理解，实属罕见，也许先前有隐性面神经麻痹发生。

临床诊断重点：咀嚼流泪综合征临床罕见，在笔者刚毕业从事耳鼻咽喉科工作的第 3 年，阅读了《国外医学耳鼻咽喉科分册》(现《国际耳鼻咽喉头颈外科杂志》)，当时该杂志收集发表了有关耳鼻咽喉头颈外科及相关学科的综合征病例，其中就有"咀嚼流泪综合征"的描述。在临床碰到该例患者的时候，在难以决断的情况下，笔者请教了当时烟台地区罗

笔记

山医院神经内科的王保珍院长，根据杂志的描述、患者的临床症状和王保珍院长的会诊意见得以确诊，尽管没有很好的治疗方法，确诊也是有益的。在这40多年的行医工作中，仅见此1例。

参考文献

1. 张庆泉. 咀嚼流泪综合征一例报告. 烟台医药资料，1979，10（4）：23 – 36.
2. 武汉医学院第一附属医院，主编. 耳鼻咽喉科学（第1版）. 北京：人民卫生出版社，1978：644 – 645.
3. 上海第一医学院华山医院，主编. 实用神经病学（第1版）. 上海：上海科技出版社，1978：47.
4. 洪剑霞. 与耳鼻咽喉科有关的综合征. 国外医学耳鼻咽喉科分册，1978，2（3）：15 – 17.
5. 张沅昌. 神经病学（第1版）. 北京：人民卫生出版社，1961：139.
6. 王印其. 进食咀嚼流泪综合征2例报告. 中华医学杂志，1978，58（3）：162.

（孙岩　王保珍　张庆泉）

070 颞浅动脉瘤1例

病历摘要

患者，男，62岁。因为左耳前发现缓慢增大、无痛性肿块1年就诊。检查发现左耳前约有 2.0cm × 2.0cm × 2.0cm 的肿块，搏动，与脉搏一致，无压痛。B超检查示左耳前皮下可见一支小动脉，局部呈瘤带样突出，范围约 1.5cm × 0.8cm，管壁内可探及不均匀低回声。彩色多普勒（CDFI）：瘤带样回声内探及红蓝相间的漩涡样血流信号，呈脉动性（图167）。追问病史，约5年前左侧面部被拳头击伤，当时局部肿痛，因为感觉不重，未予注意。初步诊断：耳前血管性肿瘤。

[**治疗经过**]　入院后经常规术前检查及准备，在局部麻醉下行

手术治疗。取左耳前肿块处纵形切口，约 2.0cm，分离皮下组织，见肿瘤壁较厚，上下方为颞浅动脉相连，予以分离后上下离断结扎动脉，完整分离切除肿瘤，约 1.4cm×1.2cm×1.0cm，上、下端可见血管断端（图 168）。妥善止血后缝合切口。术后病理报告切除肿块符合血管性肿瘤。术后 1 周拆线，伤口愈合良好出院。术后随访 3 个月，未复发。

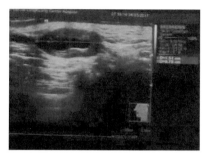

图 167　B 超见左耳前皮下可见一小动脉，局部呈瘤样突出

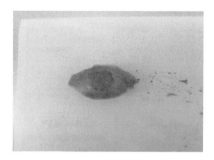

图 168　切除的肿块

病例分析

假性动脉瘤（pseudoaneurysm，PSA）指动脉管壁被撕裂或穿破，血液自此破口流出而被主动脉邻近的组织包裹而形成血肿，多由于创伤所致。颞浅动脉瘤属于假性动脉瘤。Bartholin 在 1740 年首次描述了颞浅动脉瘤，他发现 95% 的颞浅动脉瘤是由于外伤引起的假性动脉瘤，多数为单发，但也有多发的报告。假性动脉瘤在临床中是比较少见的，在外伤性动脉瘤中所占的比例也很小，不到 1%，其中大多数为外伤所导致，也有极少数为医源性所导致。神经外科手术所使用的钉型头架可导致外伤性动脉瘤，因此，提醒神经外科医师，在使用钉型头架时，要避开头皮动脉，防止假性动脉瘤的形成。颞浅动脉在穿出腮腺后，有较长一段走行于颅骨表面，特别是颞浅动脉额支，相对活动度较小，受到外伤后易致动脉壁挫伤，形成假性动脉瘤，这是颞浅动脉容易形成假性动脉瘤的原因所在。也有认为在动脉壁受伤破裂后，血肿机化假包膜形成假性动脉瘤，这种假说已被较多专家接受。本例患者切除的动脉瘤表面光滑，界限清楚，血管壁较厚，上下两端可见血管断端，可能是在假性动脉瘤的形成过程中，血管壁有修复重塑而出现的表现。

笔记

1. **病因**。假性动脉瘤是一种少见的外伤后疾病，原因是血管浅表走行并接近下方的骨性结构，使其特别容易受到外伤。钝器伤是最常见的病因，占 75% 以上的病例。假性动脉瘤是血管损伤后的并发症，因火器伤、刺伤、医源性损伤等导致血管全层破裂出血。由于血管周围存在较厚的软组织，血管破裂后在血管破口处周围形成血肿，因动脉搏动有持续冲击力，使血管破口与血肿相通形成搏动性血肿。大约在受伤后的 1 个月，血肿机化形成外壁，血肿腔内面为动脉内膜细胞延伸形成内膜，称为假性动脉瘤。这种假性动脉瘤与真性动脉瘤相比，前者没有后者所具有的外膜、中层弹力纤维和内膜三层结构。

2. **临床表现**。肿块位于颞浅动脉走行区域，所以颞浅动脉瘤多位于耳前。局部皮肤颜色正常，肿块呈圆形或椭圆形隆起，表面光滑并且有囊性感，伴有张力，或可轻度移动，并可触及搏动，节律与脉搏一致。压迫颞浅动脉近端肿块后张力明显减少、搏动及杂音消失是检查的体征之一。有明确的外伤病史，于血管走形区域出现光滑的搏动性的肿块，基本可以考虑本病的诊断。

3. **诊断**。①病史：患者有无外伤病史、手术史。②体格检查：肿块在颞浅动脉走行上，局部皮肤颜色如常，肿块呈球形或梭形，表面光滑，具有囊性感，有一定的张力，可轻度移动，并有膨胀性搏动，节律与脉率一致。触及收缩期震颤，闻及收缩期杂音。压迫颞浅动脉近端肿块，张力明显减少、搏动及杂音消失。③影像学检查：超声检查是一种简便易行的有效检查方法，实际上多数病例仅根据临床表现即可诊断。考虑血管瘤的时候，影像学的检查应该考虑，超声检查是非侵入性的检查方法，可以检测到颞浅动脉肿瘤样的扩张、肿块包膜和瘤体内血流情况及与周围组织的关系。血管造影（DSA）、CT、MRI 均可诊断。假性动脉瘤诊断的"金标准"是 DSA，但其属于侵入性检查，本身就是导致股动脉假性动脉瘤形成的原因之一，因此不宜作为首选检查。一般超声能够诊断者，可以作为不能确诊的选项。CT 增强和 MRI 不能确诊颞浅动脉瘤，只作为备选项目。本例 B 超下于左侧耳前皮下可见一支小动脉，局部呈瘤带样突出，范围约 1.5cm×0.8cm，管壁内可探及不均质低回声。CDFI：瘤带样回声内探及红蓝相间漩涡样血流信号，呈脉动性，即诊断清楚，给临床诊断提供了依据。具有典型的外伤病史和体格检查特征，就可以初步诊断颞浅动脉假性动脉瘤，CDFI、DSA、CT、

笔记

MRI 并不是必须的检查项目，有些情况下，是为了证实我们的诊断或排除其他疾病，如动静脉瘘、血管瘤等，才选择行 CDFI 或 DSA 检查。

4. 鉴别诊断。 ①动静脉瘘（arteriovenous fistula）。是动脉与静脉间有异常的沟通，一般多由外伤引起。肉眼上，应同时见到动脉与静脉之间的关系。镜下常见静脉壁内膜增厚、弹力纤维增多、中层的肌纤维肥厚等改变。这是由于压力较高的动脉血直接流进静脉而引起的代偿性反应。因此对于有活动性出血的小型锐器伤口，应重视此类血管损伤的检查，防止外伤性假性动脉瘤及动静脉瘘的发生。颞浅动脉起始于髁颈内后方，走行于腮腺深面，经外耳道前上方，由腮腺上缘浅出，越过颞骨颧突根部表面上行。本病例为耳前拳头击伤后逐渐出现的搏动性肿块，经 CDFI 诊断为颞浅动脉假性动脉瘤。后经过手术被证实。②皮脂腺囊肿（sebaceouscyst）。俗称"粉瘤"，主要由于皮脂腺排泄管阻塞，皮脂腺囊状上皮被逐渐增多的内容物膨胀所形成的潴留性囊肿。其特点为缓慢增长的良性病变。囊内有白色豆渣样分泌物。可发生于任何年龄，但以青壮年多见，好发于头面、颈项和胸背部。皮脂腺囊肿突出于皮肤表面，一般无自觉症状，如继发感染时可有疼痛、化脓。必要时可行超声检查了解囊肿性质及其与周围组织的关系。术前一般不需要活检，术后送病理检查可确诊。③脂肪瘤（lipoma）。是一种常见的软组织良性肿瘤，由成熟脂肪细胞构成，可发生于身体任何有脂肪的部位。好发于肩、背、颈、乳房和腹部，其次为四肢近端（如上臂、大腿、臀部）。主要在皮下，称为浅表脂肪瘤，也可见于肢体深部和肌腹之间，称为深部脂肪瘤。患者年龄多较大，多见于 40～60 岁中年人，儿童较少见。深部脂肪瘤多沿肌肉生长，可深达骨膜，但很少侵犯邻近骨骼。脂肪瘤很少恶变，手术易切除。病理检查可确诊。④皮下血肿（ecchymosis）。是直径大于 10mm 的皮肤下出血。血管（通常为毛细血管）中的血液由于各种异常原因渗出血管外，积聚在皮肤内及皮肤下，形成血肿。血肿直径在 2mm 以内者称出血点；直径 3～5mm 或更大，压之不褪色者称为紫癜；直径大于 5mm，多由外伤引起者称为淤斑；直径大于 10mm，局部隆起或有波动感者则为皮下血肿。局部穿刺可以抽出血液或血性液体。浅表部 B 超可以清楚地显示皮下血肿大小、位置等。

5. 治疗。 颞浅动脉假性动脉瘤的治疗方法包括手术切除假性动脉瘤和血管内介入栓塞。因为颞浅动脉瘤一般不大，所以局部麻醉下手术即可。本例假性动脉瘤位于颞浅动脉，部位表浅，故采取手术治疗。切开皮肤后暴露红色肿瘤，上下两端血管相连即可明确诊断动脉瘤，暴露肿瘤动脉的近端及远端，予以分离后上、下离断结扎动脉，完整分离切除肿瘤即可，一般不会复发，也未见复发的病例报道。目前也有通过股动脉插管，将弹簧圈等介入材料填充到动脉瘤囊中。但由于介入材料价格昂贵，股动脉穿刺也存在产生假性动脉瘤的危险，因此，此方法不易推广。Partap 等介绍 B 超引导下经皮穿刺动脉瘤囊注射栓塞剂的方法，动脉瘤可于 2~3 个月之后逐渐消失。这个方法适用于体表动脉瘤的治疗，既可以注入栓塞剂，又可以置入弹簧圈等介入材料，具有不遗留头皮瘢痕、安全、简单等优点，可以替代复杂的导管栓塞法，值得推广。偶有假性动脉瘤经保守治疗，反复按压载瘤动脉后达到治愈的报告，但是保守治疗的疗效并不可靠。因此，目前多提倡手术切除假性动脉瘤，手术切除简便易行，无明显不良反应。

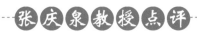

张庆泉教授点评

　　本例患者肿块位于颞浅动脉走行区域，皮肤颜色正常，肿块呈圆形或椭圆形隆起，表面光滑并且有囊性感，伴有张力，或可轻度移动，并可触及搏动，节律与脉搏一致。压迫颞浅动脉近端肿块后张力明显减少、搏动及杂音消失是检查的体征之一。

　　有明确的外伤病史，于血管走形区域出现光滑的搏动性的肿块，基本可以考虑诊断为本病。超声检查是一种简便易行的有效检查方法，本例 B 超下左侧耳前皮下可见一支小动脉，局部呈瘤带样突出，管壁内探及不均质低回声。瘤带样回声内探及红蓝相间漩涡样血流信号，呈脉动性，即诊断清楚，给临床诊断提供了依据。

　　颞浅动脉假性动脉瘤的治疗方法包括手术切除假性动脉瘤和血管内介入栓塞。手术切除简便易行，无明显不良反应，多为临床采用。

笔记

参考文献

1. Bailey IC, Kiryabwire JW. Traumatic aneurysms of the superficial temporal artery. Br J Surg, 1973, 60 (7): 530 – 532.

2. Fernández – Portales I, Cabezudo JM, Lorenzana L, et al. Traumatic aneurysm of the superficial temporal artery as a complication of pin – type head – holder device. Case report. Surg Neurol, 1999, 52 (4): 400 – 403.

3. Fox JT, Cordts PR, Gwinn BC 2nd. Traumatic aneurysm of the superficial temporal artery: case report. J Trauma, 1994, 36 (4): 562 – 564.

4. 张敏惠，曹礼庭，顾鹏. 彩色多普勒超声诊断假性动脉瘤. 中华超声影像学杂志，2004，13 (3): 232 – 233.

5. 吕建彪，马烈，胡爱莲. 周围性假性动脉瘤的外科治疗. 实用临床医学，2006，7 (10): 114 – 115.

6. Peick AL, Nichols WK, Curtis JJ, et al. Aneurysms and pseudoaneurysms of the superficial temporal artery caused by trauma. J Vasc Surg, 1988, 8 (5): 606 – 610.

7. Schechter MM, Gutstein RA. Aneurysms and arteriovenous fistulas of the superficial temporal vessels. Radiology, 1970, 97 (3): 549 – 557.

8. 同济医科大学病理学教研室，中山医科大学病理学教研室，编著. 外科病理学 (第2版). 湖北，武汉：湖北科学技术出版社，1999: 1147.

9. 朱少华，秦启生，刘帮华，等. 外伤性颞浅动脉假性动脉瘤一例. 中国法医学杂志，1996，11 (3): 166.

10. 张昊，全伟，钟文军，等. 头颈部创伤性假性动脉瘤的介入治疗. 全科医学临床与教育，2006，4 (3): 197.

11. Komiyama M, Nakajima H, Nishikawa M, et al. Endovascular treatment of traumatic aneurysms of the superficial temporal artery. J Trauma, 1997, 43 (3): 545 – 548.

12. Partap VA, Cassoff J, Glikstein R. US – guided percutaneous thrombin injection: a new method of repair of superficial temporal artery pseudoaneurysm. J Vasc Interv Radiol, 2000, 11 (4): 461 – 463.

13. 马廉亭，陈庄洪，郑玉明，等. 创伤性假性动脉瘤与动静脉瘘血管内治疗研究. 中国微侵袭神经外科杂志，1996，1 (3): 168 – 170.

14. 王小雨，王克亮，芦永胜，等. 外伤性颞浅动脉瘤1例. 中国医学文摘耳鼻咽喉科学，2018，33 (1): 131 – 132.

（王小雨　王克亮　芦永胜　康爱民　张蜜蜜　张晓梅　陈佩华　张庆泉）

071 腭正中囊肿 1 例

病历摘要

患者，男，40 岁。因右侧鼻腔进行性鼻塞 1 年入院。查体：双侧前鼻底部可见隆起，右侧明显，硬腭隆起，触之有囊性感，CT 检查示鼻腔正中前部囊性占位（图 169）。诊断为腭正中囊肿。

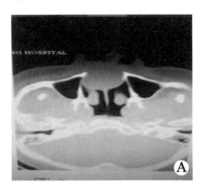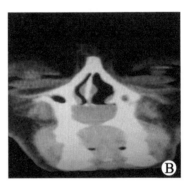

图 169　CT 示鼻腔正中前部的囊性改变

[治疗方法]　入院后完善检查，全麻下行鼻内镜下"揭盖法"囊肿切除术。全麻生效后，鼻内镜下鼻腔表面收敛麻醉，自右侧鼻底部隆起最明显处将囊壁刺破，有黄褐色液体流出（图 170），吸净囊液，咬切钳咬至囊壁边缘，见腭正中有一直径约 2.0cm 的凹陷，鼻中隔无穿孔，鼻腔填塞。病理为黏液囊肿。术后给予换药等综合治疗，术后 48 小时抽出填塞之膨胀海绵，术后 72 小时术腔边缘假膜形成，出院定期复查。术后 1 个月复查，假膜消失，造口形成。随访至今未见复发和造口闭锁。

病例分析

腭正中囊肿是一种罕见的非牙源性面裂囊肿，其位于腭正中线上，腭乳头之后，第 1 例由 Rushton 报道于 1930 年，国内 1990 年后陆续有报道。

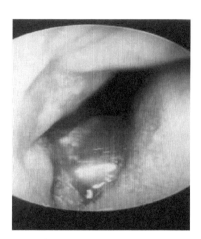

图 170　左侧鼻腔前部隆起，刺破后褐色囊液溢出

　　初期对腭正中囊肿的认识不够，对于该病的治疗，多采用了腭和/或上唇龈沟径路行囊肿切除术。患者易发生口鼻瘘、腔内感染等，影响进食，愈合欠佳；采用上唇龈沟径路，因切口暴露有限，下列情况囊肿完整切除是非常困难的：①囊肿较大；②囊肿影响到牙齿或窦腔、鼻中隔；③囊肿有感染情况，囊壁容易残留，容易导致复发。对于囊肿底部骨质受压明显变薄的患者，术前备好腭护板，防止术后形成口鼻瘘。

　　1. 鼻内镜下"揭盖法"微创治疗的机制。20 世纪 90 年代，随着鼻内镜技术的发展，鉴于该囊肿的病理学特征，相关的组织病理学基础研究表明由于囊壁一般由含有弹性纤维的结缔组织构成，内衬纤毛柱状上皮与鼻腔黏膜上皮的结构相似，囊肿经揭盖后上皮化，囊壁形成鼻腔黏膜的一部分，对鼻腔功能无影响。鉴于囊肿的生长机制，由于颌骨内存在的残留上皮，在适宜的条件下恢复生发能力，形成囊肿，囊肿形成后上皮组织受到渗透压力的影响，内皮组织不断坏死，致使囊腔内渗透压增高，流体静压增高，压迫囊膜向周围组织扩展，鼻内镜下囊肿开窗术解除了囊肿的流体静力压，从而消除促进囊肿向周围膨胀生长的机械压力，达到治愈囊肿的目的。

　　1.1　造瘘解剖位置的选择。造瘘解剖位置的选择要结合临床考虑，在鼻内镜引导下，经鼻腔切除囊肿在鼻底隆起比较明显一侧的全层组织，保留囊壁底部，使囊肿外界沟通，若双侧切除将人为形成鼻中隔穿孔。

笔记

　　1.2　**揭盖造瘘面积大小**。囊肿揭盖法成功的关键是揭盖造瘘口面积要足够大，造瘘口的大小尽量达到囊肿一侧隆起的边缘，避免对鼻腔呼吸功能造成影响，瘘口尽量光滑，以利于周围组织的上皮化，防止狭窄和闭锁。

　　1.3　**优点**。①鼻内镜下直视操作，手术简单。可充分暴露囊腔，清除大部分病变，而且防止了瘘口的发生，也方便术后复查。②对于腭正中囊肿腭骨骨质明显吸收变薄的患者，可以完整保留囊肿的底壁、部分腭骨及腭部黏膜，避免了分离囊肿底部有可能导致的口鼻瘘，避免腭护板的使用，术后患者无需禁饮食、鼻饲流质，避免增加患者的痛苦。③避免上唇龈沟切口并发症。经上唇龈切口易损伤眶下神经及上牙槽神经，多数患者术后会出现面部和牙齿麻木，术后还可出现 1 周左右的面部软组织肿胀，可能形成切口瘘，采用鼻内镜下揭盖法可避免该并发症。

　　2.　**结论**。我们认为鼻内镜下"揭盖法"微创治疗突入鼻底的囊性肿瘤是一种新的选择，是一种操作简单，对患者创伤小，并发症少，不易复发的新技术。

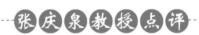

　　随着鼻内镜技术的发展，在鼻内行囊肿开窗手术是可行的微创手术，囊肿经揭盖后囊腔内上皮化，囊壁形成鼻腔黏膜的一部分，对鼻腔功能无影响。鼻内镜下囊肿开窗术解除了囊肿的流体静力压，从而消除促进囊肿向周围膨胀生长的机械压力，达到了治愈囊肿的目的。

　　在鼻内镜引导下，经鼻腔切除囊肿在鼻底隆起比较明显一侧全层组织，保留其他囊壁各部，使囊肿与鼻腔沟通。

　　鼻内镜下的囊肿"揭盖法"成功的关键是揭盖造瘘面积要足够大，尽量达到囊肿隆起的边缘，避免对鼻腔呼吸功能造成影响，并防止狭窄和闭锁。

　　鼻内镜下直视操作，手术简单，可满意暴露术野，可以完整保留囊肿的其他囊壁、部分腭骨及腭部黏膜，避免了原有手术的痛苦和并发症的发生。

参考文献

1. Gingell JC, Levy BA, DePaola LG. Median palatine cyst. J Oral Maxillofac Surg, 1985, 43（1）：47 – 51.

2. 游赐汀. 上颌正中囊肿癌变一例报告. 华西口腔医学杂志, 1990, 8（04）：305 – 306.

3. 张庆泉, 郭泉, 张洪昌, 等. 腭正中囊肿三例. 中华耳鼻咽喉科杂志, 1992, 27（2）：88.

4. 张德力. 腭正中囊肿 6 例报告（摘要）. 耳鼻咽喉头颈外科, 2001, 8（01）：41.

5. 邢虎, 王照亮, 王琪. 腭正中囊肿. 中国耳鼻咽喉头颈外科, 2004, 11（04）：260 – 261.

6. 徐爱国, 胡世明. 腭正中囊肿 1 例. 实用医学杂志, 2008, 37（08）：1441.

7. 王永福, 张庆泉, 于军, 等. 鼻内镜手术治疗腭正中囊肿与开放式手术的比较. 山东大学耳鼻喉眼学报, 2009, 23（6）：53 – 54.

8. 王春雨, 张芬, 张庆泉, 等. 鼻内镜下经鼻内径路腭正中囊肿微创手术 21 例临床分析. 山东大学耳鼻喉眼学报, 2017, 31（2）：84 – 86.

（王永福　王春雨　于君　徐永向　张庆泉）

072 手术治愈 Frey 氏征 1 例

病历摘要

患者，女，48 岁。因右侧面部潮红，进食咀嚼时右面部出汗，潮红加重 4 年，发现右耳前肿块 6 个月，于 2017 年 1 月 5 日入院。患者 5 年前曾在外院行右侧腮腺混合瘤切除手术，术后 1 年进食出现右侧面部潮红及出汗症状，面部潮红逐渐呈持续状态，进食时加重（进食时出汗发作，进食停止出汗也停止）。在当地医院就诊，给予山莨菪碱药物口服，山莨菪碱注射剂外用，应用大麦芽等收敛类中药等药物治疗后无好转。6 个月前无意中发现右耳前有肿块，无不适，口服消炎药物未见好转。查体见右侧颞颌关节前下触及 2 个皮下肿块，大小分别约 0.8cm × 1.0cm，无压痛，活动度差，边界清，右侧腮腺区及面部倒 S 形、纵形手术切口瘢痕，右侧面部潮

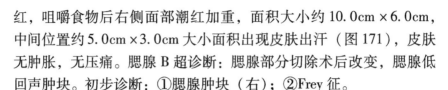

红，咀嚼食物后右侧面部潮红加重，面积大小约 10.0cm×6.0cm，中间位置约 5.0cm×3.0cm 大小面积出现皮肤出汗（图 171），皮肤无肿胀，无压痛。腮腺 B 超诊断：腮腺部分切除术后改变，腮腺低回声肿块。初步诊断：①腮腺肿块（右）；②Frey 征。

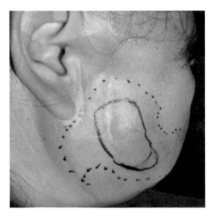

图 171　Frey 征患者面部改变，虚线为面部潮红区域，实线为进食时出汗区域，面部有不规则的切口瘢痕

[治疗经过]　血常规：WBC 为 $6.0×10^9/L$（正常范围：$4 ～ 10×10^9/L$），RBC 为 $5.4×10^{12}/L$（正常范围：$3.5 ～ 5.5×10^{12}/L$），HP 为 124g/L（正常范围：120 ～ 160g/L），血小板：$126×10^9/L$（正常范围：$10 ～ 300×10^9/L$）；尿常规：尿糖、酮体、白细胞等均为阴性；大便常规隐血等指标均为弱阳性；肝功能、肾功能、血糖、血脂及电解质均正常，术前四项、凝血五项均正常，心电图大致正常，胸部正侧位片未见明显异常，腹部 B 超为中度脂肪肝。CT 检查示右侧腮腺术后表现，右侧腮腺前外方病灶，符合良性占位性病变，不排除腮腺混合瘤。心肺腹部检查无异常发现，完善术前相关检查未见异常。术前沿面部出汗范围做标记，于 2017 年 1 月 7 日全身麻醉下进行手术，沿原手术切口暴露肿块，局部分离切除约 0.8cm×0.6cm 和 0.9cm×0.5cm 的光滑肿块，妥善止血，沿此切口向前原标记出汗区域分离皮下组织及腮腺筋膜及瘢痕组织，面积约 6.0cm×4.0cm，比术前标志范围略大，皮下术腔填塞异种脱细胞真皮基质生物膜，完全覆盖出汗标志范围，常规缝合切口，局部加压包扎。术后病理结果为多形性腺瘤（图 172）。术后 7 ～ 10 天间断拆线，刀口下缘少许渗液，给予局部换药处理后愈合，并给与山莨菪碱口服抑制唾液腺的分泌，术后 20 天复诊，咀嚼食物后出汗消

失，但是面部仍潮红。随诊 15 个月，患者进食咀嚼后未出现出汗症状，右侧面部仍潮红，但比手术前减轻。

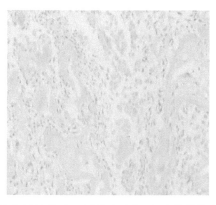

图 172　腮腺多形性腺瘤：导管上皮细胞形成导管或囊性结构；其余的细胞成分为肌上皮细胞，散在或成片分布，局部见黏液软骨样间质（HE×100）

病例分析

本征由 Frey 于 1923 年首先报道，故命名为 Frey 综合征，但是后来又有合并其他症状的报道，有 Dupuy 综合征、VonFery 综合征、Baylanger 综合征、耳颞综合征、味觉出汗综合征、味觉性出汗潮红综合征、耳颞 – 鼓索综合征、出汗 – 潮红综合征、唾液 – 出汗综合征、颜面不对称味觉性多汗征等诊断名词，不过多应用 Frey 综合征，国内多称为味觉出汗综合征或耳颞综合征。

1. **病因**。Frey 综合征主要发生于腮腺切除手术后和面部外伤影响到腮腺后出现的面部潮红，出汗等症状，也有发生在新生儿产钳损伤的报道。关于 Frey 综合征的发病原因，比较公认的是迷走再生学说，即是被切断的耳颞神经和原支配腮腺分泌功能的副交感神经纤维再生时，与被切断的原支配汗腺和皮下血管的交感神经末梢发生错位连接愈合所致。

2. **诊断**。本病诊断较简单，结合腮腺区手术或外伤史，有相应的临床表现可明确诊断。临床表现：该类患者表现为当味觉刺激存在并伴咀嚼运动时，患侧头颈皮肤出现潮红及出汗。发生时间早晚不一，最早者术后立即出现，较晚者可在术后 1～2 年发生，绝大多数在 3～6 个月内发生。皮肤出汗或潮红的范围较常见于耳前

笔记

区及颞部，也可见于鼻、上唇、耳后及上颈部。出汗程度亦轻重不等，轻者仅见少量汗点，严重者则可见大量流汗。

3. 治疗和预防。

3.1 治疗。 Frey 综合征的治疗一直是个难题，局部使用止汗药、抗胆碱能制剂、抗胆碱能药膏、耳神经节乙醇注射和放射治疗等治疗方法都曾经被应用，但是由于其疗效不确定及相应的并发症，已经不采用。所以 Frey 综合征的预防大于治疗。

3.2 预防。 预防 Frey 综合征的方法多种多样，但是效果都不佳，诸多文献报道认为腮腺区手术时可采取预防措施降低 Frey 综合征的发生。根据 Frey 综合征发生的原理，将间隔材料放置在分离后的皮瓣和暴露的腮腺组织间，将两者隔离，是最佳的预防措施。对减少腮腺术后 Frey 综合征的发生具有重要意义。为了防止此病的发生，国内外研究学者探索了许多方法：①行腮腺手术时将胸锁乳突肌瓣或颈阔肌瓣等带蒂肌瓣覆盖于手术的创面；②手术时采用腮腺咬肌筋膜下翻瓣，保留完整的腮腺咬肌筋膜，手术后复位下翻瓣；③注射肉毒杆菌毒素；④植入非生物材料，如胶原蛋白海绵、涤纶薄片等。但是这些方法效果均不太理想并且还容易复发。国内文献报道中最多的手术预防措施，一种是通过腮腺咬肌筋膜下翻瓣，保留自体腮腺咬肌筋膜；另一种是术中植入脱细胞真皮基质。异种脱细胞真皮基质（acellular dermal matrix，ADM）是采用生物工程技术将哺乳动物（牛和猪）的皮肤组织经过严格的、有效的脱细胞和去病原体，除去了可诱发排斥反应的细胞成分及各种病毒、细菌，最终只保留了细胞外的间质成分即真皮支架。其具有胶原蛋白特有的三维空间结构，为宿主细胞生长和快速血管化提供良好的支架，具有引导、调节、促进细胞生长，形成血管和上皮的功能。ADM 作为一种新型的生物材料，其修复膜具有不诱发宿主免疫排斥反应、生物相容性较好、愈合快、不易形成瘢痕等优点，且 6 个月内可降解。

本例疾病应用的 ADM 修复膜为烟台正海科技有限公司生产的海奥口腔修复膜，其由牛的皮肤组织经过一系列处理后制备的异种脱细胞真皮基质，主要成分是胶原蛋白。制备过程中不使用任何化学固定剂，为纯天然生物制品，具有再生与降解同步的特性。该生物膜组织相容性好，无炎症反应，无免疫排斥反应；力学性能好，有一定的弹性，质地柔软，可以随意剪切和缝合。手术操作简单、使用方便。

ADM 修复膜用作隔离和充填材料，对于 Frey 综合征的防治取得了较满意的效果，而且也是恢复术后腮腺区凹陷畸形的一种有效方法。周静等通过研究检索国内应用异种脱细胞真皮基质预防 Frey 综合征的单随机对照试验并进行 Meta 分析，并纳入的 20 篇国内文献，研究对象为山东海奥口腔修复膜或北京瑞诺口腔组织补片，两种均为异种脱细胞真皮基质，结果显示腮腺术后植入 ADM，发生 Frey 综合征的概率降低 12% ~ 15% 。一旦腮腺手术后发生了 Frey 综合征，在一般治疗效果不佳的时候，可以使用 ADM 修复膜做腮腺出汗区域的皮下填塞手术，通过本例手术后的观察随访，远期效果是稳定的。

若腮腺术后不植入 ADM，国内外学者对 Frey 综合征的发病率报道为 11.1% ~ 60%，最高可达 95%，提示腮腺术后植入 ADM 可能将 Frey 综合征的发生率降到最低。这是因为异种脱细胞真皮基质可以重建腮腺咬肌筋膜，而腮腺咬肌筋膜是否完整与 Frey 综合征是否发生密切相关，完整的腮腺咬肌筋膜可以使面神经与皮瓣完全隔离，阻断神经纤维断端错位生长，防止司唾液分泌的副交感节后纤维长入被切断的交感神经节后纤维中，有效降低 Frey 综合征的发病率。

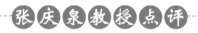

张庆泉教授点评

该综合征主要发生于腮腺切除手术后和面部外伤影响到腮腺后出现的面部潮红，出汗等症状，发病率报道从 11.1% 到 60% 不等，最高可达 95%。本病诊断较简单，结合有腮腺区手术或外伤史，有相应的临床表现可明确诊断。

腮腺手术时可采取预防措施降低 Frey 综合征的发生。手术时将间隔材料放置在分离后的皮瓣和暴露的腮腺组织间，将两者隔离，是最佳的预防措施，对减少腮腺术后 Frey 综合征的发生具有重要意义。间隔材料一种是通过腮腺咬肌筋膜下翻瓣，保留自体腮腺咬肌筋膜；另一种是术中植入脱细胞真皮基质。

我们将预防 Frey 综合征的方法用到临床手术治疗 Frey 综合征，即使用 ADM 修复膜做腮腺出汗区域的皮下填塞手术，通过本例手术后的观察随访，证实远期效果是稳定的。

参考文献

1. 陈家伟，侯熙德，王洁民，等．临床综合征手册（第 1 版）．江苏，南京：江苏科技出版社，1979：456 – 457.

2. 马轩祥，张春宝，宋应亮，等．种植义齿结构部件的常见损坏及其处理［J］．中国口腔种植学杂志，1996，1（1）：49.

3. De Bree R，van der Waal I，Leemans CR. Management of Frey syndrome. Head Neck，2007，29（8）：773 – 778.

4. Singh N，Kohli M，Kohli H. Innovative technique to reduce incidence of Frey's syndrome after parotid surgery. Am urg，2011，77（3）：351 – 354.

5. 叶为民，竺涵光，王旭东，等．脱细胞异体真皮在预防腮腺手术后 Frey 综合征中的作用．中国口腔颌面外科杂志，2006，4（6）：420 – 422.

6. Nahabedian MY. Acellular dermal matrices in primary breast reconstruction：principles，concepts，and indications. Plast Reconstr Surg，2012，130（5 Suppl 2）：44S – 53S.

7. 孙岩，张庆泉，宋西成，等．应用脱细胞真皮基质修复黏膜缺损的近期疗效．中国修复重建外科杂志，2008，22（1）：53 – 55.

8. 张庆泉，孙岩，宋西成，等．异种脱细胞真皮基质修复膜修复喉黏膜缺损的临床动态观察．中华耳鼻咽喉头颈外科杂志，2009，44（7）：561 – 564.

9. Rhee PH，Friedman CD，Ridge JA，et al. The use of processed allograft dermal matrix for intraoral resurfacing：an alternative to split – thickness skin grafts. Arch Otolaryngol Head Neck Surg，1998，124（11）：1201 – 1204.

10. 俞光岩．涎腺疾病．北京：北京医科大学中国协和医科大学联合出版社，1994：248.

11. 周静，张进锋，邓蔡，等．国内异种脱细胞真皮基质预防腮腺术后 Frey's 综合征的 meta 分析．口腔医学，2014，34（4）：261 – 265.

12. Chen W，Li J，Yang Z，et al. SMAS fold flap and ADM repair of the parotid bed following removal of parotid haemangiomas via pre – and retroauricular incisions to improve cosmetic outcome and prevent Frey's syndrome. J PlastR econstr Aesthet Surg，2008，61（8）：894 – 900.

13. 张芬，张庆泉．异种脱细胞真皮基质皮下植入治疗腮腺混合瘤手术后并发手术治愈 Frey 氏征一例．中华耳鼻咽喉头颈外科杂志，2018，53（11）857 – 858.

（张芬　林青　孙怡　张彦　王贝贝　张庆泉）

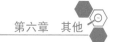

073　彭氏电刀治疗室带血管瘤 1 例

病历摘要

患者，女，72 岁。患者 3～4 天前"感冒"后出现咳嗽、咳痰，痰中带血，起初为鲜红色，痰少，易咳出，痰中带血色逐渐转变为暗红色，无胸闷、无憋气，无呼吸困难，遂到我院内科门诊就诊，检查后以"咯血待查"收入呼吸内科。入院后行相关检查，WBC 为 6.7×10^9/L（正常范围：$4 \sim 10 \times 10^9$/L），RBC 为 3.8×10^{12}/L（正常范围：$3.5 \sim 5.5 \times 10^{12}$/L），HP 为 114g/L（正常范围：120～160g/L），血小板为 211×10^9/L（正常范围：$100 \sim 300 \times 10^9$/L），CRP 正常，痰细菌培养未见细菌生长，尿常规（尿糖、酮体、白细胞等）指标均为阴性；大便常规（隐血等）指标均为阴性；肝功能、肾功能未见明显异常。心电图大致正常，胸部正侧位片未见明显异常，胸部 CT 检查见胸部未见明显异常，给予止血、抗感染、化痰等药物后，效果欠佳。遂请耳鼻咽喉科会诊，行电子纤维喉镜检查后，见右侧室带不规则的淡紫红色隆起（图 173）。诊断为：室带血管瘤（右）。遂转入我科治疗。

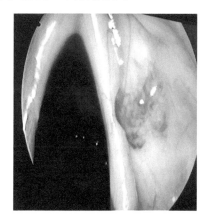

图 173　室带的血管瘤

[治疗经过]　完善术前相关检查，术前 5 项、凝血 4 项正常范围，喉部 CT 平扫 + 增强结果示右侧室带血管瘤。排除手术禁忌后，全麻下行支撑喉镜下喉部血管瘤电灼切除术，术中见右侧室带的淡

紫红色隆起，边界清楚，不规则，无波动感及活动性出血，术中用彭氏电刀于隆起处吸引并电凝烧灼（图174）。术后继续给与止血、消肿治疗。术后患者病情平稳，无咳嗽、咳痰，无咯血及痰中带血等症状（图175）。术后随访半年无复发。

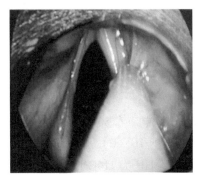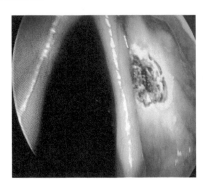

图174　将室带血管瘤吸进电刀内电凝　　　　　图175　吸凝后改变

病例分析

　　血管瘤是由血管组织构成的良性肿瘤，好发生于头颈部，约80%血管瘤是先天性的。临床上分为毛细血管瘤、海绵状血管瘤、蔓状血管瘤、混合型血管瘤等。鼻、咽、喉的解剖特点和血管瘤发生发展的特点，决定了发生于鼻、咽、喉部位的大部分血管瘤在发现的时候已经较大，或在行鼻内镜、喉镜检查时被发现。患者的症状以鼻出血（鼻中隔毛细血管瘤）为主；鼻塞（下鼻甲海绵状血管瘤、鼻中隔毛细血管瘤）；咽部异物感（下咽部海绵状血管瘤、室带血管瘤）；其他的症状视发生的部位而定。

　　喉血管瘤较少见。分为毛细血管瘤和海绵状血管瘤2种，前者较为多见。毛细血管瘤由成群的薄壁血管构成，间以少量结缔组织；海绵状血管瘤由窦状血管构成，柔如海绵，暗红色，不带蒂而漫布于黏膜下，多发生于婴幼儿。喉部血管瘤多不显症状，如有损伤则可致不同程度出血，发生于声带附近者才有声嘶。

　　1. **病因**。病因至今不明确，有人认为属于真性肿瘤，但较多人认为是血管发育过程中血管发育障碍或畸形形成的错构瘤。其病因可能与外伤、慢性炎症及内分泌有关，也有人认为与胚胎残余有关。

　　2. **诊断**。喉血管瘤比较少见，多表现为声音嘶哑、咳嗽，亦可表现为咳血。多见于婴幼儿，肿瘤小，多无症状，广泛者可延至颈部皮下呈青紫色，严重时可产生咳血和喉阻塞，甚至窒息。查体：喉镜下见肿瘤多位于声带、喉室、杓会厌襞处，突出黏膜表面，光滑，常呈紫红色或红色。

3. **鉴别诊断**。①喉部出血性息肉。发生于声带的息肉好发于声带游离缘前1/3与中1/3处。喉部其他部位（如室带、喉室、杓状软骨间切迹、小角结节和声门下腔）也可发生，但发生率低。突然用力时引起黏膜下出血，吸烟、工业粉尘或化学气体慢性刺激、炎症及变态反应等使任克氏层内发生静脉丛充血、水肿、出血及血栓形成，始为息肉样变继以纤维组织增生渐成息肉。临床症状：主要为声嘶，息肉于声门下腔者常伴有咳嗽。喉镜下见表面光滑、半透明及带蒂的新生物。喉镜下息肉呈紫红色，大小如绿豆、黄豆体积不等。②非特殊性肉芽肿。常出现咽异物感、多痰、咳嗽、咽喉部疼痛、声嘶、易发声疲劳、易恶心等其中一种或数种慢性咽喉炎症状，伴随体征有声带慢性充血、肥厚等，偶尔表现为咳血。喉非特殊性肉芽肿多发生于声带后1/3杓状软骨声带突附近，大部分为单侧发病，偶有双侧同时发生，是声带突处黏膜破损溃疡、组织增生堆积形成的病变，病因复杂，机埋不清。引起声带突黏膜损伤的原因有物理性原因和化学性原因，最明确的机械损伤是全麻插管损伤造成的披裂肉芽，因病因明确，多数病例通过非手术治疗肉芽能消退，手术摘除后也不易复发。

4. **治疗**。方法较多，包括手术治疗、激光治疗、瘤内药物注射等。每种治疗方法均有其适应证和特点。毛细血管瘤、海绵状血管瘤宜行激光、电刀治疗。彭氏电刀治疗血管瘤，特别是对毛细血管瘤和海绵状血管瘤的治疗有其独特的优点，我们在使用彭氏电刀进行鼻、咽、喉不同的疾病进行治疗的同时，对毛细血管瘤和海绵状血管瘤也进行了手术治疗，对不同部位的、不同类型的血管瘤手术治疗方法也不同。对喉部的毛细血管瘤可以将瘤体吸进吸引头内，直接启动电灼。对于海绵状血管瘤，如果电灼时渗血，可以将刀头压于出血处启动电刀压迫片刻，对血管造影深部有血管瘤组织者也可以采取此种方法，以不影响功能为准，此种情况下也可以采取瘤体内注射和电灼结合的方法进行治疗。对于声带、室带、声门下的血管瘤，操作宜慎重，以轻压为主，可以分次电灼，多次手术，避免引起功能障碍。

张庆泉教授点评

　　喉血管瘤较少见，多不显症状，如有损伤则可致不同程度出血，发生于声带附近者才有声嘶。本例患者以咳嗽、咳痰带血就诊，无喉部症状。

　　本例是电子纤维喉镜检查才发现，所以临床应该注意咽部异物感和咳血的患者，最好做电子纤维喉镜检查。

　　彭氏电刀治疗血管瘤，特别是对毛细血管瘤和海绵状血管瘤的治疗有其独特的优点，在常规支撑喉镜置入暴露病变部位，生理盐水纱条塞入声门下，将彭氏电刀头端根据需要进行雕刻，调整彭氏电刀弯曲度到适宜曲度，直接吸引血管瘤至彭氏电刀口内，启动电灼。对较大者可多次进行电灼，避免用力将血管瘤吸破出血。近来普奈洛尔治疗血管瘤取得了一定的成果，可以试用。

参考文献

1. 黄选照，汪吉宝. 实用耳鼻咽喉科学（第 2 版）. 北京：人民卫生出版社，2015：150.

2. 陈明，叶青，王淑芳，等. Nd：YAG 激光治疗耳鼻咽喉科和头颈部疾病的临床应用研究（附 2815 例报告）. 激光医学，1995，5（1）：11-14.

3. 倪鑫，黄志刚，韩德民. 平阳霉素局部注射治疗耳鼻咽喉科腔内血管瘤. 耳鼻咽喉头颈外科，1998，2（6）：350-352.

4. 王春雨，张庆泉，张芬，等. 可使麻醉喉镜联合彭氏电刀行声门暴露困难的喉部手术. 中国医学文摘耳鼻咽喉科学，2017，32（6）：287-289.

5. 王艳，张庆泉. 彭氏电刀在鼻内镜下腺样体手术中止血的作用. 临床医学工程，2011，18（10）：1505-1506.

6. 张庆泉，陈秀梅，王艳，等. 彭氏电刀声门型喉癌微创手术疗效观察 12 例. 中华耳鼻咽喉头颈外科杂志，2015，50（12）：1037-1038.

7. 张庆泉，陈秀梅，王永福，等. 彭氏电刀一侧声带后部及声带突切除治疗双侧声带麻痹八例疗效观察. 中华耳鼻咽喉头颈外科杂志，2016，51（12）：939-940.

8. 张芬，王坤，王春雨，等. 彭氏电刀治疗鼻咽喉部位的血管瘤 36 例临床分析. 中国医学文摘耳鼻咽喉科学，2018，33（2）：139-141.

（张芬　王艳　陈秀梅　王永福　王春雨　王贝贝　于伟　张庆泉）

074. 发生于舌根的甲状舌管囊肿 2 例

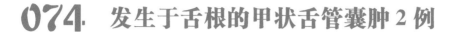 **病历摘要**

　　病例 1：患者，男，45 岁。因发现颈部肿块半年，咽部异物不适感 2 个月收入院。入院后查体：颈前正中舌骨水平可触及一约 2.0cm×2.0cm 肿块，表面光滑，随吞咽上下活动，触摸肿块深部可触及一细蒂与深部组织相连，间接喉镜下见舌根舌盲孔处有囊肿样物，约 1.5cm×1.5cm 大。颈部肿块 B 超示在颈部甲状软骨上方可探及一液性暗区，形态尚规则，边界尚清，内透声欠佳，甲状腺组织位置正常，大小无异常，颈部 CT 示颈前正中舌骨后方有一圆形低密度区，边界清，周围有完整包膜。诊断为甲状舌管囊肿。

　　[**治疗方法**]　入院后完善检查，全麻下行颈外径路甲状腺舌管囊肿切除术，采用 Sistrunks 术式，术中见颈前囊肿位于舌骨前下方，游离舌骨后，见舌骨深部一细蒂，沿细蒂继续分离舌体，见舌体内近舌盲孔处可见一囊肿样物，位于舌骨后方舌体内，近舌盲孔处。手术切除囊肿及与其相连的舌骨及甲舌管，对位缝合舌体断端黏膜与舌会厌襞，加固缝合舌肌，置引流管于舌骨下，后缝合皮下组织及皮肤。术后颈部加压包扎，鼻饲流质，预防咽瘘，术后 7 天拆线，颈部切口愈合好，术后 8 天进食顺畅，无阻挡感，拔除胃管，随访 3 年，无复发。

　　病例 2：患者，男，62 岁。因咽部异物不适感半年，并加重，伴说话含物音 1 个月入院。入院查体：颈前刻下未触及肿块，间接喉镜下见舌盲孔处有囊肿样物，囊肿较大，约 2.0cm×3.0cm，将会厌压向后下方，颈部肿块 B 超示甲状腺组织位置正常，大小无异常，颈部 CT 示颈前正中舌骨后方一类圆形低密度区，边界清，形态规则。诊断为舌根肿块，甲状腺舌管囊肿。

　　[**治疗方法**]　入院后完善检查，于全麻下行支撑喉镜下自口内行囊肿切除术，术中切除囊肿，电刀烧灼囊壁残端及细蒂，炭化盲管，术后诊断为舌甲状舌管囊肿。术后患者经口进食顺畅，顺利出院，术后 3 个月舌根肿块复发，考虑为舌甲状舌管囊肿术后复发，建议行颈外径路 Sistrunk 术式切除囊肿，患者因惧怕手术，要求再

次行支撑喉镜下手术，故再次支撑喉镜下自口内行囊肿切除术，术中切除囊肿，电刀烧灼囊壁残端及细蒂，炭化盲管，术后仍复发，该患者前后共手术 4 次（我院 2 次，外院 2 次），均行支撑喉镜下手术，仍有复发。目前囊肿仍定期破溃，继续随访观察。

病例分析

甲状舌管囊肿是颈部最常见的先天性畸形，因囊肿发生于颈中线，故又称为颈中线囊肿。可发生于甲舌区、胸骨上区、舌骨上区及舌根，发生于舌根者较少见。

1. **病因**。其形成与甲状腺舌管的胚胎发育异常有关。在胚胎第 6 周时甲舌管开始退化，远端形成甲状腺，到胚胎第 10 周时导管完全消失，仅在舌根背侧遗留一盲孔。若导管上皮细胞残余，可在甲舌导管行经途中于任何处形成囊肿，包括颏下至胸骨上切迹之间的任何部位，最多的是舌骨与甲状腺之间，也有少数发生于舌根舌盲孔处。文献报道囊肿发生在舌根为 2.1%，舌骨上为 24.1%，舌骨区为 60.9%，胸骨上区为 12.9%。本组 2 例囊肿均发生于舌根。发生于舌根的甲状舌管囊肿又叫舌甲状舌管囊肿（lingual TGDC，LTGDC），是 TGDC 一种非常少见的类型，国外的研究资料表明其占 TGDC 的比例从 0.5%～8.5% 不等。我国的阎承先教授认为 LTGDC 的比例为 2.1%。LTGDC 临床症状差异较大，且常因较难与舌或会厌的黏膜潴留囊肿区别，从而在临床中使用了经口径路手术的诊疗方案，致使术后反复发作。

2. **诊断**。

2.1 **临床表现**。发生于舌根的甲状舌管囊肿多表现为咽部异物不适感，或吞咽不畅，若囊肿较大可压迫会厌引起说话含混，似口中含物；若囊肿较小，患者可无明显临床症状，在查体时偶然发现，可伴有或不伴有颈前肿块。临床症状并不具备明显的特异性，在不同的患者中差异较大。可能没有或仅有轻微的症状，偶然被发现也可能表现为致命的上气道阻塞，尤其在年龄较小的患儿身上发生上气道阻塞的可能性更大，成为患儿突然死亡的原因之一。本组仅 1 例舌根囊肿与颈部肿块并发，若囊肿发生感染，可引起咽部疼痛不适，吞咽时明显，颈部皮肤亦可红肿。查体于间接喉镜下见舌根近舌盲孔处有囊肿样物，表面黏膜光滑，呈淡黄色，囊肿较大可

笔记

占据会厌谷，将会厌压向后方，引起说话含混不清或憋气。

2.2　**辅助检查**。B 超为诊断甲状舌管囊肿的首选方法，B 超可显示甲状软骨上方舌骨后方的液性暗区，是否边界清楚，形态规则，并可了解甲状腺组织位置及大小有无异常，是否可排除易位甲状腺。颈部侧位 X 线片示舌骨与甲状软骨间的甲舌膜是否饱满、隆起。若有瘘管形成，可通过造影剂显示瘘管的方向、大小、范围及与囊肿的关系。CT 表现是在颈前中线有一类圆形囊状的低密度区，边界清楚，边缘光整，有明显包膜，一般位于舌骨上后方，注射造影剂后囊壁可轻度增强，囊液无改变，囊肿可压迫舌骨、甲状软骨，使之变形，但无骨质破坏。MRI 表现类似 CT 扫描形态，而囊液在 T_1 加权为均匀低信号，T_2 加权为高信号，当囊液内蛋白量较高或脓液形成，T_1 加权信号也随之增高，MRI 的冠状面及矢状面有助于显示囊肿全貌，能够清楚地显示囊肿与周围组织的关系，MRI 对甲状舌管囊肿的诊断优于 CT 检查。舌甲状舌管囊肿通常具有较厚的黏膜包膜，而会厌囊肿的包膜较薄、较透明，但复发的 LTGDC 因包膜薄而透明也常被误诊为会厌囊肿。此外，两者的典型部位也略有差异，LTGDC 多位于舌根中线处的舌盲孔后，而会厌囊肿的位置要更低一些，如会厌谷、会状软骨的舌面。影像学检查能够更好地定位从而区分两者，囊肿紧邻舌骨是 LTGDC 最具有诊断价值的影像学特征。

3. **治疗**。手术切除是治疗的主要方法，包括 Sistrunk 手术、较保守的袋形手术及经口或内镜途径切除手术等。其中 Sistrunk 术式是 TGDC 的标准术式，包括经颈整块囊肿切除术、中心性舌骨切除术及从舌骨下肌至舌盲孔处的上皮管道及周围组织的锥形切除术，姜绍红等报道 4 例发生于舌根的甲状舌管囊肿切除术，采用 Sistrunk 术式，术后随访 3 年无复发。梁姬等认为复发性甲状舌管囊肿可能是甲状腺舌管囊肿的管道呈树枝状分支，在舌根上下方或偏离中心造成的，术中需进行大范围手术切除，切除舌骨中段、带状肌周围的脂肪组织及淋巴结对位缝合舌体断端黏膜与舌会厌襞，加固缝合舌肌，术后鼻饲流质，以防咽瘘。

针对囊肿临近或贴附于舌骨的情况，部分学者认为标准的 Sistrunk 术式的施行有助于减少术后病情的复发，但也有经口径路手术复发率低的报道，但对于复发的患者要进行 Sistrunk 手术以防止病情的进一步反复。

支撑喉镜并显微镜下 LTGDC 开放术，即 Urao 等的袋形手术，是在支撑喉镜下切除囊肿上表面囊壁，开放囊腔。预防复发的关键为尽量保留囊肿底面内膜，缩小创面，有条件时可将囊肿内膜与邻近舌表面黏膜缝合，消除创面，避免因术后舌肌收缩，残存囊臂接触，囊肿再形成。如果使用 CO_2 激光或低温等离子刀可使切除更为简便，且出血较少。该术式的优点是操作简单、安全，缺点是有囊壁存留，存在复发隐患。

支撑喉镜并显微镜下 LTGDC 切除术，对于较小的囊肿可直接沿囊壁完整切除。囊肿较大时常挤压两侧的舌动脉、舌神经及舌下神经，造成动脉和神经的走形异常，囊肿与这三个重要结构的间距难以估算，故可先切除部分囊肿顶壁，给囊内减压，囊肿迅速缩小后受压结构回位，然后沿囊壁完整切除囊肿。若有囊壁残存，被包裹在较厚的舌肌内则，复发的可能性近乎百分之百。对预防复发有重要价值的措施是，在囊腔内探明附着于舌骨的囊壁最深部位，将其彻底切除。该术式的优点为可完整切除囊壁，降低复发隐患，但对术者喉镜下手术操作经验有一定要求。对于反复发作的囊肿，特别是舌内因多次手术出现多发囊肿，仍应经颈前切开行包括中断舌骨在内的囊肿切除术。

综上所述，由于舌极的甲状舌管囊肿的临床症状在不同的患者中差异较大，对其的诊断要综合病史、专科查体及辅助检查结果等多项资料。但最终的确诊仍有赖于术后的病理检查。在治疗方面 Sistrunk 术式以完整彻底切除肿块，减少复发。考虑到支撑喉镜下采用相对保守的术式创伤较小，且部分患者能取得较好的疗效，对于初次发现怀疑 LTGDC 的患者仍可先行支撑喉镜下的囊肿开放术或切除术，而对术后病理确诊为 LTGDC 的患者应嘱其定期随访复查，如有复发则采用 Sistrunk 术式完整切除肿块。

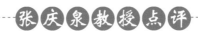

张庆泉教授点评

病例 1 舌根囊肿与颈部肿块并发，囊肿发生感染，可以引起咽部疼痛不适，吞咽时明显加重，颈部皮肤亦可红肿。查体于间接喉镜下见舌根近舌盲孔处有囊肿样物，表面黏膜光滑，呈淡黄色。病例 2 反复经口手术 4 次，现在仍然定期破溃，仍在观察之中。

笔记

B 超为诊断甲状舌管囊肿的首选方法，颈部侧位 X 线片或 CT 检查示舌骨与甲状软骨间的甲舌膜可饱满、隆起。囊肿紧邻舌骨是最具有诊断价值的影像学特征。

由于甲状舌管囊肿位置的不同，其临床症状在不同的患者中差异较大，对其的诊断要综合病史、专科查体及辅助检查结果等多项资料。

在治疗方面采用 Sistrunk 术式可完整彻底切除肿块，减少复发。考虑到支撑喉镜下采用相对保守的术式创伤较小，且部分患者能取得较好的疗效，对于初次发现怀疑的患者仍可先行支撑喉镜下的囊肿开放术或切除术，如有复发则采用 Sistrunk 术式以完整切除肿块。

参考文献

1. 阎承先. 小儿耳鼻咽喉科学. 天津：天津科技出版社，2004：933 - 934.
2. 兰宝森. 中华影像医学头颈部卷. 北京：人民卫生出版社，2003：196.
3. 叶京英，张俊波. 舌甲状舌管囊肿的诊断和治疗. 中华耳鼻咽喉头颈外科杂志，2012，47（11）：966 - 968.
4. 姜绍红，张庆泉，任忠. 发生于舌根的甲状舌管囊肿（附 4 例报道）. 山东大学基础医学院学报，2004. 18（6）：355 - 356.
5. 梁姬. 颈中线清扫治疗儿童复发性甲舌囊肿. 国外医学耳鼻咽喉科学分册，2000. 24（3）：190.

（姜绍红　王艳　王丽　文真　张庆泉）

075　免疫力低下的复发性喉咽溃疡 1 例

病历摘要

患者，男，22 岁。因咽痛 10 个月就诊，自诉餐后疼痛加重，伴发热，疼痛减轻后热退。进行电子鼻咽喉镜检查后发现：鼻咽部黏膜光滑，未见新生物，有少量分泌物；舌根部淋巴组织增生，声带黏膜光滑，未见新生物，运动及闭合正常。咽后壁（会厌尖水平至梨状窝）可见大片溃烂，向两侧延伸至咽侧壁，溃疡边缘黏膜隆起（图176）。追问病史：患者既往反复口腔溃疡，且发病有家族史倾向，平素睡眠较差。曾经被诊断为左侧茎突过长，行茎突截断术。临床诊断：溃疡性咽炎。

[治疗经过]　入院后全面检查，确认无手术禁忌证后，于2018年6月2日在全麻下行喉咽部肿块活检术，支撑喉镜下挑起会厌，暴露咽喉壁及喉腔，用息肉钳自溃疡边缘黏膜隆起处钳取组织数块。术后病理示咽部黏膜组织呈慢性炎，被覆鳞状上皮呈假上皮瘤样增生，部分伴有轻度不典型增生，另见有一块炎性坏死组织。术后4天出院，仍有咽痛，复查纤维喉镜示咽后壁白色溃疡面，局部白色假膜形成。考虑为免疫力低下的复发性喉咽溃疡，给予百令胶囊、维生素 B_2、维生素 C 口服等治疗。术后1个月复查，喉咽部溃疡愈合（图177）。

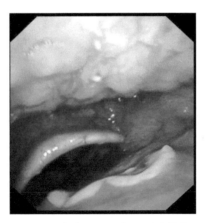 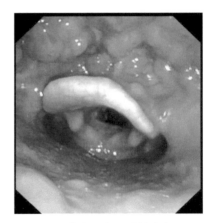

图 176　喉镜下可见喉咽后壁的大片状溃疡

图 177　治疗1个月后的改变，已经愈合

病例分析

1. **病因**。复发性阿弗他溃疡的发病原因不详，致病机制尚未明确。现代医学认为，免疫、遗传和环境可能是 RAU（Recurrent Aphthous Ulcer）发病的"三联因素"。即遗传背景和环境因素（包

括精神因素、心理因素、生活环境、工作环境等），引起异常的免疫反应而导致的特征性病损。

近年来，关于 RAU 免疫学方面的许多研究均证实，RAU 患者存在不同程度的细胞免疫功能异常改变，主要表现为 T 淋巴细胞亚群数量的失衡和功能的改变。1969 年 Lehner 等发现溃疡前期是以辅助性 T 淋巴细胞（CD4＋）为主，而在溃疡期，细胞毒性 T 淋巴细胞（CD8＋）明显增多，说明 RAU 具有细胞介导的免疫反应，并且 T 细胞亚群的改变很可能直接参与溃疡的形成。T 细胞亚群的失衡，导致细胞毒性作用的增加，正常的上皮细胞受损，导致黏膜的局部病变，发生溃疡甚至坏死。体液免疫在 RAU 发病中的作用意见尚未统一，一些专家认为 RAU 患者免疫功能发生异常，可能与免疫球蛋白有关，如 IgG、IgM 降低或升高，补体 C3、C4 浓度降低，但部分患者仍正常。本例患者免疫球蛋白系列补体 C 30.57g/L、总 IgE 见异常，患者体液免疫水平处于正常状态。

2. **诊断**。临床表现：溃疡常单个发生，2 个或 2 个以上者少见。好发于唇内侧及口角区黏膜。初起时溃疡与轻型复发性阿弗他溃疡相同，但其直径逐渐扩大至 1～2cm，并向深层发展至黏膜腺。溃疡边缘不规则，呈瓣状隆起，中央凹陷，似"弹坑"。底不平、微硬、呈小结节状，溃疡周围红晕，局部有剧烈疼痛可伴局部淋巴结肿大、发热等。病程常在 1 个月以上。愈后遗留瘢痕，严重者可形成组织缺损或畸形。该患者曾被多次误诊，原因是检查患者口腔黏膜并无溃疡，发生于喉咽部的溃疡较少见，行茎突正侧位片示茎突过长，因此被误诊为茎突过长，行茎突截短术后咽痛并无好转。鉴于患者既往反复发作的口腔溃疡，且发病有家族史倾向，可考虑有喉咽溃疡的可能。行纤维喉镜检查，如喉镜直视下可见溃疡面，即可诊断本病。

3. **治疗**。①局部治疗。主要目的是消炎、止痛，促进溃疡愈合。②全身治疗。采用免疫抑制剂。若经检查能确定为自身免疫性疾病，采用免疫抑制剂则有明显疗效。本例应用百令胶囊等治疗 1 个月，溃疡愈合，反证了诊断。

笔记

张庆泉教授点评

　　该患者曾被多次误诊，原因是检查患者的口腔、口咽部黏膜并无溃疡，发生于喉咽部的反复发作的溃疡较少见，行茎突正侧位片示茎突过长，因此被误诊为茎突过长，行茎突截短术后咽痛并无好转。以后又行咽喉部的 CT\ MRI 检查，未获得正确诊断，可惜一直未做电子纤维喉镜检查。该患者辗转全国，痛苦不堪。我们在复习了以往的检查资料，鉴于患者既往反复发作的咽部、口腔的疼痛，且述咽喉痛的发病有家族史倾向，是否可考虑喉咽溃疡或其他疾病的可能。行电子纤维喉镜检查，直视下见喉咽部大片状的苍白溃疡面，兼有簇状隆起，我们给予了活检病理检查，得以诊断本病。经过免疫抑制剂治疗1个月后，溃疡消失。继续随访观察。

参考文献

1. 陈谦明，周曾同. 口腔黏膜病学. 北京：人民卫生出版社，2010：58 – 68.
2. 孙鹏. 淋巴细胞、细胞因子与复发性阿弗他溃疡. 解放军医学杂志，2004，29（2）：180.
3. 张菊梅，薄磊，吴凌莉. 复发性阿弗他溃疡发病免疫因素研究进展. 西北民族大学学报（自然科学版），2012，33（03）：75 – 77.

（王小雨　王森　王春雨　于伟　张伟　周伟　张庆泉）

笔记